नारी स्वास्थ्य और सौंदर्य

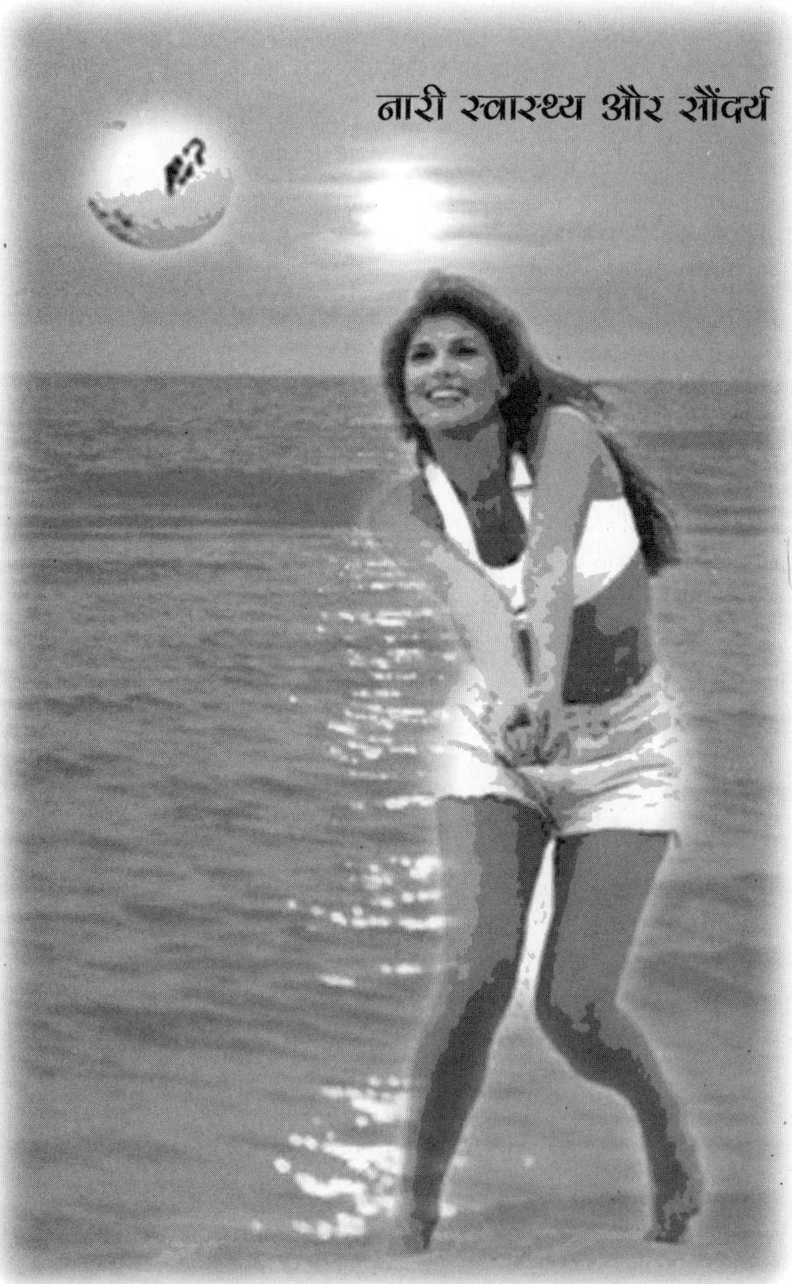

डॉ. यतीश अग्रवाल एवं डॉ. रेखा अग्रवाल
की प्रमुख कृतियां

- डागडर बाबू
- मन की दुनिया
- 365 स्वास्थ्य मंत्र
- जटिल रोग सरल उपचार
- रोग नीरोग
- सबके लिए स्वास्थ्य
- स्वस्थ खाएं तनमन जगाएं
- नारी स्वास्थ्य और सौंदर्य
- खिले मातृत्व गूंजें किलकारियां
- नेत्र रोग
- दांपत्य विज्ञान
- डायबिटीज के साथ जीने की राह
- स्वस्थ हृदय : देखरेख और उपचार
- ब्लड प्रेशर : जितना संयत उतना स्वस्थ
- कोरोनरी धमनी हृदय रोग
- डायबिटीज के साथ स्वस्थ जीवन
- दवाएं और हम
- प्यार के मोती (एड्स पर केंद्रित)
- हृदय रोग से कैंसर तक

बाल साहित्य

- फर्स्ट एड
- रक्त की कहानी
- चिकित्सा विज्ञान की कहानियां
- शल्यचिकित्सा की कहानी
- नारी शरीर के रहस्य
- खलिफा की पगड़ी

अंग्रेजी में

- मेजिक मंत्रज़ टू अ पैन-फ्री यूथफूल बैक
- द वर्ल्ड विदिन
- द स्टोरी ऑफ ब्लड
- हार्ट केयर
- बॉडी टॉक
- आल अबाउट हेविंग अ बेबी
- हार्ट टॉक
- मेनेजिंग डायबिटीज : हाओ मच शूगर इज टू मच
- हाई ब्लड प्रेशर : टेम द स्टेल्थ किलर
- द डेली ब्रेड
- द मेडिसन चेस्ट
- रिवर्सिंग बैक पैन

नारी स्वास्थ्य और सौंदर्य

डॉ. यतीश अग्रवाल
एम.बी.बी.एस., एम.डी. (दिल्ली)
विज्ञान वाचस्पति (इलाहाबाद)

रेखा अग्रवाल
बी.एस-सी. (जीव-विज्ञान), एम.ए. (अंग्रेजी साहित्य)
पत्रकारिता में स्नातकोत्तर डिप्लोमा

राजकमल प्रकाशन

ISBN : 978-81-267-0474-3

मूल्य : ₹ 500

पहला संस्करण : 2003
दूसरी आवृत्ति : 2015

प्रकाशक : राजकमल प्रकाशन प्रा. लि.
1-बी, नेताजी सुभाष मार्ग, दरियागंज
नई दिल्ली-110 002

शाखाएँ : अशोक राजपथ, साइंस कॉलेज के सामने, पटना-800 006
पहली मंजिल, दरबारी बिल्डिंग, महात्मा गांधी मार्ग, इलाहाबाद-211 001
36 ए, शेक्सपियर सरणी, कोलकाता-700 017

वेबसाइट : www.rajkamalprakashan.com
ई-मेल : info@rajkamalprakashan.com

कलापक्ष : अभिमन्यु सिन्हा

मुद्रक : बी.के. ऑफसेट
नवीन शाहदरा, दिल्ली-110 032

NARI SWASTHYA AUR SAUNDARYA
by Dr. Yatish Agarwal & Rekha Agarwal

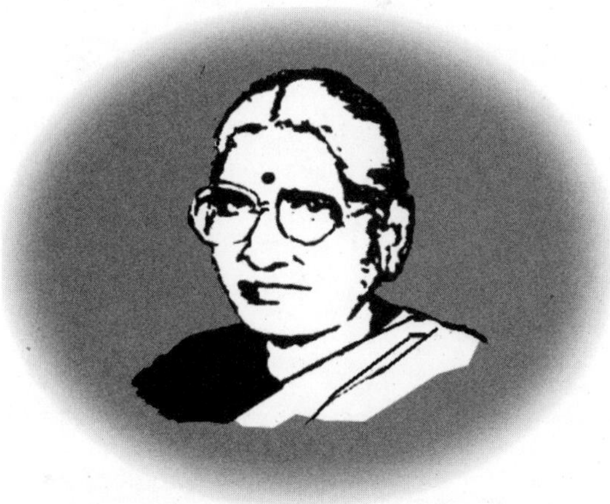

नास्ति मातृसमा छाया नास्ति मातृसमा गतिः ।
नास्ति मातृसमं त्राणं नास्ति मातृसमा प्रिया ॥

महाभारत, शांति पर्व, 266/31

(माँ जैसी कोई छाया नहीं है। माँ के बराबर कोई सहारा नहीं है। रक्षक के रूप में भी माँ की कोई बराबरी नहीं कर सकता और माँ जितना कोई प्रिय नहीं हो सकता है।)

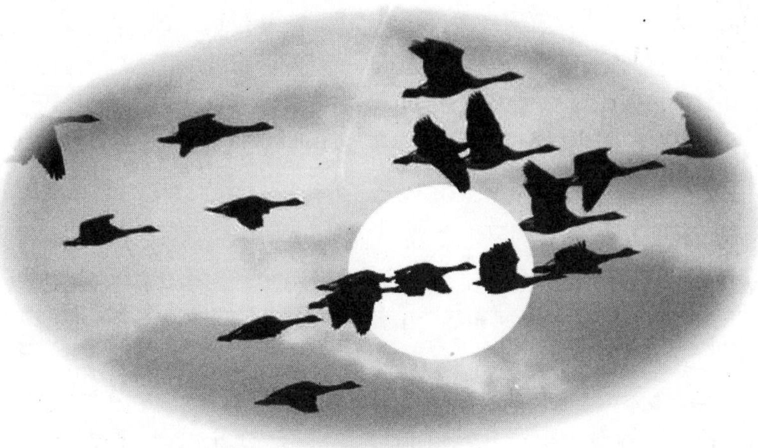

नवप्रभात की ओर

शरीर के भीतर छुपी विराट दुनिया, उसके सातों सुरों और संपूर्ण रागों का ज्ञान मनुष्य के चतुर्मुखी परिष्कार की परम आवश्यकता है। लेकिन यह गहरे विषाद का विषय है कि जिस जमीन पर किसी युग में *कामसूत्र* जैसे गहन ग्रंथ की रचना की गई थी और खजुराहो-कोणार्क के जिंदा पत्थरों में मनुष्य-देह के हर आयाम को बख़ूबी बग़ैर किसी दुराव-छिपाव के अभिव्यक्त किया गया था, उसी उन्मुक्त भारतीय चिंतन पर मध्यकाल से कुंठा, दुराग्रह और अज्ञान की काली परछाइयाँ निरंतर सघन होती गई हैं। अज्ञता के इस तिमिर में कठमुल्लों और नीमहकीमों की जमात देश के हर छोटे-बड़े शहर, कस्बे और गाँव में अपने पैर जमाने में सफल रही है। अज्ञानी जनता को ऊँची कीमत पर अंधविश्वास और जादू-टोने बेचकर गुमराह करना ही इस वर्ग का एकमात्र लक्ष्य है, जिसकी पूर्ति के लिए परंपरा और मान्यताओं का निराधार आश्रय लेना उनकी आदत बन गई है; निराधार इसलिए कि इन मान्यताओं का वैज्ञानिक आधार सिद्ध करने के लिए विक्रेताओं की

इस जमात के पास न तो कोई प्रमाण है, और न कोई तर्क। इनकी शक्ति जनता का धर्मभीरू विश्वास और अज्ञान है, जो आज देश में लोलुपता से घिरे इन नीमहकीमों के लिए व्यावसायिक लाभ देनेवाला कल्पतरु बनता जा रहा है।

यदा-कदा संयोग से किसी नाटकीय घटनाचक्र की पृष्ठभूमि में जब हम एक निस्संतान दंपति द्वारा किसी बच्चे की बलि दिए जाने अथवा किसी बाँझ स्त्री को 'डायन' बताकर उसे पत्थरों से मार दिए जाने की घटनाओं के बारे में पढ़ते हैं, तो कुछ क्षण के लिए इस अज्ञान के चरम परिणामों की भयावहता हमारी आँखों के आगे आ खड़ी होती है, फिर सब यथावत् हो जाता है।

इस कल्मष और अवसाद-भरी, कर्मगत जड़ता की विषादमय पृष्ठभूमि में नारी के शारीरिक और मानसिक संसार को पूरे वैज्ञानिक साक्ष्यों के साथ सहज-बोधगम्य भाषा में सुथराई से परत-दर-परत खोलती डॉ. यतीश तथा रेखा अग्रवाल की यह पुस्तक विशेष रूप से स्वागतयोग्य है। इसमें एक तरफ वैज्ञानिक तन्मयता है तो दूसरी तरफ असीम संवेदनशीलता और सरसता का संगम है जिससे पुस्तक अत्यंत पठनीय बन गई है। डॉ. यतीश अग्रवाल की कलम की यह ताकत है कि दूसरे वैज्ञानिकों की तरह उन्होंने परंपरा और जनश्रुति की अवहेलना नहीं की है, बल्कि गहन अध्ययन और तर्कशीलता से "सार-सार को गहि रहे, थोथा देय उड़ाय" की कहावत चरितार्थ करते हुए यथास्थान इनका समांतर विवेचन व मूल्यांकन भी किया है।

स्त्री के सृजनात्मक तथा रागात्मक रूपों का सांगोपांग विवेचन करनेवाली यह पुस्तक *नारी स्वास्थ्य और सौंदर्य* निश्चय ही सुधी पाठकों को रूढ़िवादी अंधविश्वासों की काली भयातुर कर देनेवाली परछाइयों से मुक्ति देगी और उन्हें ज्ञान के नवप्रभात की ओर अग्रसर करेगी, ऐसा मेरा विश्वास है।

मृणाल पांडे

यत्र नार्यस्तु पूज्यन्ते...

जगत है पाने को बेताब नारि के मन की गहरी थाह,
किए थी चिंतित औ' बेचैन मुझे भी कुछ दिन ऐसी चाह,
मगर उसके तन का भी भेद सका है कोई अब तक जान !
मुझे है अद्भुत एक रहस्य तुम्हारी हर मुद्रा हर वेश।
तुम्हारे नील झील से नयन, नीर निर्झर-से लहरे केश।

कविवर हरिवंशराय 'बच्चन' की इन काव्य-पंक्तियों में मानव समाज, विशेष रूप से भारतीय समाज के एक गहरे किंतु कटु-सत्य की सशक्त अभिव्यक्ति हुई है। एक समय था, जब भारतीय संस्कृति ने शक्ति-रूपा नारी की स्तुति इन शब्दों में की थी– यत्र नार्यस्तु पूज्यन्ते, रमन्ते तत्र देवताः (जहाँ नारी की पूजा की जाती है, वहाँ देवताओं का वास होता है), लेकिन आज उसी देश में नारी की ऐसी दुर्दशा हो गई है कि राष्ट्रकवि मैथिलीशरण गुप्त को बहुत व्यथित स्वर में यह कहना पड़ा–

अबला जीवन हाय तुम्हारी यही कहानी,
आँचल में है दूध और आँखों में पानी।

'आँचल में दूध' वस्तुतः नारी की भीतरी दुनिया के सबसे अद्भुत रचना-संसार का उज्ज्वल प्रतीक है, लेकिन 'आँखों का पानी' उसके तन और मन की पीड़ा का चीत्कार है जिसे अंधविश्वासों, अज्ञान और दुराव-छिपाव से ग्रस्त दकियानूस भारतीय समाज सुन नहीं पा रहा। इसीलिए भारतीय नारी यौवनारंभ से लेकर रजोनिवृत्ति तक अपने तन और मन दोनों की पीड़ा लगभग अकेले ही भुगतती है।

परिवार और समाज में नारी-जीवन को लेकर शर्म और हया की ऐसी गहरी रेखाएँ खींच दी गई हैं कि उससे जुड़े तमाम सवाल रूढ़िवादी अंधविश्वासों की काली कोठरी में कैद होकर रह जाते हैं। विवाह से पूर्व उसे अपनी माँ से अथवा परिवार की बड़ी-बूढ़ी अनुभवी महिलाओं से अपने शरीर में तेजी से हो रहे परिवर्तनों के बारे में जो भी जानकारी मिलती है उस पर 'गोपनीयता' का सख्त आवरण चढ़ा होता है। उसके सम्मुख कुछ बातें संकेत के रूप में प्रकट की जाती हैं तो कुछ उसे रूढ़ियों तथा अंधविश्वासों के आधार पर समझाई जाती हैं। इससे शरीर में आ रहे स्वाभाविक परिवर्तनों के प्रति

मन में प्रारंभ से ही कुछ अनावश्यक आशंकाएँ पैदा हो जाती हैं और उन्हें गोपनीय बनाए रखने की भरसक कोशिश की जाती है ताकि शादी-ब्याह में कोई 'बाधा' न आए। ऐसी स्थिति में शरीर के स्वाभाविक परिवर्तन को भी कोई रोग मान लिया जाता है। अथवा किसी जन्मजात रोग या कमी के संबंध में परिवार में चर्चा करना उचित नहीं माना जाता, किसी विशेषज्ञ चिकित्सक से सलाह लेना तो बहुत दूर की बात है।

इस प्रकार नारी अपने यौवन के प्रारंभ से ही आशंकाओं के बीच जीवन जीती है। अपनी लंबाई और स्तनों के विकास, मासिक-धर्म आदि के संबंध में वह आसानी से तरह-तरह के भ्रमों का शिकार हो जाती है। वैज्ञानिक तथ्य यह है कि कोई युवती कितनी लंबी होगी और किस उम्र तक उसकी लंबाई बढ़ेगी, ये गुण उसे अपने माता-पिता से विरासत में मिलते हैं। डॉक्टर, वैद्य अथवा नीमहकीमों से कोई दवा लेकर लंबाई बढ़ाना संभव ही नहीं है। इसी तरह किसी क्रीम, तेल या विटामिनयुक्त घोल के लगाने अथवा किसी व्यायाम से स्तनों का आकार नहीं बढ़ाया जा सकता।

यह बहुत बड़ी विडंबना है कि नारी-जीवन की स्वाभाविक दैहिक क्रिया—मासिक-धर्म—को लेकर भी कई अंधविश्वास फैले हुए हैं। **शार्ङ्गधर-पद्धति** (14 वीं शती ई.) में स्पष्ट कहा गया है कि स्त्रियाँ दूषित हो ही नहीं सकतीं, रज उनके दोषों को हर माह दूर कर देता है। वस्तुतः मासिक-धर्म प्रारंभ होने से पता चलता है कि उसकी देह में मातृत्व का बीज बनना शुरू हो गया है। संभवतः इसी कारण देश के कुछ राज्यों में कन्या के प्रथम बार ऋतुमती होने पर उत्सव मनाया जाता है। लेकिन 14वीं शताब्दी के बाद से न जाने क्यों उत्तरी भारत में मासिक-धर्म को अपवित्र समझा जाने लगा।

समाज के इस नकारात्मक नजरिए का दुष्परिणाम यह होता है कि मासिक-धर्म को लेकर यदि कोई कष्ट या कमी है, तो उसकी चर्चा भी नहीं की जाती। कोई छोटी समस्या कालांतर में जटिल हो जाती है और नारी की प्रजनन क्षमता का प्रतीक मासिक-धर्म वरदान की बजाय अभिशाप बन जाता है। अतः गलत धारणाओं का खंडन करते हुए हमने इस पुस्तक में मासिकरोध, कष्टदायक मासिक-धर्म तथा मासिक-धर्म की असामान्यताओं जैसी समस्याओं और उनकी उचित चिकित्सा के संबंध में प्रामाणिक जानकारी देने का प्रयास किया है।

दुर्भाग्य से विवाह के बाद भी स्थिति में प्रायः कोई सुधार नहीं होता। पति यदि जागरूक नहीं है, तो अपनी पत्नी के शारीरिक स्वास्थ्य के संबंध में उसका दृष्टिकोण भी उसके पीहरवालों से भिन्न नहीं हो पाता। दांपत्य-जीवन के इस कटु सत्य को सुविख्यात कवि श्रीकांत वर्मा ने अपनी कविता 'युगल' में बहुत सशक्त ढंग से उकेरा है :

हम एक-दूसरे से परिचित
होने की कोशिश में
कुछ और अपरिचित होकर
गुजर रहे हैं एक-दूसरे के
समीप से लगातार।

प्रत्येक सुबह तुम लगती हो
कुछ और अजनबी मुझे।

विवाह के बाद मातृत्व की चाह में नारी क्या कुछ नहीं करती, लेकिन इस दौर में भी उसे तन और मन की गहरी पीड़ा से गुजरना पड़ता है। इसका सबसे प्रमुख कारण सिर्फ यह है कि स्वयं उसे अथवा उसके पति को न तो नारी-शरीर और उसके मन की भीतरी दुनिया की समझ होती है और न ही देखभाल के सरल-सहज नियमों की जानकारी। सदियों से प्रचलित रूढ़ियों, अंधविश्वासों एवं अज्ञान, जीवन-शैली में तेजी से हो रहे बदलावों तथा कुछ जन्मजात विकारों के कारण भारत में हर सात में से एक दंपति संतान-सुख से वंचित है। तथ्य यह है कि समुचित उपचार से 70 प्रतिशत मामलों में सूनी गोद किलकारियों से भर सकती है।

गोद सूनी रहने की समस्या के अनेक ज्ञात-अज्ञात पहलू हैं। आधुनिक जीवन-प्रणाली में देर से विवाह, पहली संतान में इच्छापूर्वक विलंब, गर्भपात की वैधानिक अनुमति और सहज सुविधा, विवाह-पूर्व यौन-संबंधों की बढ़ती प्रवृत्ति के साथ कटु तथ्य यह भी है कि चालीस प्रतिशत मामलों में संतान न होने की समस्या पुरुषों से जुड़ी होती है, लेकिन अधिकांश मामलों में पुरुष अपनी जाँच कराना पसंद नहीं करते। वे जनन-क्षमता और पुंसत्व में भेद नहीं कर पाते और उन्हें लगता है कि बंध्यत्व की समस्या महज स्त्री से जुड़ी है। पुरुष-प्रधान भारतीय समाज में इस पूर्वग्रह के सामाजिक दुष्परिणाम भी स्त्री को ही सहने पड़ रहे हैं।

वर्तमान परिस्थितियों में नारी देह के कोमल अंगों के अवरोधों तथा विकारों को समझना, उनसे पार पाने के व्यावहारिक उपाय सीखना और नारी-चिकित्सा-विज्ञान के क्षेत्र में तेजी से हुई प्रगति से लाभ उठाना प्रत्येक स्त्री और उसके परिवार के वयस्क सदस्यों का धर्म है। ऐसा होने पर ही नारी सशक्त होकर समाज में अधिकार के साथ जी सकती है और अपने बहुमुखी कर्त्तव्यों का समुचित पालन कर सकती है।

ज्ञान की इसी दीपशिखा को समर्पित है यह कृति !

यतीश अग्रवाल
रेखा अग्रवाल

C-1/1584 वसंत कुंज
नई दिल्ली-110 070

कुछ पारिभाषिक शब्द

गर्भाशय	:	बच्चेदानी, यूटरस (Uterus)
डिंबवाही नलियाँ	:	फैलोपियन टयूब्स (Fallopian Tubes)
डिंबग्रंथि	:	ओवरी (Ovary)
डिंब	:	स्त्री का संतान-बीज, ओवम (Ovum)
शुक्राणु	:	पुरुष का सन्तान-बीज, स्पर्म (Sperm)
वीर्य	:	सेमिनल फ्लूइड (Seminal fluid)
श्रोणि	:	पेट का निचला भाग, पेड़ू, पेल्विस (Pelvis)
गुहा	:	केविटी (Cavity)
रजोनिवृत्ति	:	मेनोपॉज (Menopause)
वयःसंधिकाल	:	प्यूबर्टि (Puberty)
मासिकरोध	:	महीना न होना, एमेनोरिया (Amenorrhoea)
ऋतुमती	:	जिन दिनों मासिक-धर्म हो रहा हो, रजस्वला, मेन्स्ट्रुएटिंग (Menstruating)
रजःस्राव	:	मासिक-धर्म के समय आनेवाला स्राव, मेन्स्ट्रुअल फ्लूइड (Menstrual fluid)
प्रजनन अंग	:	रिप्रोडक्टिव ओर्गन्स (Reproductive organs)

अनुक्रम

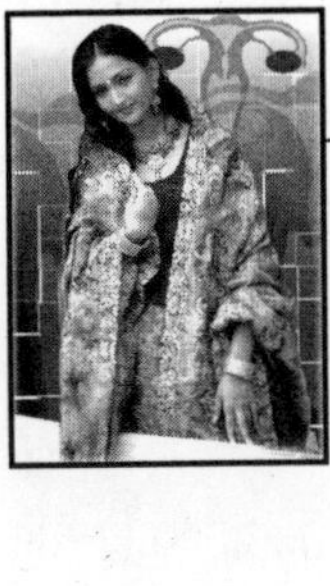

1 तन-मन की दुनिया

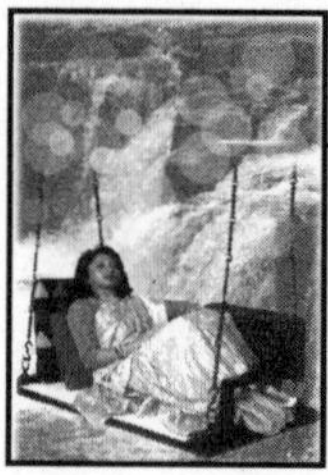

2
मासिक-धर्म के विकार

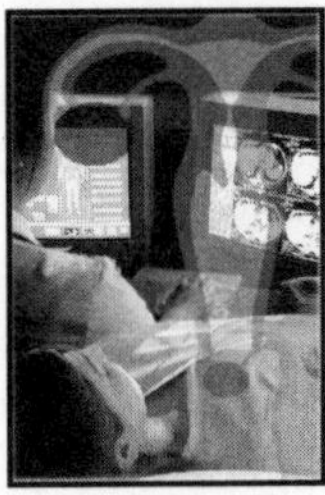

3

जननांगों के विकार

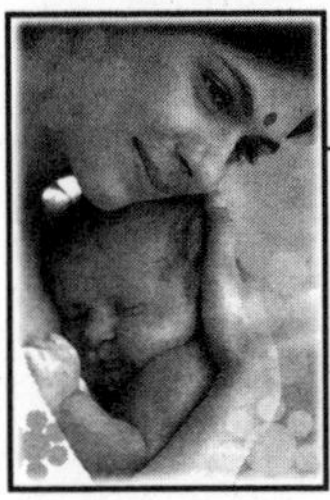

4 मातृत्व की चाह

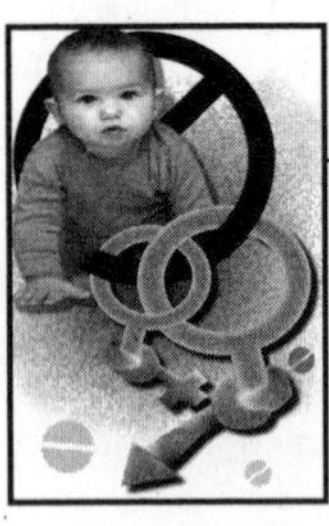

5 अनचाहे गर्भ से बचाव

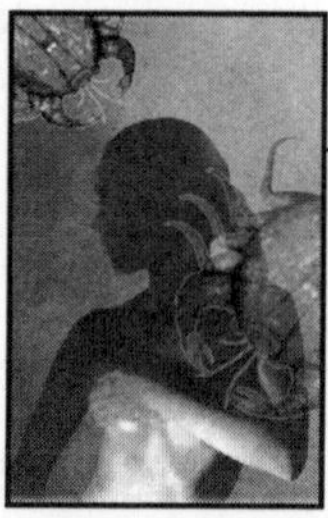

6
जननांगों के प्रमुख कैंसर

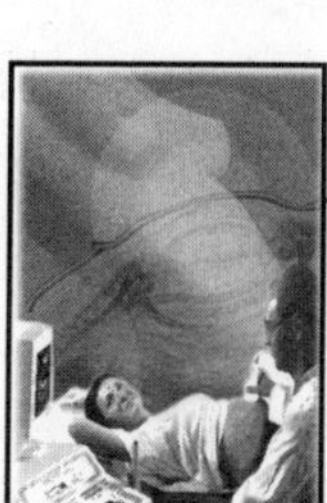

7
जाँच-परीक्षणों की बाबत

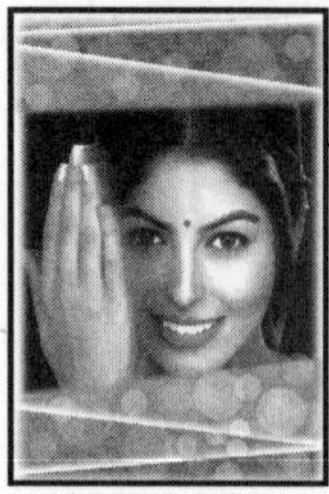

8

सौंदर्य

परिशिष्ट

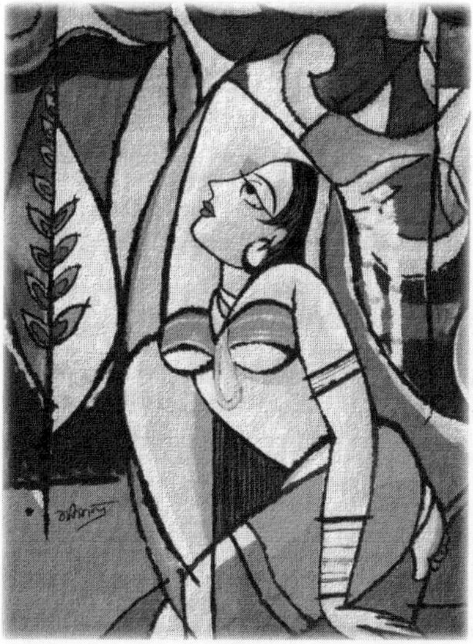

तुम्हारे नील झील-से नैन, नीर निर्झर-से लहरे केश।

तुम्हारे तन का रेखाकार वही कमनीय, कलामय हाथ
कि जिसने रुचिर तुम्हारा देश रचा गिरि-ताल-माल के साथ,
करों में लतरों का लचकाव, करतलों में फूलों का वास,
तुम्हारे नील झील-से नैन, नीर निर्झर-से लहरे केश।

उधर झुकती अरुनारी साँझ, इधर उठता पूनों का चाँद,
सरों, शृंगों, झरनों पर फूट पड़ा है किरनों का उन्माद,
तुम्हें अपनी बाँहों में देख नहीं कर पाता मैं अनुमान,
प्रकृति में तुम बिम्बित चहुँ ओर कि तुममें बिम्बित प्रकृति अशेष।
तुम्हारे नील झील-से नैन, नीर निर्झर-से लहरे केश।

जगत है पाने को बेताब नारि के मन की गहरी थाह–
किए थी चिंतित औ' बेचैन मुझे भी कुछ दिन ऐसी चाह–
मगर उसके तन का भी भेद सका है अब तक कोई जान !
मुझे है, अद्‌भुत एक रहस्य तुम्हारी हर मुद्रा हर वेश।
तुम्हारे नील झील-से नैन, नीर निर्झर-से लहरे केश

–हरिवंशराय बच्चन : प्रणय पत्रिका

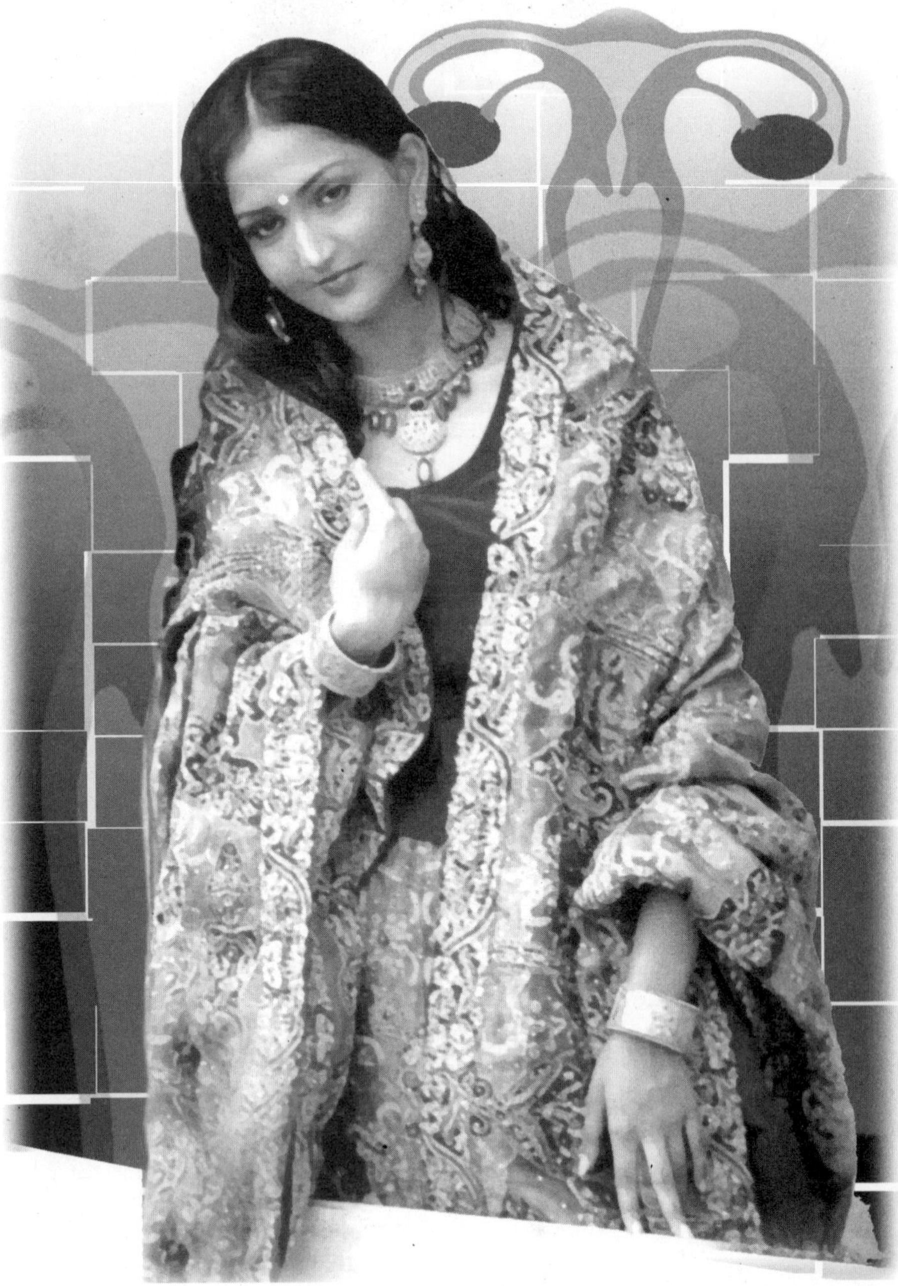

1

तन-मन की दुनिया

नारी देह की रचना

धरती पर जीवन की बुनियाद रखते हुए प्रकृति ने एक अद्‌भुत खेल रचा। जब बहुकोशिकीय प्राणियों की रचना हुई तो उसने उनके दो अलग-अलग रूप कर दिए : नर और मादा। यह प्रयोग प्रकृति की सृजनात्मकता और दूरदर्शिता का अपूर्व मेल था जिससे प्राणियों में जीने की ललक प्रबल हुई और संतति की सनातन जरूरत पूरी हुई। प्रकृति ने मानो एक ही तीर से दो निशाने साध लिये : एक तरफ उसने सृष्टि-चक्र को कायम रखने का आधार खोज लिया और दूसरी तरफ प्राणियों में प्रेम का बीज अंकुरित कर जीवन में सरसता भर दी।

प्राक् युग में जब मनुष्य-जीवन का उदय हुआ तब सृष्टि के नियंता ने उसे भी इसी रूप में रचना उपयुक्त समझा। स्त्री और पुरुष का परस्पर पूरक रूप उसकी सृजनशीलता का सबसे खूबसूरत सरंजाम है।

मानव और मानवी को रचते समय उसने फिर से एक नया प्रयोग किया। प्राणी-जगत में अब तक वह नर को ही अधिक सुंदर और बलशाली बनाता आया था, पर मानवी को गढ़ते समय उसने इस नियम को बिसरा दिया। उसने उसे रूपसी बना डाला—उसके गठन में उसने रेखाओं का जो सुंदर व मनमोहक विन्यास किया उससे सुमधुर संगीत ध्वनित हो उठा। नर की सहकारिणी होकर भी वह वामा कहलाने

की हकदार हो गई। वामा शब्द, वास्तव में, उसकी सुंदरता का ही बोधक है।

यह सात्विक सौंदर्य उसके मातृ रूप में और भी प्रखर होकर खिल उठता है। मातृ-सुख में नारी की प्राकृतिक सृजनात्मकता जैसे संपूर्णता पा जाती है। मोनियर विलियम्स के अनुसार स्त्री शब्द की व्युत्पति 'सोत्रि' से हुई है जो संभवतया नारी की संतान धारण करने की क्षमता का द्योतक है।

भारतीय संस्कृति में माँ को अंबा भी कहा गया है। अंबा शब्द की व्युत्पत्ति 'अंब' धातु से हुई है और अंब का अर्थ गर्भाशय है। अंग्रेजी का 'वूम' शब्द भी अंब से ही रचा गया है। अतएव जिसकी श्रोणि में गर्भाशय वास करता हो, वही अंबा कहलाने की हकदार है।

वस्तुतः शारीरिक बनावट की दृष्टि से स्त्री और पुरुष के बीच सबसे बड़ा भेद प्रजनन अंगों का है। प्रकृति से मिले इन विशेष अवयवों के कारण ही स्त्री माँ बनने का अपार सुख हासिल करती है और मानव-वंश की वृद्धि कर पाती है।

पर नारीत्व और मातृत्व का सुख देनेवाले ये अवयव उसे समय-समय पर कष्ट भी देते हैं। शरीर के अन्य अंगों के समान उनमें भी तरह-तरह की व्याधियाँ और विकार पैदा हो सकते हैं। उनके प्रति जागरूक रहना, बचाव के लिए यथासंभव प्रयास करना और कोई व्याधि हो जाने पर सहज रहकर तत्परता से इलाज कराना हर स्त्री का धर्म है। सिर्फ इसलिए कि मर्ज प्रजनन अंगों का है, उसे छिपाते रहना और डॉक्टर के पास जाने में शर्म करते रहना बिल्कुल गलत है। इससे मर्ज को बढ़ने का मौका मिलता है और वह गंभीर बनता जाता है।

यह नितांत शोचनीय है कि वर्तमान वैज्ञानिक युग में भी भारतीय समाज में जीवन की बिल्कुल मौलिक क्रियाओं के प्रति दकियानूसी और दुराव-छिपाव का वातावरण बना हुआ है। ऐसे परिवेश में पली-बढ़ी बच्चियाँ अपना समूचा स्त्री-जीवन शर्म और हया के नाम पर होम कर देती हैं। जीवन-क्रिया के अंतरंग पक्ष तथा जननेंद्रियों से जुड़े तमाम सवाल उनके लिए ताउम्र या तो पराए बने रहते हैं या रूढ़िवादी अंधविश्वासों की काली कोठरी में कैद होकर रह जाते हैं। इस अंधकूप

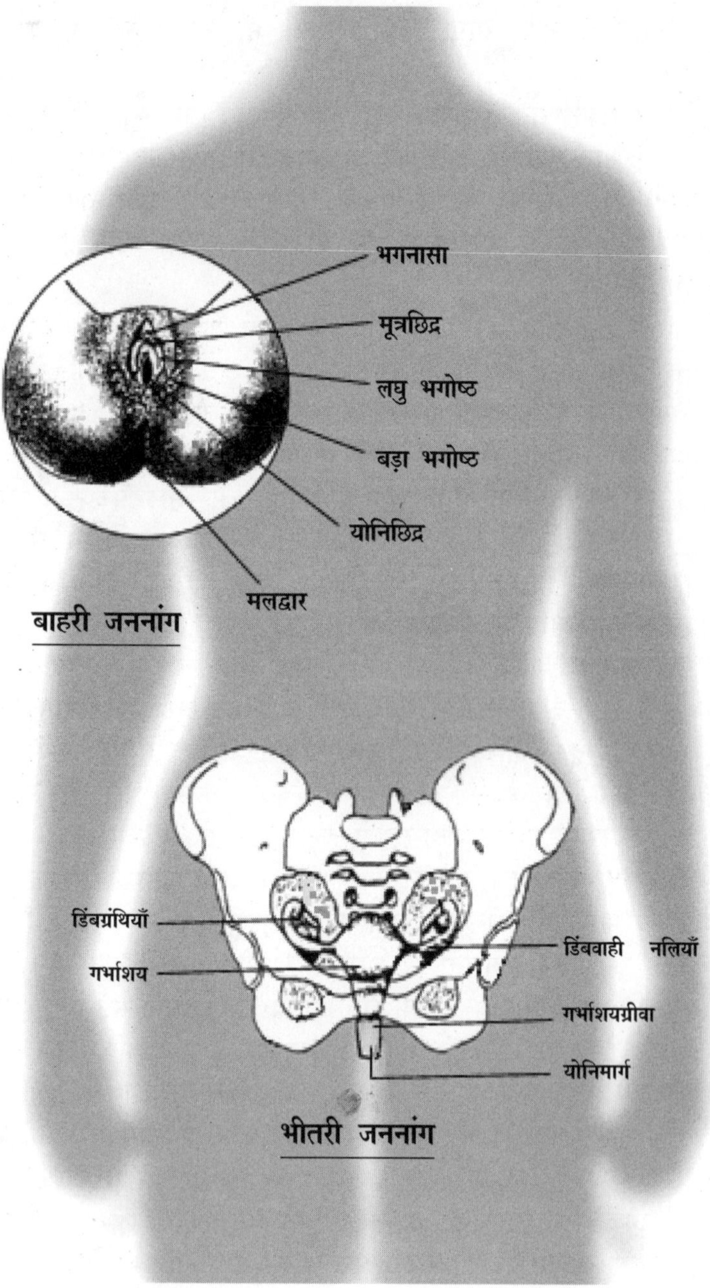
भगनासा
मूत्रछिद्र
लघु भगोष्ठ
बड़ा भगोष्ठ
योनिछिद्र
मलद्वार
बाहरी जननांग
डिंबग्रंथियाँ
गर्भाशय
डिंबवाही नलियाँ
गर्भाशयग्रीवा
योनिमार्ग
भीतरी जननांग

से छुटकारा पाने के लिए समाज को अपने खयालात और नजरिए की गहरी जाँच-पड़ताल करनी होगी; स्वस्थ वैज्ञानिक सोच का विकास और खुलापन ही उसके लिए एक नई राह रौशन कर सकता है।

हर स्त्री के लिए आवश्यक है कि वह अपनी भीतरी बनावट के बारे में जानकारी रखे, उसे मालूम हो कि उसके भीतर दुनिया का सबसे अद्‌भुत रचना-संसार छुपा हुआ है, जिसका हर छोटा-बड़ा अंग आपस में मिलकर उसके नारीत्व को प्रफुल्लित करता है। पुरुष के लिए भी यह ज्ञान बोधकर है; इससे वह अपनी संगिनी के तन-मन की भाषा पढ़ सकता है।

स्त्री-जननेंद्रियों की व्याख्या करते हुए शरीर-विज्ञानियों ने उन्हें दो उपखंडों में विभक्त किया है : *बाहरी जननांग* और *भीतरी जननांग*। बाहरी जननांग प्रजनन-प्रणाली के वे अंग-उपांग हैं जो बाहर से प्रत्यक्ष दिखाई देते हैं। इन्हें कामेन्द्रियाँ भी कहा गया है। बड़े और उनके भीतर छिपे छोटे भगोष्ठ (लेबिया मेजरा और माइनरा), भगनासा (कलाइटोरिस), योनिछिद्र (वेजाइनल ओपनिंग), कौमार्यावस्था तक उसे ढककर रखनेवाली झिल्ली—योनिच्छद—(हाइमन) और बार्थोलीन ग्रंथियाँ कामेन्द्रियाँ हैं। इस समूचे क्षेत्र का ही नाम भग (वल्वा) है। इसी क्षेत्र में योनिछिद्र के आधा इंच ऊपर मूत्रछिद्र स्थित होता है, लेकिन उसका काम-क्रीड़ा से कोई संबंध नहीं होता। प्रजनन की क्रिया से सीधे न जुड़े होने के बावजूद स्तनों की गणना भी बाह्य जननांगों में की जाती है।

योनिमार्ग (वेजाइना), गर्भाशय (यूटरस), डिंबवाही नलियाँ (फैलोपियन ट्यूब्स), और डिंबग्रंथियाँ (ओवरीज) स्त्री के भीतरी जननांग हैं और इन्हीं के मिल-जुलकर कार्य करने से वह संतान का सुख प्राप्त कर पाती है।

बाहरी और भीतरी जननांगों की बनावट की जानकारी होना न तो कामुकता की बात है और न शर्म का विषय है कि उस पर पर्दा डाला जाए।

बाह्य जननेंद्रियों में सबसे प्रकट उपांग भगोष्ठ है। दाएँ और बाएँ दोनों तरफ के बड़े भगोष्ठ बनावट में होंठ के समान दिखते हैं और भग के समूचे क्षेत्र को ढाँपे रखते हैं। इनमें चर्बी की तह होती है जिससे

ये मोटे दिखाई देते हैं। उनमें यह चर्बी यौवनोदय के साथ आती है और रजोनिवृत्ति तक बनी रहती है। यौवन में पग धरते ही उनकी बाहरी सतह पर और आस-पास के क्षेत्र में बाल भी उग आते हैं। बड़े भगोष्ठों की भीतरी सतह में बाल नहीं आते और वह बाहरी सतह की तुलना में अधिक मुलायम, नम और गुलाबी होती है।

बड़े भगोष्ठ के भीतर और ठीक नीचे लघु भगोष्ठ होते हैं। अपनी ऊपरी सीमा पर आपस में मिलकर ये भगनासा को ढकने का काम करते हैं और नीचे की तरफ योनिछिद्र से और नीचे जाकर एक-दूसरे से मिल जाते हैं। उनकी संवेदनशीलता और स्पर्श-चेतना बहुत प्रबल होती है और कामुक क्षणों में उनके भीतर खून का दौरा आपसे-आप बढ़ जाता है।

भगनासा मूत्रछिद्र से लगभग एक इंच ऊपर, लघु भगोष्ठों से बने त्वचा के आवरण से ढकी हुई, मटर के दाने जितनी, उभरी हुई घुण्डी है। यह स्त्री में पुरुष-लिंग का पर्याय है और पुरुष-लिंग की ही भाँति स्पंजनुमा कोष्ठों से बनी हुई है। उसमें चेतनाशील नाड़ियों की भरमार होती है, जो उसे चरम संवेदनशील बनाती हैं। कामोत्तेजना के समय भगनासा के कोष्ठों में पुरुष लिंग के ही समान तेजी से रक्त भर जाता है और वह सख्त होकर आकार में बड़ी हो जाती है। यौन-विज्ञानियों के मतानुसार भगनासा की हिस्सेदारी से ही स्त्री काम-क्रीड़ा का सुख हासिल कर पाती है।

योनिछिद्र को ढाँपनेवाली पतली-सी झिल्ली योनिच्छद है। कन्या के कुँवारे बने रहने तक सामान्यतया उसमें सिर्फ एक छोटा-सा छेद होता है जिससे मासिक स्राव या रज के दर्शन होते हैं। यह छिद्र हर कन्या में शुरू से ही अलग-अलग व्यास का होता है। कुछ में यह सुई की नोक जैसा महीन होता है तो कुछ में नैसर्गिक रूप से ही इतना बड़ा और खुला होता है कि उसमें से दो उँगलियाँ तक गुजर सकती हैं।

यह सोच सरासर गलत है कि योनिच्छद का अक्षत होना ही अक्षत योनि का प्रमाण है। कुछ लड़कियों का योनिच्छद इतना कोमल होता है कि वह साधारण खेलकूद में ही फट जाता है। मासिक-धर्म के दिनों में स्राव सोखने के लिए इंटरनल सेनिटरी टेम्पॉन रखने से भी वह भंग हो

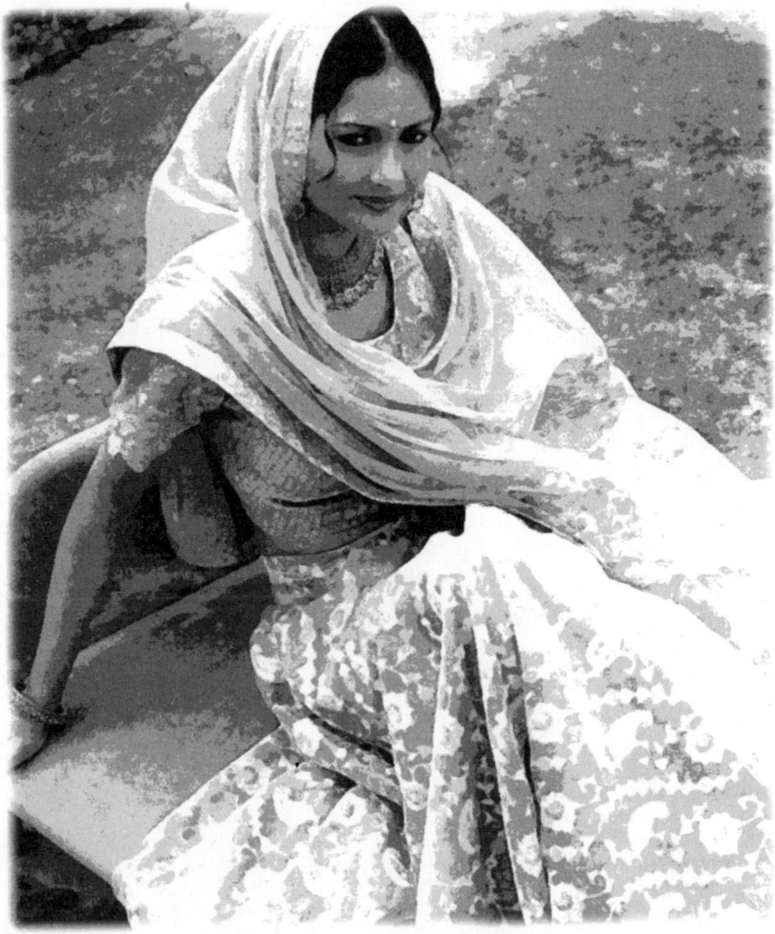

सकता है। समाज में यह सोच भी बहुत आमफहम है कि नववधू के कुँवारे होने पर प्रथम-मिलन के समय योनिच्छद से हल्का रक्त-स्राव जरूर होता है। ऐसी गलत-सलत कसौटियाँ मन में बनाए रखना ठीक नहीं है। इनसे वैवाहिक जीवन में पग धरते ही पति-पत्नी का जीवन बेवजह नारकीय बन जाता है और अबोध नववधू पति द्वारा अकारण ही संदेह के कठघरे में खड़ी कर दी जाती है।

कुछ युवतियों में योनिच्छद बहुत सख्त होता है, जिससे प्रथम

सहवास में कठिनाई उपस्थित होती है। ऐसे में स्त्री-विशेषज्ञ के पास जाकर उसे छोटे-से ऑपरेशन द्वारा हटवाने की जरूरत पड़ सकती है।

साधारणतया योनिच्छद प्रथम संभोग के समय आपसे-आप आसानी से फट जाता है। उससे उस समय हल्का-सा रक्त-स्राव होना सामान्य बात है, लेकिन इक्के-दुक्के मामले में यह रक्त-स्राव इतना तेज होता है कि तुरंत डॉक्टरी मदद लेनी पड़ती है।

दो भगोष्ठों के भीतरी और निचले भाग में बार्थोलीन ग्रंथियाँ स्थित होती हैं। ये व्यास में आधा इंच से भी कुछ छोटी होती हैं। दोनों बार्थोलीन ग्रंथियों से एक-एक इंच लंबी नलिकाएँ निकलती हैं, जो योनिछिद्र के ठीक पास खुलती हैं। आमतौर से बार्थोलीन ग्रंथियाँ टटोलने से महसूस नहीं की जा सकतीं। ये तभी पकड़ में आती हैं जब इनमें सूजन होती है।

बार्थोलीन ग्रंथियों का काम सहवास-क्रिया के समय योनि में स्निग्धता पैदा करना है। स्त्री के मन में काम-भावना जाग्रत होते ही ये ग्रंथियाँ योनिछिद्र के आसपास के क्षेत्र को चिकनाईयुक्त लेसदार पदार्थ से नम कर देती हैं।

योनिछिद्र योनि का द्वार है। यह मूत्रछिद्र से नीचे, लघु भगोष्ठों के भीतरी किनारों के बीचोंबीच बना होता है। इसका व्यास मूत्रछिद्र से काफी बड़ा होता है। शारीरिक मिलन के समय इसका खुला रहना जरूरी है।

भगमुख से गर्भाशय तक फैली योनि बहुत कुछ एक गुफा के समान है, जिसका नीचे का हिस्सा संकीर्ण और ऊपर की तरफ जानेवाला हिस्सा फैला हुआ होता है। साधारणतया इसकी कुल लंबाई साढ़े तीन-चार इंच की होती है। शारीरिक लंबाई का इस पर कोई प्रभाव नहीं पड़ता।

प्रथम प्रसव से पूर्व तक योनि की दीवारों में कुदरतन ही कई आड़े-तिरछे बट मौजूद होते हैं जो सहवास के समय योनि के फैलने पर भी दीवारों में कसावट बनाए रखते हैं। इन बटों के खुलने से ही योनि प्रसव के समय फैल पाती है। योनि की दीवारों का लचीलापन सचमुच कितना आश्चर्यजनक है कि शिशु के जन्म के समय पूरी तरह फैलने के बाद वे तुरंत सिकुड़कर अपने पूर्व आकार में लौट आती हैं !

योनि की भीतरी सतह खपरेदार उपकला से बनी होती है, जो बहुत कोमल तथा गुलाबी रंग की होती है। गौरतलब है कि योनि के किसी भी हिस्से में कहीं कोई ग्रंथि नहीं खुलती। नतीजतन किसी भी स्वस्थ स्त्री की योनि में स्राव की मात्रा सामान्यतया थोड़ी ही होती है। यह स्राव गर्भाशय के मुँह से आई श्लेष्मा और योनि की सतह से टूटी कोशिकाओं से बनता है। देखने में यह किसी जमे हुए पदार्थ की तरह नजर आता है और इसका रंग सफेद होता है। लेक्टिक एसिड की मौजूदगी इसे अम्लीय बनाए रखती है, जिससे योनि में रोगाणु आसानी से पैठ नहीं कर पाते। लेकिन रजोनिवृत्ति के बाद और यौवनोदय से पूर्व ईस्ट्रोजेन न मिलने के कारण योनि में लेक्टिक एसिड नहीं बनता और वह अम्लीय न होकर क्षारीय होती है, लिहाजा उसमें रोगाणु आसानी से डट सकते हैं।

गर्भाशय का आकार नाशपाती की तरह होता है। यह लगभग साढ़े-तीन इंच लंबा, ढाई इंच चौड़ा और डेढ़ इंच मोटा होता है। बनावट और कामकाज के हिसाब से वह दो हिस्सों में बँटा है—गर्भाशयग्रीवा (सरविक्स) और गर्भाशयशरीर (बॉडी ऑफ द यूटरस)। गर्भाशयग्रीवा, गर्भाशय का निचला सँकरा भाग है जो योनि के ऊपरी और पिछले भाग में खुलता है। उसका भीतरी हिस्सा खोखला होता है और उसमें एक सँकरी सुरंग बनी होती है। यह ऊपर की तरफ फैलकर गर्भाशयशरीर में गुहा में तब्दील हो जाती है।

गर्भाशयशरीर श्रोणिगुहा (पेल्विस) के बीचोंबीच स्थित होता है और सामान्यतया आगे की तरफ झुका रहता है। उसके आगे मूत्राशय और पीछे की तरफ आँतें होती हैं।

गर्भाशय की अंदरूनी सतह खास किस्म के ऊतक से बनी होती है, जिसकी मोटाई मासिक-चक्र के दिनों के हिसाब से नित्य बदलती रहती है। इसका नियंत्रण शरीर में बननेवाले यौन हार्मोन करते हैं।

लगभग हर 28 दिन बाद मासिक-चक्र पूरा होने पर गर्भाशय की अंदरूनी सतह नष्ट होकर गिरने लगती है। यह रक्त-मिश्रित उतरन ही मासिक-स्राव के रूप में दृष्टिगत होती है। साधारणतया यह मासिक-स्राव 3 से 5 दिन तक जारी रहता है और इसकी कुल मात्रा 50 मिलीलीटर

से 200 मिलीलीटर होती है। इसमें गर्भाशय की ऊतकीय उतरन और खून मिला रहता है। यह खून साधारणतया अपने से जमता नहीं है। इसमें खून के टुकड़े तभी नजर आते हैं जब मासिक-स्राव की मात्रा भारी होती है।

मासिक-स्राव की असामान्यताएँ कई कारणों से पैदा हो सकती हैं। प्रायः उनका संबंध किसी भीतरी विकार से होता है। इसकी बाबत इतनी समझ और जानकारी अवश्य होनी चाहिए कि कब डॉक्टर के पास जाना जरूरी है।

डिंबवाही नलियाँ गर्भाशय के ऊपरी भाग के दोनों कोनों से शुरू होती हैं। उनका व्यास एक-तिहाई इंच से भी कम होता है और लंबाई तकरीबन चार इंच होती है। ये नलियाँ भीतर ही भीतर गर्भाशय की गुहा से जुड़ी रहती हैं, लेकिन इनका बाहरी सिरा बिल्कुल स्वतंत्र होता है और यह श्रोणिगुहा में डिंब-ग्रंथि के पास खुलता है। पका हुआ डिंब इसी छोर से उसमें प्रवेश पाता है और फिर अपनी यात्रा जारी रखता है।

डिंब-ग्रंथि आकार और नाप में बादाम जैसी होती है। सामान्यतया यह श्रोणिगुहा में ही रहती है—एक गर्भाशय के दाईं तरफ और दूसरी गर्भाशय के बाईं तरफ। प्रत्येक डिंब-ग्रंथि में अपरिपक्व डिंबों की तादाद कई हजार होती है। नवजात बच्चों में यह तादाद 2,00,000 से 7,00,000 तक नापी गई है, लेकिन उम्र बढ़ने के साथ यह स्वतः कम होती जाती है। यौवनोदय के बाद इन्हीं में से एक या अधिक डिंब हर माह पककर तैयार होता है और मासिक-चक्र के मध्य में डिंब-ग्रंथि से छूटकर डिंबवाही नली में पहुँच जाता है। वहाँ उसकी मुलाकात यदि पुरुष-शुक्राणुओं से हो जाए, तो कोई एक शुक्राणु उसे बींधकर उसमें नए जीवन का अंकुर बीज देता है। यह संसेचित डिंब सरकता हुआ अगले 5 से 8 दिनों में गर्भाशय में पहुँच जाता है और उसकी दीवार से चिमटकर अपना नीड़ बनाता है तथा बढ़ने लगता है। यही बढ़ते-बढ़ते लगभग 280 दिनों में शिशु का रूप ले लेता है। हर बच्चा इसी तरह जन्म पाता है।

यौवनोदय से लेकर रजोनिवृत्ति तक प्रत्येक स्वस्थ स्त्री का शरीर हर

माह नए जीवन का अंकुर बीजने की पूरी तैयारी करता है। इससे साफ-साफ पता चलता है कि कुदरत ने संतान को कितनी महत्ता दी है। कोई इसे कुदरत का अपव्यय भी कह सकता है।

लेकिन कुदरत की लीलाएँ निराली हैं। उसने इस चक्र में ही नारीत्व के कई सूत्र पिरो दिए हैं। नारी का स्वभावगत छवि-सौंदर्य–उसके अवयवों की सुंदर कोमलता, दैहिक विन्यास की मधुमयता का इससे अटूट संबंध है। कैसे ? यह हम आगे जानेंगे।

तन के भीतर का राग

प्रकृति में अंतर्निहित रागात्मकता की गूँज नारी के तन से भी सुन पड़ती है। चंद्र मास के साथ उसका तन और मन भी स्वतः हिलोरें लेता है। हर माह उसका भीतरी संसार परिवर्तन के लयबद्ध चक्र से गुजरता है, जिसमें उसके मस्तिष्क, जैव-रासायनिकी, मन और शरीर की सूक्ष्म एवं प्रकट सहभागिता साफ देखी जा सकती है। तरुण अवस्था से गुजरते हुए जैसे ही उसका शरीर सयाना होता है, यह मासिक-चक्र अपनी लय खोज लेता है और प्रायः उसी तरन्नुम के साथ रजोनिवृत्ति होने तक साथ निभाता रहता है।

इसी चक्र के तहत नारी अपने प्रजननक्षम काल में हर माह ऋतुमती होती है और उसका शरीर हर बार फिर से संतान-सुख का बीज धारण करने की तैयारी में जुट जाता है। उसका धैर्य सचमुच अद्भुत है कि वह हर माह यह तैयारी करता है जबकि उसे ज्ञात है कि आधुनिक नारी अपने पूरे प्रजननक्षम काल में कुल एक-दो बार ही इसका लाभ उठा सकेगी।

लेकिन यह तो इस मासिक-चक्र का मात्र स्थूल रूप है, वास्तविकता यह है कि नारी के तन और मन का स्वभावगत सौंदर्य भी इसी से अनुप्राणित है। उसकी मुग्ध कर देनेवाली दैहिक छवि से छलछलाता नैसर्गिक सौंदर्य—अंग-अंग से प्रस्फुटित होती फूल-सी कोमलता, घने

लहराते रेशम-से बाल, मृदु नैन-नक्श, सुंदर मुलायम त्वचा, सिमटे हुए कंधे, उभरे हुए नितंब और उन्नत वक्ष, सुरीली आवाज तथा पुरुष की अपेक्षा शांत सौम्य चित्त–हर नारी का स्वाभाविक गुण है, जिसकी समझ शरीर-विज्ञानियों ने हासिल कर ली है।

नारी के तन और मन का सूक्ष्म नियंत्रण दरअसल मस्तिष्क में बसी हाइपोथेलेमस तथा पीयूष (पीट्यूटरी) ग्रंथियों के सीधे प्रभाव या संरक्षण में होता है। उनमें बननेवाले जैव-रसायन डिंब-ग्रंथियों पर सीधा असर डालते हैं। पीयूष ग्रंथि हाइपोथेलेमस से नियन्त्रित होती है और फोलीकल स्टीमुलेटिंग हार्मोन (एफ.एस.एच.), ल्यूटिनाइजिंग हार्मोन (एल.एच.) तथा प्रोलेक्टिन द्वारा डिंब-ग्रंथियों का नियंत्रण करती है। इनके प्रभाव से ही डिंब-ग्रंथियों में ईस्ट्रोजेन और प्रोजेस्टेरोन हार्मोन बनते हैं और हर माह एक नया डिंब परिपक्व होकर डिंब-ग्रंथि से छूटता है। मासिक-चक्र का पूरा घटना-क्रम इन्हीं जैव-रसायनों के बढ़ने और घटने से नियन्त्रित होता है।

रजःस्राव बंद होते ही एफ.एस.एच. की प्रेरणा से डिंब-ग्रंथि में डिंब के पकने की क्रिया शुरू हो जाती है। एल.एच. के साथ मिलकर वही डिंब-ग्रंथि को ईस्ट्रोजेन हार्मोन बनाने के लिए भी प्रेरित करता है।

एल.एच. और प्रोजेस्टेरोन के प्रभाव में ही गर्भाशय मासिक-चक्र में क्रमबद्ध परिवर्तनों से गुजरता है। रजःस्राव के तुरंत बाद ईस्ट्रोजेन का प्रभाव पड़ने से गर्भाशय की भीतरी तह मोटी होने लगती है। चक्र के पहले अर्द्ध में उसकी मोटाई एक मिलीमीटर से बढ़कर साढ़े-तीन से पाँच मिलीमीटर तक हो जाती है। रजःस्राव का पहला दिन मासिक-चक्र का पहला दिन गिना जाता है। रजःस्राव कितने दिन हो, इससे दिनों की गिनती नहीं बदलती। 28 दिनों के चक्र में पहला अर्द्ध 14वें दिन पर पूरा हो जाता है। तब तक गर्भाशय की भीतरी तह पूरी तरह पनप लेती है। यह तैयारी वह उर्वरित डिंब के स्वागत के लिए ही करती है ताकि डिंब शुक्राणु से उर्वरित होकर आए तो आसानी से अपना नीड़ बना सके।

चक्र के मध्य में, 14वें दिन के आसपास, पका हुआ डिंब, डिंब-ग्रंथि से छूट पड़ता है। डिंब का दिन-ब-दिन बढ़ना और फिर डिंब-ग्रंथि से छूटना अल्ट्रासाउंड द्वारा देखा जा सकता है। फोलीक्यूलर मॉनीटरिंग

और ओव्यूलेशन स्टडी में डॉक्टर यही जाँच करता है। डिंब के डिंब-ग्रंथि से छूटने की क्रिया ओव्यूलेशन है। यह जाँच उन मामलों में की जाती है जिनमें पति-पत्नी चाहकर भी बच्चे का सुख हासिल करने में असमर्थ होते हैं। परखनली शिशु प्रणाली (इनविट्रो फर्टिलाइजेशन) में भी स्त्री की डिंब-ग्रंथि से डिंब प्राप्त करने के लिए यही माध्यम अपनाया जाता है। यह जाँच-विधि बहुत-सी आधुनिक प्रजनन तकनीकों के लिए भी काम में लाई जा रही है।

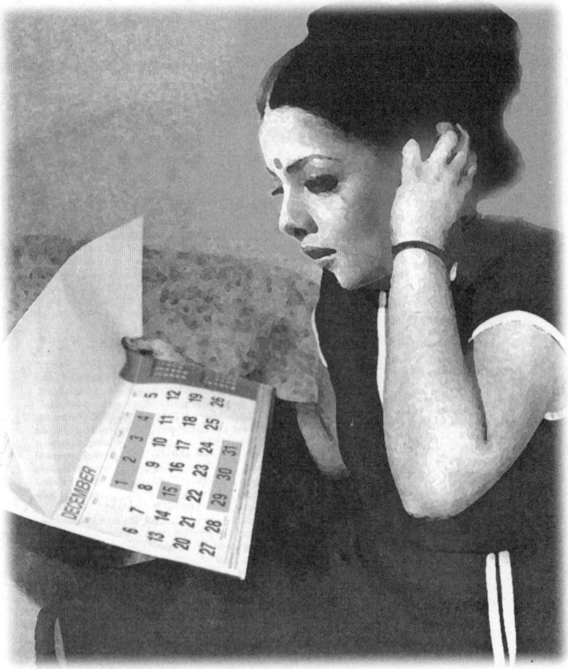

डिंब-ग्रंथि से छूटा डिंब साधारणतया चंद घंटों के लिए ही काम का होता है। अतः 24 घंटों के भीतर उसका मेल पुरुष-शुक्राणु से होने पर ही बात आगे बढ़ पाती है वरना यह घड़ी कम से कम अगले चक्र तक तो अवश्य टल जाती है।

धरती की निरंतर बढ़ती आबादी को देखते हुए यह जानकर अचंभा होता है कि प्रजननक्षम स्त्री के मासिक-चक्र में कुल 3-4 दिन ही ऐसे

होते हैं, जिनमें प्रजनन का संयोग बनता है। पुरुष के शुक्राणु मात्र तीन दिन तक समर्थ रहते हैं। अतः डिंब-उत्सर्ग से पहले के तीन दिनों में या उत्सर्ग के 24 घंटों के भीतर स्त्री-पुरुष का मेल न हो, तो पूरा मासिक-चक्र खाली चला जाता है।

डिंब और शुक्राणु मिलकर नए जीवन को बीजें या न बीजें, गर्भाशय अगले 8 दिनों के लिए उनकी बाट जोहता रहता है। इस बीच प्रोजेस्टेरोन का उस पर पूरा प्रभाव रहता है, जिससे उसकी भीतरी तह की मोटाई बढ़कर 7-8 मिलीमीटर हो जाती है।

यदि गर्भ नहीं ठहरता, तो चक्र पूरा होते ही गर्भाशय अपनी सफाई शुरू कर देता है। उसकी मोटी हुई भीतरी तह कटकर गिरने लगती है और उसे पोषित करती रही धमनियाँ नंगी हो जाती हैं तथा उनसे खून रिसने लगता है। भीतरी तह की उतरन और यह रक्त ही रज बनकर यानी मासिक-धर्म के रूप में प्रकट होता है।

खुद को साफ करने के लिए गर्भाशय को सामान्यतया तीन से पाँच दिन का समय लगता है। यह समय ही मासिक-स्राव, मासिक-धर्म, रजःस्राव, ऋतु-स्राव, माहवारी, महीना आना, कपड़े आना तथा मेन्स्ट्रुएशन सरीखी संज्ञाओं और लोक-मुहावरों से सूचित होता है।

मासिक-स्राव से कुछ रोज पहले ही डिंब-ग्रंथियाँ ईस्ट्रोजेन और प्रोजेस्टेरोन बनाना बंद कर देती हैं। समझा जाता है कि इसी से मासिक-स्राव होता है और हाइपोथेलेमस-पीट्यूटरी ग्रंथियों को भी यह

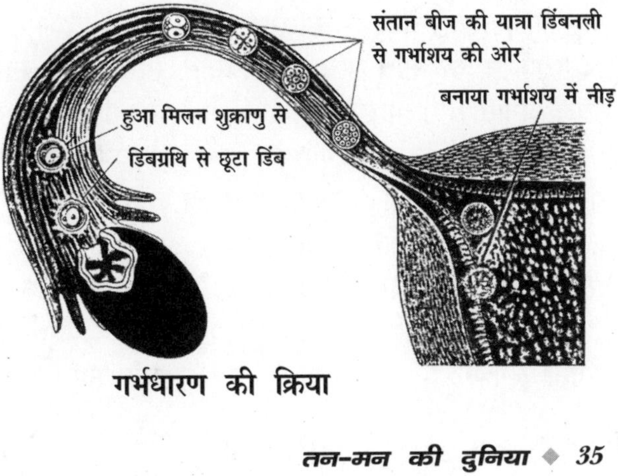

गर्भधारण की क्रिया

संदेशा मिल जाता है कि फिर से नए मासिक-चक्र के रचनाकर्म में लीन हो जाओ।

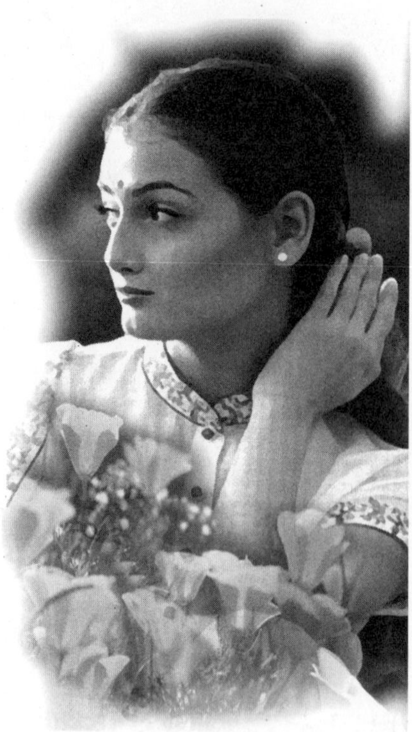

यह चक्र इसी रूप में स्त्री के रजोनिवृत्त होने तक साधारणतया बना रहता है। इस बीच जब भी वह गर्भवती होती है, यह चक्र स्थगित हो जाता है और प्रसव के कुछ दिनों बाद फिर से स्थापित होता है।

गले में बसी थायरॉयड ग्रंथि और उदर में आसीन एड्रिनल ग्रंथि का भी मासिक-चक्र से सीधा नाता है। किसी एक के ठीक प्रकार काम न करने से चक्र की लय असंतुलित हो जाती है और मासिक-धर्म की व्याधियाँ पैदा हो जाती हैं।

स्त्री के जीवन में ईस्ट्रोजेन और प्रोजेस्टेरोन की महत्ता बहुत व्यापक है। ईस्ट्रोजेन के प्रभाव से ही नारी अपना स्वभावगत सौंदर्य पाती है, जिसकी व्याख्या अध्याय के आरंभ में की जा चुकी है। दैहिक सुंदरता प्रदान करने के साथ-साथ यह हार्मोन नारी के प्रजनन अंगों को भी सबल बनाता है। भग और योनि के स्वस्थ विकास और उन्हें तंदुरुस्त बनाए रखने में इसकी भूमिका बहुत महत्त्वपूर्ण है। गर्भाशय पर इस हार्मोन के प्रभाव की व्याख्या पहले ही की जा चुकी है। इसी से स्त्री के उरोज उन्नत होते हैं और यह हड्डियों को भी मजबूती देता है। दरअसल नारी के तन-मन के तमाम सुखद पक्ष बहुत कुछ इसी हार्मोन से उर्वरित हैं। रजोनिवृत्ति के कुछ वर्ष बाद जब नारी का तन ईस्ट्रोजेन बनाना लगभग बंद कर देता है, तब उसकी कमी बहुत खलती है और

नारी का स्वाभाविक सौंदर्य ढलता चला जाता है।

प्रोजेस्टेरोन भी नारी जीवन का संरक्षक है। वह कई कार्यों में ईस्ट्रोजेन का हाथ बँटाता है। गर्भाशयग्रीवा (सरविक्स) को संकुचित बनाए रखकर वह गर्भवती स्त्री की मदद करता है। उसकी सहभागिता से ही स्त्री के स्तनों के सामान्य विकास की क्रिया पूरी हो पाती है। मासिक-चक्र में वह कैसे गर्भाशय का पालन-पोषण करता है, इसका उल्लेख पहले हो चुका है।

इन अनन्य गुणों के कारण ही नारी-तन की कई व्याधियों में ईस्ट्रोजेन और प्रोजेस्टेरोन दिए जाते हैं। लेकिन इनका प्रयोग डॉक्टरी देख-रेख में समझदारी के साथ किया जाना चाहिए। इनके दुरुपयोग से शरीर कई प्रकार की पीड़ाओं से भी घिर सकता है।

प्रकृति ने नारी का आंतरिक संसार बहुत सोच-विचारकर रचा है। कैसे एक अबोध कन्या किशोर-अवस्था में पाँव रखते ही नवयौवना में बदल जाती है—यह उसके आंतरिक संसार का ही चमत्कार है, जिसके बारे में हम अगले अध्याय में विस्तार से जानेंगे।

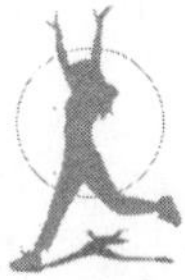

यौवन का आरंभ

बालापन थककर सोया, यौवन ने शीश उठाया
बालों में श्याम घटाएँ, कानों में बिजली चमकी
है शोभा अजब निराली शैशव-यौवन संगम की

गुरुभक्त सिंह 'भक्त' : नूरजहाँ

कन्या का बाल तन-मन किशोर-अवस्था में आते ही सयाना हो चलता है। पलक झपकते ही उस पर यौवन का जादू चढ़ आता है, अधखिले अंगों से सौंदर्य बिखरने लगता है, चेहरे पर सलोनापन आ जाता है, त्वचा पर कांति खिल उठती है और उसका मन तारुण्य के नित नए अनुभवों में डूबा रहता है। परिवर्तन का यह क्रम ही वयःसंधिकाल (प्यूबर्टि) है, जो उसे थोड़े ही समय में तरुणी और फिर वयस्क नारी बना देता है।

वयःसंधिकाल की उम्र हर कन्या में अलग-अलग होती है। इस पर जाति और वंश का प्रत्यक्ष प्रभाव पड़ता है। लेकिन बीते 100 वर्षों में यह हर देश में कम होती पाई गई है। वर्तमान समय में भारतीय कन्याओं के वयःसंधिकाल में प्रवेश करने की औसत उम्र 10 वर्ष है, जबकि पाश्चात्य देशों में यह 12-13 वर्ष है।

वयःसंधिकाल का आरंभ हाईपोथेलेमस से जुड़ा है। मस्तिष्क में बसी इस ग्रंथि का निर्देश पाकर ही पीयूष ग्रंथि का अगला हिस्सा

जागृत होता है और वह अपने अधीनस्थ हार्मोनल प्रणालियों को सक्रिय होने का आदेश जारी करती है। उससे छूटकर आए ग्रोथ-हार्मोन के असर से लंबाई तेजी से बढ़ने लगती है, डिंब-ग्रंथि-प्रेरक हार्मोन के प्रभाव में आकर डिंब-ग्रंथियाँ काम करना शुरू कर देती हैं और उनमें ईस्ट्रोजेन व प्रोजेस्टेरोन बनने लगता है, जिससे नारीत्व के गुण प्रकट होते जाते हैं—वक्ष का आकार बढ़ता है, कामेन्द्रियों का विकास होता है, बगलों में और नाभि के नीचे बाल उगने लगते हैं, भीतरी जननांगों में आकार-वृद्धि के साथ क्रियात्मक परिवर्तन आते हैं और कन्या रजस्वला हो जाती है।

इन परिवर्तनों का एक क्रम होता है। शुरुआत लंबाई बढ़ने से होती है। वयःसंधिकाल के एक-दो साल पहले से ही कन्याओं की लंबाई अकस्मात् तेजी से बढ़ने लगती है; यह गति उनके रजस्वला होने तक और तेज हो जाती है और फिर धीरे-धीरे धीमी होती हुई 15-16 वर्ष की उम्र में वह बढ़नी बंद हो जाती है। सिर्फ तीन प्रतिशत भारतीय कन्याओं की लंबाई ही 16 वर्ष के बाद कुछ और बढ़ती है।

सोलह साल की हो जाने के बाद कन्या की लंबाई और क्यों नहीं बढ़ती, इसका भी ठोस कारण होता है। हार्मोनल प्रभाव से हड्डियाँ पूरी तरह परिपक्व हो जाती हैं और उनमें बढ़ने की क्षमता खत्म हो जाती है। बुनियादी तौर पर व्यक्ति की जेनेटिक संरचना ही यह निर्धारित करती है कि कौन कितना लंबा होगा और किस उम्र तक बढ़ेगा। यह गुण उसे अपने माता-पिता से विरासत में मिलता है। माता-पिता और उनके परिवार के लोग लंबे हों, तो अगली पीढ़ी के बच्चे प्रायः लंबे होते हैं, हालाँकि जेनेटिक नियमों के तहत कुछ का कद और लंबा हो जाना और कुछ का छोटा रह जाना भी सामान्य है।

जिस तरह जेनेटिक संरचना पर किसी का वश नहीं चलता, उसी तरह लंबाई भी किसी के हाथ में नहीं होती। खेल के मैदान में क्रॉस बार से लटकंने, रस्सा कूदने, खास तरह से विज्ञापित किए जानेवाले हैल्थ-फूड ग्रहण करने और विटामिनों-टॉनिकों से लंबाई में कोई फर्क नहीं पड़ता। सामान्य स्वस्थ परिवेश में पला-बढ़ा बच्चा, जो सामान्य खुराक पाता रहा है और शरीर से स्वस्थ है, अपनी जेनेटिक संरचना के

हिसाब से लंबा होता ही है। यह सोच कि डॉक्टर, वैद्य या नीमहकीमों से दवा लेकर लंबाई बढ़ाई जा सकती है, बिल्कुल बेबुनियाद और गलत है।

कुछ नीमहकीम विज्ञापन देकर भी लोगों को मूर्ख बनाते हैं, वे कहते हैं कि उनके पास ऐसी अचूक दवा है जिससे 18 वर्ष के बाद भी लंबाई बढ़ सकती है। यह दवा अधिक से अधिक हाथ की सफाई हो सकती है या जूतों में एड़ी बढ़ाने की नेक सलाह !

वयःसंधिकाल का प्रथम लक्षण स्तन-विकास है। यह 8-13 वर्ष की उम्र में आरंभ होता है और पाँच चरणों में पूरा होता है : सबसे पहले स्तनाग्र (निपल) और उसके आसपास के घेरे (एरिओला) में खून का दौरा बढ़ता है, फिर इस घेरे का व्यास बढ़ता है और स्तन-कली दीखने लगती है। अगले चरण में दोनों के आकार में वृद्धि होती है। चौथे चरण में स्तनाग्र तथा उसके आसपास का घेरा अधिक उन्नत होकर स्तन से ऊपर उठ जाता है। इसके बाद अगले यानी अंतिम चरण में स्तन के आकार में वृद्धि होती है जिससे स्तनाग्र तथा उसके आसपास का घेरा अधिक उन्नत होकर स्तन से ऊपर उठ जाता है और सिर्फ स्तनाग्र ही आगे की तरफ उठा रह जाता है।

लगभग हर तरुणी के मन में वक्ष के आकार की बाबत प्रश्न उठते हैं। पर इस बारे में चिंता करने का कोई लाभ नहीं है। समय से दैहिक छवि के अनुरूप स्तनों का बढ़ना स्वभावगत है। कुछ में यह वृद्धि छोटी उम्र में पूरी हो जाती है तो कुछ में यह थोड़ी देर से होती है।

किसी भी तरह की क्रीम, तेल या विटामिनयुक्त घोल लगाने से स्तन का आकार नहीं बढ़ाया जा सकता और न ही यह वृद्धि किसी व्यायाम या व्यायाम-उपकरण द्वारा हासिल की जा सकती है।

दरअसल स्तन मांसपेशी से नहीं बने होते; उनके भीतर खास तरह का ग्रंथीय ऊतक और चर्बी ही पाई जाती है। व्यायाम से इनमें वृद्धि नहीं आ सकती।

खूबसूरत दीखने के लिए यह कतई जरूरी नहीं कि स्तन बहुत उन्नत हों। छोटे आकार के वक्ष दैहिक छवि के सौंदर्य में बाधक नहीं होते, उनके प्रति मन में कुंठा रखना भूल है और उससे बचे रहने में ही

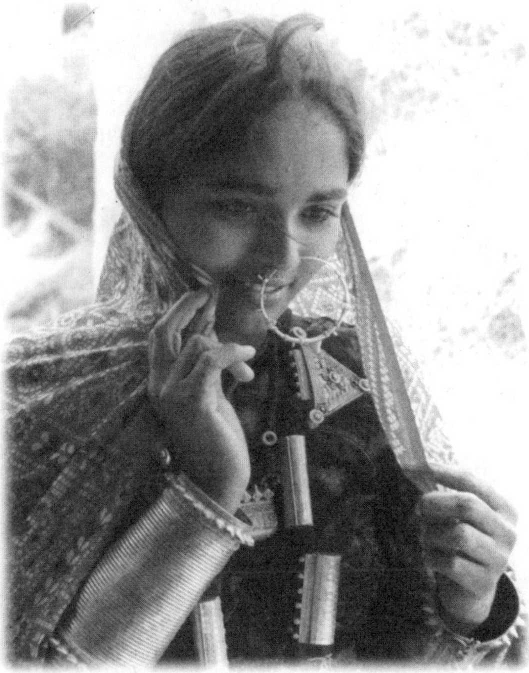

समझदारी है।

वक्ष का उभार मनचाहा बनाने के लिए प्लास्टिक सर्जरी की शरण में जाना बहुत तर्कसंगत नहीं है। किसी भी ऑपरेशन की तरह इसमें भी नाकामयाबी या पेचीदगियों का सामना करना पड़ सकता है। प्रकृति द्वारा दिए गए सुंदर शरीर को ज्यों का त्यों स्वीकार कर लेने में ही समझदारी है। उसमें विधाता की भूल से कोई बहुत बड़ी अपूर्णता छूट जाए या बाद में विकृति आ जाए, तभी सौंदर्यवर्धक सर्जरी कराने का फैसला करना चाहिए।

तरुणावस्था में स्तनों में मासिक-चक्र के साथ दर्द उठना आम बात है; इसके बारे में यहाँ इतना कह देना वाजिब होगा कि स्तनों के आकार के अनुरूप चोली पहनना ही श्रेयस्कर होता है। इससे वक्ष कसे रहते हैं और सहारा मिलने से उनमें खिंचाव पैदा नहीं होता।

स्तनों के विकास की क्रिया शुरू होने के साथ ही बाह्य जननांगों का

विकास भी शुरू हो जाता है। भग, भगोष्ठ और भगनासा के आकार में वृद्धि होती है, बार्थोलिन ग्रंथियाँ काम करना शुरू कर देती हैं, बगलों में और नाभि से नीचे के क्षेत्र में बाल उगने लगते हैं और तरुणी के शरीर से विचित्र गंध आने लगती है। उसकी त्वचा पर खास तरह की चमक और तेज दीखने लगता है, लेकिन कील-मुहाँसों के आने से सुंदरता पर दाग लगता है। धीरे-धीरे उसके अधखिले अंगों से सुकुमार तन खिल उठता है।

वक्ष-विकास शुरू होने के दो वर्ष बाद वह रजस्वला हो जाती है। रज का आना यह संकेत करता है कि उसके भीतरी जननांग भी परिपक्व हो रहे हैं और डिंब-ग्रंथियाँ चक्रवत कार्य करने लगी हैं। लेकिन इसके यह मायने निकालना गलत होगा कि उसका शरीर गर्भावस्था का भार उठाने के लिए तैयार है। इस कच्ची उम्र में तरुणी का यौन-क्रीड़ा में रत होना न सिर्फ नैतिक तौर पर बल्कि विशुद्ध वैज्ञानिक दृष्टि से भी निषिद्ध है।

किशोरियों और तरुणियों में कुछ सालों तक मासिक-चक्र अपनी लय से प्रायः विचलित होता रहता है। कम दिनों के अंतर पर बार-बार स्राव होने से मन शंकाकुल ज़रूर होता रहता है, लेकिन इससे परेशान नहीं होना चाहिए और न ही इस बात से परेशान होना चाहिए कि रजःस्राव या मासिक-धर्म ज्यादा दिनों के अंतर पर क्यों हो रहा है। ऐसे में डॉक्टरों के पास ज्यादा जाने से अनावश्यक ही किशोर देह दवाओं के चक्कर में फँस जाती है और स्वाभाविक महसूस नहीं कर पाती।

रजस्वला होने के दो-तीन साल के अंदर अधिकांश तरुणियों में मासिक-चक्र की लय स्थापित हो जाती है। ऋतुमती होने के दिनों में स्वाभाविक रहना ही उचित है। यह नारी-जीवन का सामान्य और स्वस्थ क्रम है जिसका सहजता से पालन करना स्त्री का धर्म है। इन दिनों में न तो स्त्री अछूत है, और न ही बीमार कि अकेली बिस्तर में लेटी रहे।

वयःसंधिकाल तरुणी की परीक्षा का समय है। इस परिवर्तनशील नाजुक दौर में उसका मन अनेक प्रकार के अंतर्द्वंद्वों से घिरा रहता है। उसके शरीर में मची हलचल उसे उद्वेलित करती है, परेशान करती है और रोमांचित भी करती है। उसका अवचेतन स्वतंत्र होना चाहता है

और दुनिया को दिखाना चाहता है कि अब वह बड़ी हो चली है और अपने अच्छे-बुरे का फैसला खुद कर सकती है, लेकिन परिवार के संस्कार और समाज द्वारा खींची गई मान-मर्यादा की लक्ष्मण-रेखाएँ उसका रास्ता रोके रखती हैं। इससे उसका मन कभी अनिर्णय की स्थिति में पहुँच जाता है, तो कभी विद्रोही हो उठता है। उसे अपने हमउम्र लोगों की मित्रता और संगति से प्रसन्नता होती है और उसका अंतर्मन चाहता है कि लोग उसकी अच्छाइयों के लिए उसका आदर करें। माता-पिता और घर की बड़ी-बूढ़ियों की नसीहतें उसे खलती हैं और वह चाहती है कि वह अपनी मनपसंद राह खोज सके। वह अपने से बड़ी उम्र के कुछ लोगों को भी अपनी प्रेरणा बना लेती है, और उनके पदचिह्नों पर चलना उसे सुकून देता है। चाहे ऐसा करने से वह गुमराह ही क्यों न हो जाए, लेकिन उसे राह बदलना नहीं सुहाता। अतएव माता-पिता के लिए यह नितांत आवश्यक है कि वे उसकी संगत पर नजर रखें।

अधिकांश किशोर और किशोरियाँ भीतर से काफी अव्यविस्थत होते हैं, और उनमें असुरक्षा का भाव बहुत जल्दी सिर उठा लेता है। वे अपनी कमियों को छुपाने के लिए ही अक्सर जरूरत से ज्यादा बहादुरी का नौटंकी-जैसा उलट-पुलट व्यवहार करते और उग्रता दिखाते हैं। यह उनके अंतर्मन का स्वाँग होता है। उनके व्यवहार में सोच, तार्किकता और व्यावहारिकता की सर्वथा कमी होती है। कुछ इस सबसे मुक्ति पाकर अंतर्मुखी हो जाते हैं और बौद्धिक तथा दार्शनिक गतिविधियाँ उनका सोपान बन जाती हैं। लेकिन कइयों में जीवन की समझ देर से विकसित होती है और तब तक उनका व्यवहार मनचला बना रहता है।

घर पर ही भाइयों की तुलना में भेदभावपूर्ण रवैया तरुणी के मन को बींध जाता है, जिससे अनावश्यक ही वह हीन भाव और असुरक्षा की भावना से ग्रसित हो उठती है। नारी-आंदोलन तब तक कोरा नारा है जब तक कि समाज, कुटुंब और घर-परिवार में कन्या के प्रति नजरिया स्वस्थ नहीं होता। उसे परवरिश के दौरान बराबर की सुविधाएँ और स्नेह मिलना ही चाहिए।

किशोर-अवस्था में लड़कियों का लड़कों की तरफ और लड़कों का

लड़कियों के प्रति आकर्षित होना स्वाभाविक है। लेकिन जीवन के इस नाजुक दौर में कोई भी बड़ा कदम उठाने से पहले पूरी स्थिति को ठीक से समझ लेने में ही समझदारी है, भावुकता में लिये गए निर्णय पूरी उम्र के लिए काँटे बन सकते हैं। हालाँकि इस उम्र में रोमांटिसिज्म सिर पर इतना चढ़ा होता है कि जीवन की कडुवी सच्चाइयाँ नजर नहीं आतीं।

किशोर अवस्था में तन और मन उत्साह और असीम ऊर्जा से भरा होता है। इसे सकारात्मक कार्यों में लगाने से मन को जो संतोष मिलता है वह अतुलनीय है। सुखी वयस्क जीवन की इमारत इस बुनियाद पर आसानी से खड़ी की जा सकती है।

मासिक-धर्म और नारी-जीवन

स्त्रियाः पवित्रमतुलं नैता दुष्यन्ति कर्हिचित्।
मासि मासि रजो यासां दुष्कृतान्यपकर्षति॥

(स्त्रियाँ अत्यधिक पवित्र होती हैं। वे दूषित हो ही नहीं सकतीं। रज उनके दोषों को हर माह दूर कर देता है।)

शार्ङ्गधर-पद्धति, 30.84

मासिक-धर्म जीवन की स्वाभाविक दैहिक क्रिया है। यह नारी के प्रजनन-क्षम होने का प्राकृतिक लक्षण है जिससे साफ पता चलता है कि उसकी देह में मातृत्व का बीज बनना शुरू हो गया है। हर माह इसका दर्शन होते रहने से यह आश्वस्ति होती है कि भीतर छुपा प्रजनन-संसार स्वस्थ और सुचारु रूप से कार्य कर रहा है। शायद इसीलिए देश के कुछ राज्यों में कन्या के प्रथम बार ऋतुमती होने पर बाकायदा उत्सव मनाया जाता है ताकि पूरे कुटुंब को यह सूचना मिल जाए कि वह सुस्वस्थ और सुयोग्य है।

यह पूर्णतया स्वस्थ और सामान्य क्रिया है, जिसकी परिशुद्धता की व्याख्या भारत के प्राचीन संस्कृत-ग्रंथों में भी मिलती है। *वृद्धचाणक्य* में संगृहीत महापंडित आचार्य चाणक्य के नीति-वचनों में कहा गया है कि–

भस्मतना शुध्यते कांस्यं ताम्रमम्लेन शुध्यति।
रजसा शुध्यते नारी नदी वेगेन शुध्यति ॥

(काँसा भस्म होने से शुद्ध होता है। ताँबा अम्ल से शुद्ध होता है। नारी रज से शुद्ध होती है और नदी वेगपूर्ण प्रवाह से शुद्ध होती है)

—वृद्ध चाणक्य, 6.3

इससे स्पष्ट है कि भारतीय जन-संस्कृति में यह मूल सिद्धांत सदियों से जीवित है कि मासिक-धर्म एक परिशोधक क्रिया है जिससे नारी की भीतरी देह स्वच्छ बनती है।

चाणक्य (चौथी शती ईसा पूर्व) से शार्ङ्गधर (14 वीं शती ईसवी) के काल तक भारतीय समाज में रज के प्रति यही भाव रहा, लेकिन मध्यकाल में या उसके बाद न जाने कब और क्यूँ यह सोच लुप्त हो गई और उसे अशुद्ध और अपवित्र क्रिया समझा जाने लगा।

आधुनिक चिकित्साशास्त्र ने भी मासिक-धर्म को नारी की स्वभावगत क्रिया तो माना, लेकिन उसने भी इसे विसर्जन की अपरिहार्य दैहिक क्रिया का ही दर्जा दिया। जैसे शरीर हर अनावश्यक तत्त्व का त्याग कर देता है, वैसे ही गर्भाशय संतान-बीज का नीड़ न बन पाने पर हर माह रज का त्याग करता है। फिर भी वैज्ञानिक विचारधारा में इसे कहीं अशुद्ध या अपवित्र नहीं समझा गया।

सन् 1993 में अमेरिकी जीव-विज्ञानी डॉ. मारगी प्रोफेट ने यह मत रखकर पूरी दुनिया का ध्यान आकृष्ट किया कि कुदरत ने रज की क्रिया नारी को स्वस्थ रखने के लिए रची है। डॉ. प्रोफेट के मतानुसार कुदरत सदा से मितव्ययी रही है और उसकी रची हर क्रिया में कोई न कोई खास प्रयोजन जरूर होता है। उनका विचार है कि रजःस्राव की मासिक क्रिया का नारी-जीवन में बहुत बड़ा महत्त्व है—इससे हर माह गर्भाशय पूरी तरह धुलकर साफ हो जाता है और उसमें जीवाणुओं की पैठ नहीं हो पाती। यही मूल लक्ष्य पूरा करने के लिए कुदरत ने इस क्रिया के दो अंग रखे हैं : एक, गर्भाशय द्वारा केंचुली की तरह अपनी अंदरूनी सतही परत का पूर्ण त्याग ताकि जीवाणु उसके भीतर छुपे न रह जाएँ; और दो, रक्त द्वारा गर्भाशय की धुलाई, ताकि रक्त में मौजूद श्वेत कण जीवाणुओं का पूरी तरह सफाया कर सकें।

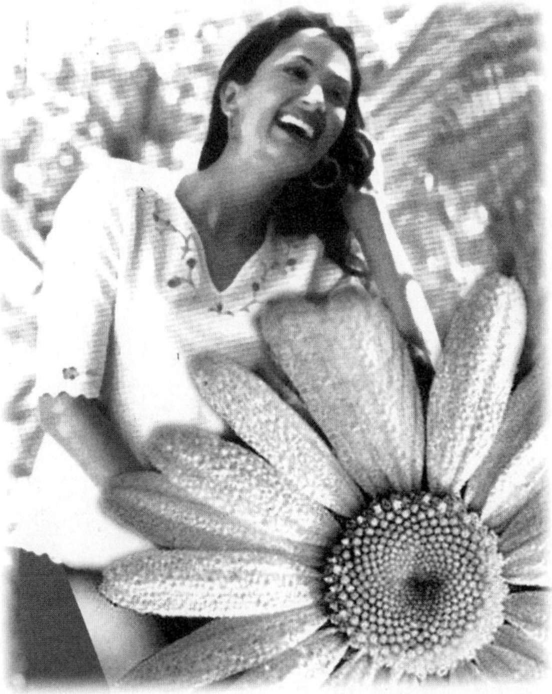

यह मत ऋतु-स्राव की मासिक क्रिया को सचमुच एक नया नजरिया देता है, जो 20वीं सदी के अंत में बेशक आधुनिक मालूम होता है, लेकिन संभवतया प्राचीन भारत के लिए सनातन था।

इस वैज्ञानिक और पुरातन पृष्ठभूमि में यदि वर्तमान भारतीय समाज के रवैये का आकलन किया जाए, तो उसमें सुधार की बहुत बड़ी जरूरत साफ नजर आती है। तरह-तरह के छुआछूत, परहेज और पाबन्दियाँ न सिर्फ निराधार व गलत बल्कि दोषयुक्त भी हैं क्योंकि इनके बीच पली-बढ़ी नारी किशोरावस्था से ही मासिक-धर्म को अशुद्ध और अपवित्र क्रिया मानने को विवश हो जाती है। समाज के रवैये में आमूल बदलाव ही इस दोषयुक्त स्थिति को सुधार सकता है। इसकी आज सख्त जरूरत है ताकि शहर में आकर एकल परिवार में बसी नारी अपराध-बोध से मुक्त रहकर स्वस्थ और उन्मुक्त जीवन जी सके।

समाज में मासिक-धर्म के प्रति कई अंधविश्वास प्रचलित हैं, जिनके

मुताबिक स्त्री इन दिनों में न तो रसोई में जाने के काबिल है, न ही वह किसी धार्मिक अनुष्ठान में हिस्सा ले सकती है। उसके लिए ऋतुमती रहने तक स्नान करना, शारीरिक कामकाज करना, खेलना और व्यायाम करना मना है। अगर वह भूले से भी इस दौरान अचार या डिब्बाबंद चीजों को हाथ लगा देती है, तो उसे यह डर सताता रहता है कि चीज खराब हो जाएगी। खुदा-न-खास्ता कहीं सास को पता चल जाए तो उसकी खैर नहीं !

ये सभी विश्वास मिथ्या और सर्वथा निराधार हैं। आधुनिक भारतीय नारी इनसे मुक्त होकर ही आनेवाली पीढ़ियों के लिए स्वस्थ परिवेश तैयार कर सकती है। माताओं के लिए जरूरी है कि वे कन्याओं में मासिक-धर्म के प्रति किसी भी तरह का डर न बिठाएँ और सहज रहकर आम दिनों की ही तरह उसका पालन करने की मिसाल सामने रखें। नारी-चेतना के आंदोलन में जुटे समाज-सुधारकों के लिए भी लाजिमी है कि वे ज्ञान की मशाल से हर घर को रौशन करें, तभी समान अधिकारों की आवाज बुलंद हो सकेगी।

समाज के नजरिए में यह सुधार नारी जीवन के लिए अत्यंत सुखद और स्वास्थ्यकारी सिद्ध होगा। लेकिन प्रत्येक स्त्री को किशोरावस्था से ही यह सीख भी लेनी होगी कि रजःस्राव के दिनों में व्यक्तिगत स्वच्छता के लिए हर रोज स्नान और रजःस्राव को सोखने के लिए समय से सेनेटरी नेपकिन या इंटरनल टेम्पॉन बदलते रहना बहुत जरूरी है।

यदि इंटरनल टेम्पॉन अधिक सुविधाजनक मालूम हो तो उसके इस्तेमाल में दो सावधानियाँ जरूर बरतें : एक, कभी भी लंबे समय तक उसे भीतर छूटा न रहने दें; और दो, सादा इंटरनल टेम्पॉन ही प्रयोग में लाएँ, डयोडरेंटयुक्त इंटरनल टेम्पॉन कइयों को माफिक नहीं आता।

चाहे कोई कुछ भी कहे, इन दिनों में और दिनों की तरह हर वह काम करें जिसे करने का मन हो : नाचे-गाएँ, धूम मचाएँ, घूमने जाएँ और मन हो तो खूब खेलें। खान-पान में भी किसी परहेज की जरूरत नहीं, सिर्फ नमक पर थोड़ी कटौती बरतें–खूब हरी-भरी सब्जियाँ खाएँ, दूध और सुपाच्य आहार लें ताकि शरीर में लौह तत्त्व और विटामिन की पूर्ति होती रहे। यदि देह में खून की कमी हो जाए, तो डॉक्टर की

सलाह से कुछ दिन के लिए आयरन, फोलिक एसिड और विटामिन बी-12 युक्त गोलियाँ अथवा कैप्स्यूल ले लें।

हर दिन की तरह इन दिनों में पूरी नींद लें, और व्यायाम भी करें। यदि कब्ज की शिकायत हो, तो परेशान न हों, इन दिनों में ऐसा हो सकता है। उससे छुटकारा पाने के लिए खूब पानी पीएँ और सलाद व फल खाएँ। ईसबगोल लेने से भी फायदा होता है।

सहज रहकर जीना सचमुच एक कला है। स्वस्थ अंतर्मन ही स्वस्थ शरीर का आधार है। कोई यह कला सीख ले तो जीवन सुगम हो जाता है।

रज से निवृत्ति

जिंदगी की नौका समय की चंचल नदी पर सदा गतिमय रहती है। परिवर्तन से गुजरते रहना उसकी फितरत है। बचपन, तारुण्य, यौवन, मध्यम वय और बुढ़ापा उसके हिस्से हैं, जिनसे गुजरकर ही जिंदगी का सफर पूरा होता है। रजोनिवृत्ति इसी वय-परिवर्तन का एक अंग है जिससे हर स्त्री गुजरती है। इसके साथ ही उसका शरीर मासिक-चक्र के बंधन से मुक्त हो जाता है, वयःसंधिकाल पर सक्रिय हुई डिंबग्रंथियाँ अपने धर्म का पालन कर अवकाश ले लेती हैं और स्त्री प्रजनन के दायित्व से भी स्वतंत्र हो जाती है। अब उसे हर माह मासिक-स्राव से नहीं गुजरना होता।

ज्यादातर स्त्रियों में यह परिवर्तन सहज रूप से पूरा हो जाता है; कुछ में वह अचानक होता है, लेकिन अधिकांश में डिंबग्रंथियाँ धीरे-धीरे काम करना बंद करती हैं और परिवर्तन की पूरी क्रिया दो से तीन साल में पूरी होती है।

सामान्यतः रजोनिवृत्ति 40 के बाद किसी भी उम्र में हो सकती है, लेकिन अधिकतर स्त्रियाँ 45 से 50 के बीच में रज से मुक्ति पाती हैं। इसकी औसत उम्र 47 वर्ष है, पर कुछ स्त्रियाँ 55 की उम्र में भी मासिक-चक्र से मुक्त नहीं होतीं। दरअसल रजोनिवृत्ति की उम्र कई चीजों पर टिकी है, जिनमें विरासत, स्वास्थ्य और जलवायु प्रमुख हैं। रजोनिवृत्ति के समय माँ तथा बहन की क्या उम्र थी, खुद का स्वास्थ्य कैसा है और कोई किस प्रकार की जलवायु में रहता है, इन तथ्यों का रजोनिवृत्ति से सीधा जुड़ाव है। हृष्ट-पुष्ट स्त्रियाँ जो गर्म जलवायु में

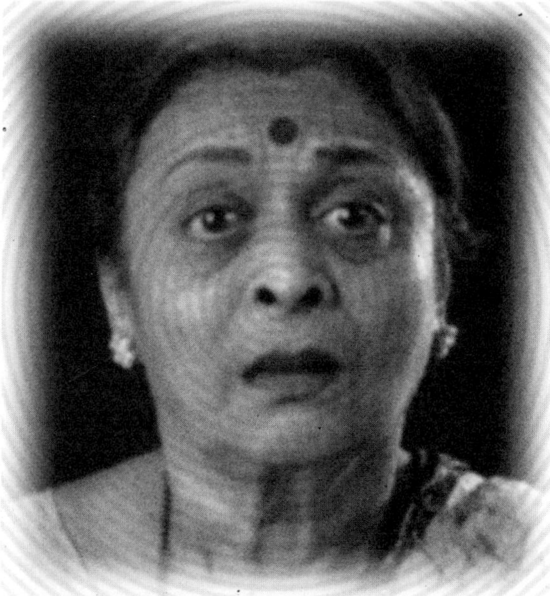

रहती हैं तथा जिनके परिवार में देर से रजोनिवृत्ति होना सामान्य है, आम तौर पर स्वयं भी 50 के बाद रजोनिवृत्त होती हैं।

रजोनिवृत्ति के समय नारी का शरीर कई महत्त्वपूर्ण परिवर्तनों से गुजरता है। सर्वप्रथम डिंबग्रंथियों में डिंब पकने और छूटने की क्रिया रुक जाती है तथा प्रोजेस्टेरोन बनना बंद हो जाता है। इससे मासिक-स्राव की क्रिया धीमी हो जाती है और उसकी तारीख भी आगे-पीछे होती रहती है। फिर कुछ समय बाद डिंबग्रंथियों में ईस्ट्रोजेन बनना भी बंद हो जाता है, जिससे मासिक-स्राव बिल्कुल बंद हो जाता है। यही मेनोपॉज है। इसके बाद भी अगले दो से पाँच वर्ष तक शरीर कई तरह के फेर-बदल से गुजरता है।

डिंबग्रंथियों के अवकाश ले लेने से शरीर में ईस्ट्रोजेन और प्रोजेस्टेरोन का कुल निर्माण बहुत थोड़ा रह जाता है, जिसका पूरे शरीर पर असर पड़ता है। ईस्ट्रोजेन के अभाव में पूरी प्रजनन-प्रणाली के अंग सिकुड़कर छोटे हो जाते हैं। गर्भाशय और गर्भाशयग्रीवा के सिमटने का खुद को पता नहीं चलता, लेकिन योनि के सिमटने से शारीरिक संसर्ग

में कठिनाई उपस्थित हो सकती है। आकार छोटा होने के साथ योनि की स्निग्धता भी कम हो जाती है और वह पहले की अपेक्षा शुष्क हो जाती है। उसकी सतही मोटाई भी घट जाती है। इन तब्दीलियों के कारण योनि-संक्रमण का जोखिम पहले से बढ़ जाता है।

हार्मोनल परिवर्तन का शारीरिक विन्यास पर भी स्पष्ट प्रभाव पड़ता है। स्तनों, नितंबों और पेट पर चर्बी आ जाती है। स्तनों में ग्रंथीय ऊतक पहले की बनिस्बत कम हो जाता है, लेकिन चर्बी बढ़ने से आकार बहुत छोटा नहीं होता। स्थूलकाय होने पर उनकी सुडौलता पहले से कुछ कम हो जाती है और उनमें ढलकाव आ जाता है। त्वचा में भी बदलाव आ जाता है। ठोढ़ी और होंठों के आसपास बाल दिखने लग सकते हैं और त्वचा का लावण्य कुछ घट जाता है।

रक्तसंचार-प्रणाली में भी कुछ परिवर्तन आ सकते हैं : रक्तचाप बढ़ सकता है, दिल की धड़कन तेज हो सकती है और धड़कन में अनियमितता भी आ सकती है। हड्डियों में भुरभुरापन (ओस्टीओपोरोसिस) आ जाता है, जिससे उनकी ताकत पहले से कम हो जाती है। लेकिन समुचित आहार, विटामिन डी और कैल्शियम लेते रहने, सैर और शारीरिक व्यायाम करते रहने तथा स्वास्थ्य के प्रति सजग रहने से हड्डियों की ताकत बचाई जा सकती है, जबकि असावधानी बरतने से हमेशा के लिए खतरा पैदा हो जाता है। जरा-सी चोट से हड्डी टूट सकती है। कूल्हे की हड्डी, रीढ़ और कलाई की चोट में यह खतरा अधिक होता है।

रजोनिवृत्ति की प्रथम अभिव्यक्ति मासिक-धर्म में परिवर्तन आना है। प्रायः या तो मासिक-धर्म में स्राव की मात्रा कम होती जाती है या महीना समय से न होकर देर से होने लगता है। यह क्रम कुछ महीनों तक इसी प्रकार बना रहता है जिसके बाद धीरे-धीरे मासिक-धर्म आना बंद हो जाता है। अगर छह महीने तक महीना न हो, तो इसका संकेत है कि रज से निवृत्ति हो गई। इसके बाद यदि योनि से रक्त-स्राव हो, तो उसे सामान्य मानना उचित नहीं है और उसके लिए स्त्री-विशेषज्ञ को दिखाना निहायत जरूरी है।

कुछ स्त्रियों को एकदम अचानक भी मासिक-धर्म से निवृत्ति मिल

जाती है। इससे उन्हें घबराना नहीं चाहिए, हालाँकि यह शंका उठना स्वाभाविक है कि कहीं गर्भ तो नहीं ठहर गया। यह वहम इसलिए भी जोर मारता है कि पेट पर चर्बी बढ़ने से पेट बढ़ता हुआ मालूम होता है। ऐसे में मन की आश्वस्ति के लिए डॉक्टर से बेझिझक परामर्श लेना ही मुनासिब होता है। आवश्यक होने पर वह अल्ट्रासांउड करके सही स्थिति का पता लगा सकता है।

रजोनिवृत्ति काल में समय-समय पर अचानक चेहरे और गर्दन पर गरमाहट की लहर उठना सामान्य है। यह अनुभूति प्रायः दो मिनट तक रहती है, जिसके बाद शरीर अक्सर पसीने से तर-ब-तर हो जाता है। इस पर किसी का वश नहीं चलता और न ही मौसम का इस पर असर

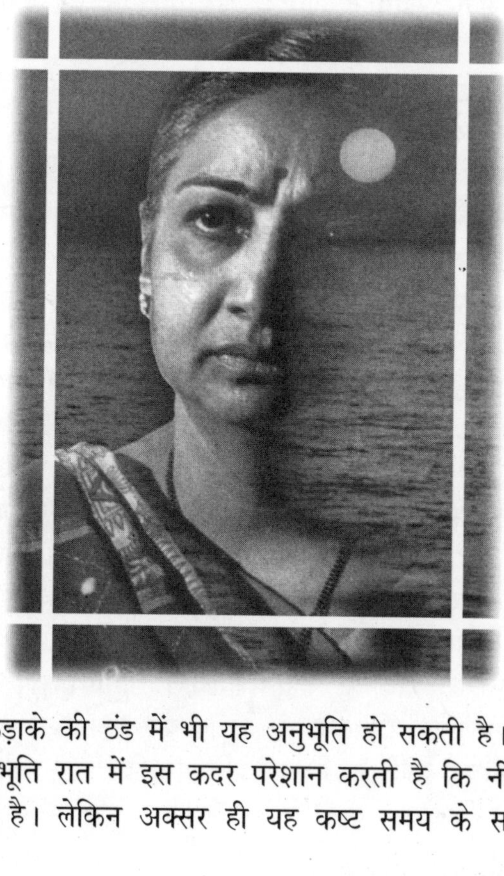

पड़ता है। कड़ाके की ठंड में भी यह अनुभूति हो सकती है। कुछ स्त्रियों को यह अनुभूति रात में इस कदर परेशान करती है कि नींद में खलल पड़ने लगता है। लेकिन अक्सर ही यह कष्ट समय के साथ खुद दूर

हो जाता है; लेकिन यदि यह बना रहे तो डॉक्टरी राय से दवा ली जा सकती है।

कई स्त्रियों को हाथों-पैरों में सूइयाँ-सी चुभती हुई मालूम होती हैं, कानों में घूँ-घूँ की आवाज सुनाई देती है और कुछ स्त्रियाँ मानसिक परेशानियों से घिर जाती हैं। छोटी से छोटी बात पर बेचैनी और असुरक्षा के भाव सघन हो जाते हैं, लगने लगता है कि घर में किसी को भी उसकी जरूरत नहीं और न ही किसी को उसका ध्यान है। इससे कुछ का मन डिप्रेशन में चला जाता है।

कुछ स्त्रियों का मन बिल्कुल असंयत हो जाता है और उन्हें जरा-जरा-सी बात पर गुस्सा आने लगता है, हर समय उन पर चिड़चिड़ापन सवार रहता है और वे कई बार राई का पहाड़ बना देती हैं, जिससे घर की शान्ति भंग हो जाती है।

इन मानसिक परेशानियों से मुक्त होने के लिए समझ से काम लेना होता है। इस वयःकाल में पहुँचने तक बच्चे प्रायः बड़े हो जाते हैं और अपने ढंग से जिंदगी जीना चाहते हैं। इसका यह अर्थ बिल्कुल नहीं होता कि उन्हें माँ की चिंता नहीं। भाग-दौड़ के इस जीवन में उनके पास समय की कमी होना स्वाभाविक है। इससे मन को बेवजह छोटा नहीं करना चाहिए और संबंधों में दरारें नहीं पैदा करनी चाहिए। समय के सदुपयोग के लिए घर-बाहर किसी रचनात्मक कार्य में हाथ बँटाने से मन स्वस्थ रहता है तथा सुख-संतोष प्राप्त होता है। ध्यान, धर्म और सामाजिक कार्य जीवन को आनंद-विभोर कर सकते हैं।

परिवर्तन जीवन का नियम है। उससे बचने की कोशिश नासमझी है। शरीर में उम्र के साथ आ रही तब्दीलियों को सहजता के साथ स्वीकार करने में ही सुख है। लेकिन इसका यह अर्थ बिल्कुल नहीं है कि शरीर की देखभाल में ढील छोड़ी जाए या शारीरिक परेशानियों को नजरअंदाज किया जाए।

रजोनिवृत्ति के बाद भी जीवन बिल्कुल सामान्य रूप से जिया जा सकता है। हार्मोनल परिवर्तनों के कारण कई स्त्रियों में कामेच्छा पहले की तुलना में बढ़ जाती है, जिसके प्रति मन में किसी प्रकार का पूर्वग्रह रखना ठीक नहीं होता। यौन-अंगों में परिवर्तन होने के बावजूद सहवास

का सुख पूर्ववत् प्राप्त किया जा सकता है। यदि योनि में स्निग्धता की कमी के कारण कठिनाई मालूम हो, तो डॉक्टरी सलाह से हार्मोनल क्रीम या गोलियाँ लेकर समस्या बहुत आसानी से हल हो सकती है। हार्मोनल क्रीम के स्थानीय प्रयोग से योनि की संरचना बहुत कुछ पहले जैसी हो जाती है और स्त्री उन संभावित दुष्प्रभावों से भी बची रहती है जो लंबे समय तक हार्मोनल (ईस्ट्रोजेनयुक्त) गोलियाँ लेने से हो सकते हैं।

अमेरिका में हुए अध्ययनों में पाया गया है कि वहाँ रजोनिवृत्ति के बाद अधिकांश स्त्रियाँ स्वस्थ यौन-जीवन का सुख पाती रहती हैं। कुछ को तो यह महसूस होता है कि उनका यौन-जीवन पहले की तुलना में अधिक आनंददायक हो गया है, क्योंकि अब न तो गर्भ ठहरने का डर रहता है और न कोई और फिक्र। सत्तर की उम्र में भी इसीलिए 65 से 70 प्रतिशत अमेरिकी स्त्रियाँ अपनी यौन सक्रियता बनाए रखती हैं।

भारत में स्थितियाँ इस समय शायद इससे बहुत फर्क होंगी, लेकिन शहरों में पारिवारिक ढाँचे में बदलाव आने के साथ मानसिक स्वतंत्रता आना स्वाभाविक है। दांपत्य में यौन-सुख पति-पत्नी के संबंधों को किस प्रकार दृढ़ बनाता है, यह किसी से छिपा नहीं है।

लेकिन रजोनिवृत्ति के प्रारंभिक काल में यह सावधानी जरूरी है कि दंपति सहवास-मिलन के समय उपयुक्त गर्भ-निरोधक साधन अवश्य अपनाए। जब तक रज बंद हुए पूरा एक साल न बीत जाए, तब तक यह सुरक्षा बहुत जरूरी है।

रजोनिवृत्ति नारी-जीवन की सहज और स्वाभाविक अवस्था है। उसे जीवन का सामान्य अंग मानकर चलने से शरीर और मन परिवर्तन की इस वेला से बहुत जल्द सामंजस्य स्थापित कर लेते हैं। फिर भी यदि कोई मुश्किल महसूस हो, तो डॉक्टर से राय लेने में नहीं हिचकिचाना चाहिए। थोड़े समय तक उसकी सलाह के अनुसार हार्मोनल दवा लेने से शरीर आसानी से बदली हुई परिस्थितियों के अनुरूप ढल जाता है।

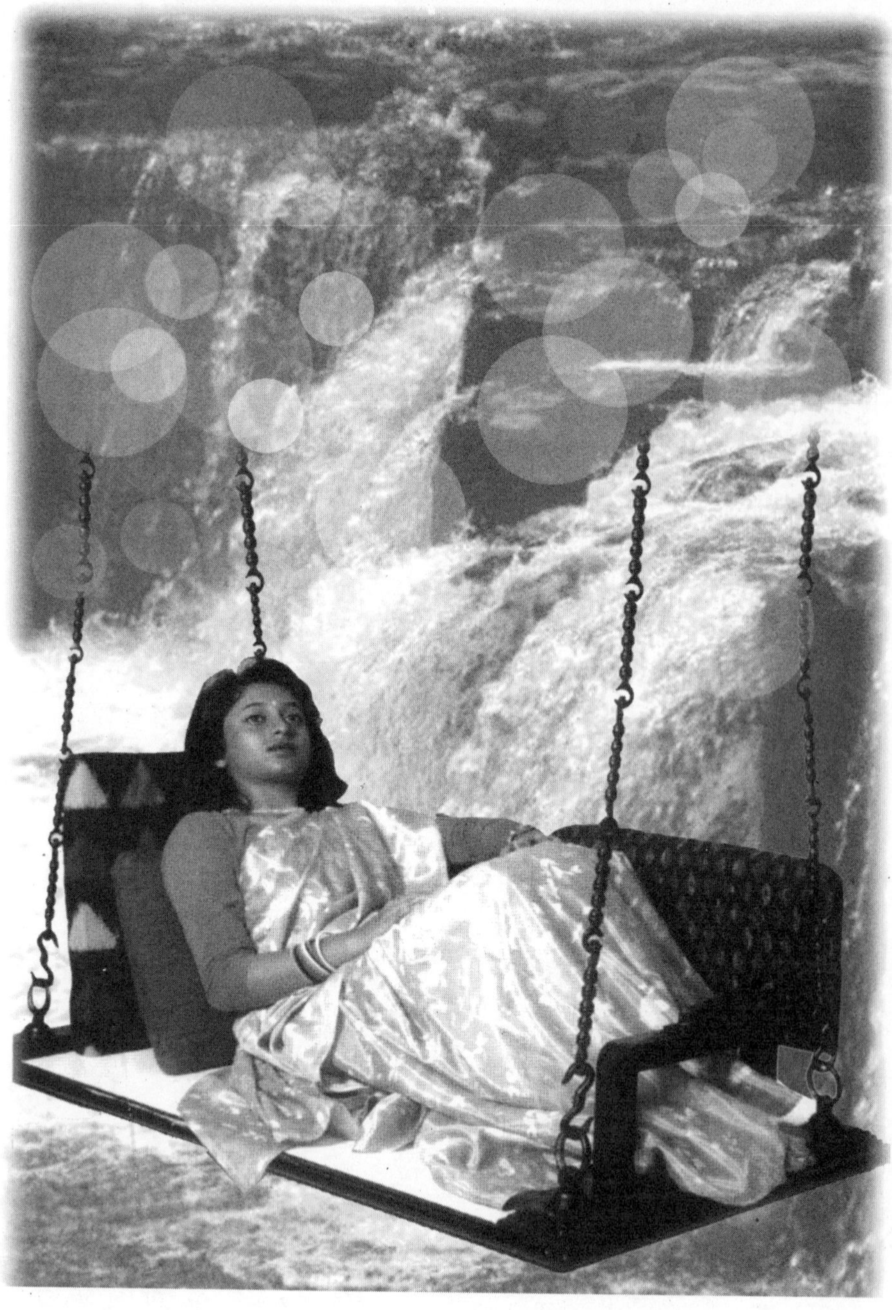

2

मासिक-धर्म के विकार

पीड़ाकारी मासिक-धर्म

सहज-स्वाभाविक और शुद्धीकरण की क्रिया होकर भी मासिक-धर्म नारी की सहनशीलता का इम्तिहान है। उससे जुड़ी असुविधाओं को सहज भाव से निभाने से जीवन सुखकर होता है, लेकिन सामाजिक प्रगति के साथ जैसे-जैसे जीवन में जटिलताएँ बढ़ी हैं और स्त्री-पुरुष के बीच दायित्व-विभाजन के पुराने साँचे टूटे हैं, वैसे-वैसे मासिक-स्राव की सामान्य क्रिया अप्रिय और अस्वास्थ्यकर होती गई है। जीवन-शैली में जो बड़ा परिवर्तन आया है और विवाह तथा मातृत्व की उम्र में जो वृद्धि हुई है, उसके कारण मासिक-धर्म के कष्टकर होने के मामले तेजी से बढ़े हैं। कामकाजी युवतियों के लिए इसकी महत्ता असीम है क्योंकि उनके कर्त्तव्य-पालन में यह बाधक बन सकता है। रोग-विज्ञानियों के मुताबिक उन्नत समाजों और अभिजात वर्ग की स्त्रियों में पीड़ादायक मासिक-स्राव के मामले इसीलिए अधिक आम हैं।

घर पर माँ, बड़ी बहन, चाची, ताई, मौसी, बुआ इत्यादि का व्यवहार और स्कूल-कालेज में सहपाठिनों का मासिकचर्या के प्रति दृष्टिकोण भी इस दृष्टि से अत्यंत महत्त्वपूर्ण है। यदि बचपन से ही मन में मासिक-धर्म के प्रति डर बैठ जाए कि यह एक तकलीफदेह क्रिया है, तो बड़े होने पर डर के सच होने की संभावना बढ़ जाती है।

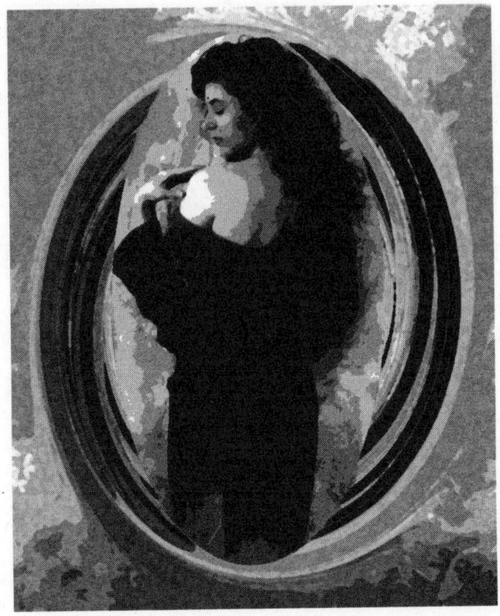

प्रायः प्रत्येक स्त्री अपने वयस्क जीवन के किसी न किसी दौर में मासिक-धर्म के समय कष्ट महसूस करती है। यह कष्ट तीन किस्म का हो सकता है—स्पेज्मोडिक डिस्मेनोरिया, कनजेस्टिव डिस्मेनोरिया और मेम्बरेनस डिस्मेनोरिया।

इनमें सबसे आम स्पेज्मोडिक डिस्मेनोरिया है, जो प्रायः 15-16 की उम्र में शुरू होता है, 22-25 की उम्र से कम होने लगता है और तीस के आसपास बिल्कुल शांत हो जाता है। इस विकार में मासिक-धर्म शुरू होने के कुछ घंटे पहले से या उसी रोज पेट, पेट के निचले हिस्से, पीठ और जाँघों के भीतरी हिस्सों में जोरों का दर्द उठता है। यह दर्द या तो लगातार बना रहता है या रुक-रुककर उठता है जैसा कि मरोड़ पैदा होने पर होता है। पहले आधे-एक घंटे के लिए इसकी तीव्रता इतनी अधिक भी हो सकती है कि बेहोशी छा जाए, हालत तेजी से बिगड़ती हुई मालूम हो, जी मितलाने लगे और उल्टियाँ होने लगें। सिर में तेज दर्द भी हो सकता है। पेट में खलबली भी मच सकती है। लेकिन ये लक्षण प्रायः 12-24 घंटे के अंदर खुद-ब-खुद छँट जाते हैं।

पचास प्रतिशत से अधिक युवतियाँ स्पेज्मोडिक डिस्मेनोरिया का कष्ट सहती हैं। यह विकार कन्या के ऋतुमती होने के प्रायः दो-तीन या चार साल बाद प्रकट होता है। अगर यह कष्ट हो, तो अधिक परेशान नहीं होना चाहिए। इसके होने का एक अर्थ यह भी है कि शरीर के भीतर बसी प्रजनन-प्रणाली में डिंब के पकने और छूटने की सामान्य क्रिया सुस्वस्थ रूप से हो रही है तथा कन्या गर्भधारण की क्षमता रखती है।

अधिकांश मामलों में विवाह और विवाह के बाद संतान, स्त्री को स्पेज्मोडिक डिस्मेनोरिया से स्वतंत्र कर देते हैं। पर अविवाहित युवतियों में विकार प्रायः देर तक भी बना रह सकता है।

स्पेज्मोडिक डिस्मेनोरिया होने पर रजोस्राव की कुल मात्रा प्रायः औसत से कुछ कम होती है और जमे हुए खून के कतरे भी स्राव में आ सकते हैं जबकि रज के रूप में आनेवाले खून का यह गुण होता है कि वह सामान्यतया जमता नहीं है।

स्पेज्मोडिक डिस्मेनोरिया से निजात पाना मुश्किल नहीं है। रजोधर्म के प्रति स्वस्थ और संतुलित दृष्टिकोण अपनाना पहली शर्त है। पौष्टिक आहार, नियम से व्यायाम, स्वस्थ विचार और जीवन में सुख-संतोष इस कष्ट से छुटकारा पाने के सार्थक उपाय हैं। इन मूल जीवन-नियमों के जरिए कब्ज और रक्ताल्पता (अनीमिया) से भी मुक्ति पाई जा सकती है। रजोधर्म के दिनों में रोजाना गरम पानी से स्नान करना भी लाभप्रद है; यह पीड़ा से राहत दिलाता है।

दर्द से राहत पाने के लिए कोई भी साधारण दर्द-निवारक जैसे कि पेरासिटामोल, एस्प्रिन, इंडोमेथासिन, नेप्रोक्सेन अथवा डाइक्लोफेनेक सोडियम ली जा सकती है, लेकिन ये दवाएँ अंधाधुंध नहीं लेनी चाहिए क्योंकि इनके गलत इस्तेमाल से शरीर पर बुरा असर पड़ सकता है। ऐंठन-भरे दर्द से छुटकारा पाने के लिए बरालगन या बसकोपेन की गोलियाँ अधिक फायदा करती हैं।

यदि हर बार मासिक-धर्म के साथ असहनीय पीड़ा हो तो डॉक्टर से सलाह लेना उचित होता है। जरूरी होने पर कुछ महीनों के लिए हार्मोनल उपचार भी दिया जा सकता है, जिसमें ईस्ट्रोजेन और

प्रोजेस्टेरोन उपचार का आधार होते हैं; सिर्फ बहुत गंभीर और असाध्य साबित होने वाले मामलों में शल्योपचार की बाबत सोचा जाता है।

मासिक कष्ट का दूसरा आमफहम रूप कंजेस्टिव डिस्मेनोरिया है, जो प्रायः 25-30 से बाद की उम्र में होता है। इसमें मासिक-स्राव के तीन रोज पहले से पेट के निचले हिस्से और कमर में दर्द होने लगता है। यह दर्द मासिक-स्राव शुरू होने तक तकलीफ देता है। कब्ज और पेट में वायु की शिकायत भी बनी रहती है और अधिक शारीरिक श्रम या दौड़-धूप से दर्द प्रायः बढ़ जाता है।

कंजेस्टिव डिस्मेनोरिया प्रायः अपने से नहीं उपजता, उसका होना किसी भीतरी विकार का लक्षण है। पेट के नीचे श्रोणिक्षेत्र की सूजन और एंडोमेट्रियोसिस इस कष्ट के दो प्रमुख कारण हैं, लेकिन गर्भाशय की रसौली, पलटे हुए गर्भाशय और डिंब-ग्रंथियों की सिस्ट से भी यह मासिक कष्ट पैदा हो सकता है। इसीलिए अधिकतर मामलों में मूल विकार के हिसाब से दूसरी परेशानियाँ भी पाई जाती हैं : रजोस्राव की मात्रा औसत से अधिक हो सकती है, यौन-सहवास कष्टप्रद हो सकता है और गर्भधारण न हो पाने की पीड़ा मन में हो सकती है। इन परेशानियों से राहत पाने के लिए डॉक्टर से सलाह लें। भीतरी जाँच से मूल विकार का पता लग जाता है और उसके मुताबिक इलाज लेने से ही कष्ट जड़ से कट पाता है। साथ ही, ऊपर बताए गए जीवन-नियम अपनाना उपयोगी सिद्ध होता है। कुछ स्त्रियाँ आराम पाने के

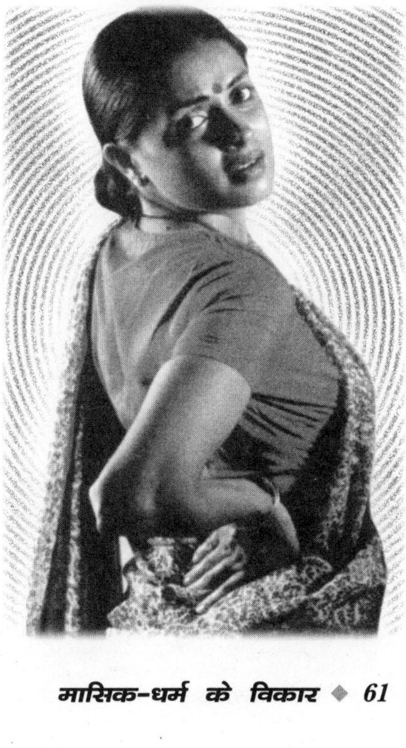

लिए अपनी मरजी से पेट साफ करनेवाली तेज दवाएँ ले लेती हैं जो ठीक नहीं है।

मेम्बरेनस डिस्मेनोरिया मासिक कष्ट की तीसरी किस्म है। यह कम ही मामलों में पाया जाता है और प्रायः पारिवारिक विकार के रूप में होता है। मासिक-स्राव के समय बहुत जोरों का दर्द होता है और गर्भाशय की आंतरिक सतही परत केंचुली की तरह झिल्लीनुमा टुकड़ों में रज के साथ बाहर आती है। कभी-कभी पूरी की पूरी परत एक साथ भी निष्कासित होती है, जिससे पीड़ा बढ़ जाती है। कुछ स्त्रियों में साधारणतया भी रज के साथ छोटे-छोटे ऊतकीय टुकड़े जाते हैं, जिनके प्रति कतई चिंतित नहीं होना चाहिए।

मेम्बरेनस डिस्मेनोरिया होने पर इलाज के लिए स्त्रीरोग विशेषज्ञ से सलाह लेनी चाहिए। हार्मोनल औषधियाँ इस विकार से राहत दिलाती हैं लेकिन कुछ मामलों में गर्भाशयग्रीवा का मुँह चौड़ा करके भीतरी सफाई (डायलेटेशन एंड क्यूरेटाज : डी.एंड.सी.) करना अधिक फायदेमंद साबित होता है। बिल्कुल असाध्य मामलों में गर्भाशय को निकालने का निर्णय भी लिया जा सकता है।

मासिक-धर्म की असामान्यताएँ

हमारे शरीर में चल रही अद्‌भुत जैविक घड़ी का ही यह चमत्कार है कि प्रत्येक यौवना हर महीने समय से अपना मासिक-चक्र पूरा करके रजोदर्शन करती है। यौवनारंभ के दो-चार वर्षों के भीतर ही उसमें एक धुरी बन जाती है, जिस पर मासिक-चक्र की सुइयाँ घूमती हैं। साधारणतया गर्भावस्था और स्तन्यपान के दिनों को छोड़कर, वह इसी लय में बँधी रहती है और अपने जीवन के अगले 35-40 वर्ष गुजार देती है। उसे सदा इस बात का आभास रहता है कि उसका चक्र कब पूरा होनेवाला है और वह इसी के मुताबिक अपने को मासिक-धर्म की क्रिया के लिए तैयार रखती है। इस लय में, या रज के व्यवहार में, जरा परिवर्तन आते ही उसे बेचैनी होने लगती है और यह लगने लगता है कि कहीं कुछ गड़बड़ है।

यह मासिक-चक्र औसतन 28 दिन का होता है, जिसके शुरू के दो से पाँच दिन तक वह रजस्वला रहती है। लेकिन यह बात खास तौर पर गौर करने लायक है कि इस चक्र की धुरी हर स्त्री में एक जैसी नहीं होती। अतएव किसी-किसी में चक्र 21 दिन पर और किसी-किसी में 35 दिन पर पूरा होता है। यानी कि मासिक-चक्र की सामान्य अवधि 21 से 35 दिन के बीच कोई भी हो सकती है। एक बात और–उसमें

दो-चार दिन की घटत या बढ़त बिल्कुल सामान्य है। इसी प्रकार रज की अवधि भी हर स्त्री में भिन्न होती है। किसी में रज दो दिनों में ही पूरा हो जाता है तो किसी में सामान्यतया उसका प्रवाह सात दिनों तक रहता है।

खास समझने की बात यह है कि मासिक-धर्म के व्यवहार में या रज की मात्रा में अपने हिसाब से किसी प्रकार की अनियमितता दिखे तो उसके बारे में डॉक्टर से राय लेना श्रेयस्कर होता है; वही पूरी स्थिति को समझकर उपयुक्त सलाह दे सकता है। लेकिन अधिकतर स्त्रियाँ इस विवेकशील राह पर चलने की बजाय बड़ी-बूढ़ियों से या हमउम्र स्त्रियों की सलाह लेना और घरेलू नुस्खे तथा पत्र-पत्रिकाओं में विज्ञापित देसी दवाएँ आजमाना पसंद करती हैं। उनके लिए यह समझना ज़रूरी है कि मासिक-चक्र की असामान्यताएँ लक्षण मात्र हैं, अपने में रोग नहीं; और सार्थक उपचार के लिए रोग को काटना जरूरी होता है। इसीलिए लक्षण को सूत्र मानकर रोग तक पहुँचना और रोग के मुताबिक इलाज करना ही चिकित्सक की सफलता है, जिससे मरीज स्थायी तौर पर स्वस्थ हो पाता है।

अधिक स्राव

मासिक-धर्म की असामान्यताएँ कई किस्म की हो सकती हैं। इनमें असामान्य रूप से अधिक रज या स्राव, या कहें भारी पीरियड्स, होना सबसे आम शिकायत है। इसमें मासिक-धर्म समय से होता है, लेकिन स्राव की मात्रा और अवधि बढ़ जाती है। यही मेनोरेजिया है, जो अनेक कारणों से हो सकता है। कई प्रजननांगीय विकार, जैसे गर्भाशय की रसौली (फायब्रॉयड), पेडू की सूजन, डिंबग्रंथि की रसौली और एंडोमेट्रियोसिस इसके प्रमुख कारणों में से हैं, जिनका पता पूरी डॉक्टरी छानबीन करने से ही लग सकता है। अतएव मेनोरेजिया का लक्षण होने पर उसे देर तक नजरअंदाज करना ठीक नहीं है।

गर्भ-अवरोधक के रूप में कॉपर-टी सरल और विश्वसनीय युक्ति है, लेकिन कुछ स्त्रियों को वह माफिक नहीं आती और भारी रजोस्राव पैदा

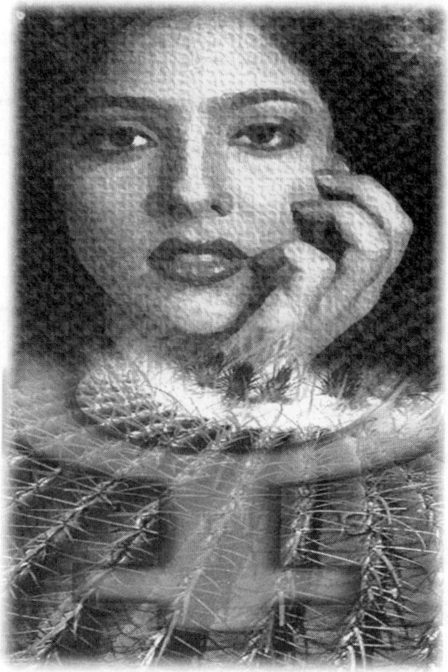

कर देती है। इसे लगाए जाने के शुरू के महीनों में यह लक्षण इतना आम है कि इससे बहुत परेशान होना ठीक नहीं, पर समस्या बहुत हो या बनी रहे तो उसे निकलवाना भी पड़ सकता है।

कई प्रकार के शारीरिक विकार जैसे—रक्त-प्रणाली के रोग मसलन गंभीर रक्ताल्पता (अनीमिया), रक्त-कैंसर (ल्यूकीमिया), किसी रक्त-जमाव तत्त्व की कमी; हार्मोनल प्रणाली के रोग मसलन थायरॉयड ग्रंथि का सामान्य से अधिक या कम हार्मोन बनाना; या डॉक्टर द्वारा किसी विकार के लिए ईस्ट्रोजेन देना रजोस्राव की मात्रा और अवधि बढ़ा सकते हैं। इनकी तह तक पहुँच पाना कठिन होता है और इसके लिए पूरी डॉक्टरी जाँच-पड़ताल कराना बहुत जरूरी होता है।

गंभीर मनोविकार, भावनात्मक असंतुलन, दुश्चिंता तथा दांपत्य संबंधों में ठंडापन भी कुछ स्त्रियों में मनोविकार पैदा कर देते हैं, जिनकी गहराई तक पहुँचने के लिए डॉक्टर को मनोविश्लेषक बनना पड़ता है।

कुछ विशेष परिस्थितियों में साधारणतया भी रज की मात्रा बढ़

सकती है। यौवनारंभ के समय आंतरिक लय स्थापित होने से पूर्व यह समस्या किशोरियों में आम पाई जाती है। ऐसे में शरीर में आई खून की कमी को पूरा करने के लिए पौष्टिक आहार और लौह तत्त्व एवं विटामिनयुक्त कैप्सूल लेना सार्थक होता है। यदि समस्या कई महीनों तक लगातार परेशान करती रहे, तो डॉक्टरी सलाह से हार्मोनल उपचार लिया जा सकता है।

प्रसव होने और गर्भ गिरने के बाद भी शुरू के कुछ महीनों में स्राव की मात्रा बढ़ना सामान्य है। यह लक्षण गर्भाशय के सामान्य आकार में लौटने तक बना रहता है, लेकिन जैसे-जैसे गर्भाशय का आकार और रक्त-प्रवाह घटता है, लक्षण की तीव्रता कम होती जाती है। अतएव इसके प्रति अनावश्यक चिंता नहीं करनी चाहिए और सिर्फ रक्ताल्पता से बचने के लिए उपाय करने चाहिए।

बार-बार स्राव

मेनोरेजिया के विपरीत पॉलीमेनोरिया में मासिक-चक्र घटकर 21 दिन से भी कम का रह जाता है। इससे थोड़े-थोड़े दिनों के अंतर से रज के दर्शन होने लगते हैं और बार-बार स्राव होने के कारण शरीर में खून की कमी हो जाती है। ऐसे में प्रायः स्राव की मात्रा भी सामान्य से अधिक होती है।

पॉलीमेनोरिया प्रायः उन सभी परिस्थितियों में पाया जा सकता है, जिनमें मेनोरेजिया होता है। पर वयःसंधिकाल और रजोनिवृत्तिकाल में यह आमतौर से पाया जाता है क्योंकि दोनों ही समय पर शरीर का जटिल हार्मोनल संतुलन डगमग होता है। पॉलीमेनोरिया का उपचार मेनोरेजिया की ही तरह सही कारण तलाशने और उससे निजात पाने के लिए समुचित प्रयास करने पर केन्द्रित होता है। अधिकांश मामलों में चक्र की अवधि बढ़ाने के खातिर या तो ईस्ट्रोजेन या प्रोजेस्टेरोन या दोनों का मिश्रण कुछ महीनों के लिए देना पड़ सकता है।

कई स्त्रियों को बगैर माहवारी की तारीख के ही रज चालू हो जाता है और या तो रुक-रुककर अथवा लगातार होता रहता है। यह रज

गर्भाशय से ही आता है लेकिन इसका मासिक-चक्र से किसी प्रकार का संबंध नहीं होता और यह बिल्कुल अनियमित होता है। प्रायः इस अनियमित स्राव के साथ ही मासिक-स्राव भी अपने समय से होता है, लेकिन दोनों एक-दूसरे में इस प्रकार गुम हो जाते हैं कि उनके बीच भेद कर पाना असंभव हो जाता है। यह बगैर मासिक-चक्र का रक्त-स्राव मेटोरेजिया है, जिसका संबंध गर्भाशय या गर्भाशयग्रीवा के कैंसर, गर्भाशय की रसौली, गर्भाशयग्रीवा पर मांस इकट्ठा हो जाने से बने पोलिप, धमनीय फटाव और किसी एक मामले में योनि के कैंसर से हो सकता है।

मेटोरेजिया के प्रति लापरवाही बरतना बिल्कुल गलत है; खासकर तीस के बाद यह एकदम से जरूरी हो जाता है कि तुरंत डॉक्टरी छानबीन कराई जाए ताकि समस्या की स्पष्ट जानकारी मिल सके और उपयुक्त उपचार किया जा सके।

युवतियों में असामयिक रक्त-स्राव आरम्भिक गर्भावस्था की किसी जटिलता से भी उत्पन्न हो सकता है। यह प्राकृतिक गर्भपात का लक्षण हो सकता है या फिर इस बात का संकेत हो सकता है कि गर्भपात होने का खतरा है। लेकिन उम्र बढ़ने के साथ यह जरूरी हो जाता है कि रक्त-स्राव का कारण समझने के लिए ऊतकीय जाँच की जाए और फिर नतीजे के मुताबिक इलाज हो।

अनियमित या सामान्य से अधिक रक्त-स्राव के कुछ मामलों में पूरी डॉक्टरी छानबीन कर लेने पर भी कोई स्पष्ट कारण हाथ नहीं लग पाता। ऐसे मामलों में डी. एंड सी. करके गर्भाशय की भीतरी ऊतकीय परत के नमूने लेकर जाँच के लिए भेजे जाते हैं और यह परख की जाती है कि कहीं किसी हार्मोनल असंतुलन या सूजन या छिपी हुई बीमारी के कारण ही तो अनियमित रक्त-स्राव नहीं हो रहा। यह डी. एंड सी. हालाँकि जाँच के रूप में ही की जाती है, लेकिन तीस से चालीस प्रतिशत मामलों में इसके बाद से अनियमित अथवा अत्यधिक रक्त-स्राव की समस्या अपने आप मिट जाती है।

जिन मामलों में डी. एंड सी. से आराम नहीं आता, उन्हें हार्मोनल उपचार से राहत दिलाने का प्रयत्न किया जाता है। यदि समस्या बहुत

गंभीर होती है और स्त्री रजोनिवृत्ति की उम्र के आसपास पहुँच चुकी होती है, तो ऑपरेशन करके गर्भाशय निकालने का निर्णय भी लिया जा सकता है।

कुछ स्त्रियों में यह शिकायत पाई जाती है कि मासिक-धर्म बहुत-बहुत दिनों बाद होता है और बिना किसी कारण के ही दो-तीन-चार महीने ऊपर हो जाते हैं। यौवनारंभ और रजोनिवृत्ति में मासिक-धर्म का यह व्यवहार भीतरी हार्मोनल अनियमितता का अंग हो सकता है, जिसके प्रति चिंतित होने की बिल्कुल जरूरत नहीं होती। हाँ, यदि असामान्यता किसी भीतरी रोग से संबंधित होती है, तब उसकी छानबीन करना जरूरी हो जाता है।

कुछ स्त्रियाँ यह तकलीफ महसूस करती हैं कि उन्हें मासिक-स्राव सिर्फ एक या दो दिन ही होता है और स्राव की मात्रा बहुत कम होती है। यदि अन्य सब बातें सामान्य हों और मासिक-धर्म नियम से हो जाता हो, तो इसे सामान्य ही समझना चाहिए और किसी इलाज के चक्कर में नहीं पड़ना चाहिए। कभी-कभी यह असामयिक रजोनिवृत्ति का भी लक्षण हो सकता है। एकदम से की गई डायटिंग, हार्मोनल असंतुलन, गंभीर रक्ताल्पता और टी.बी. हो जाने से भी यह गड़बड़ी पैदा हो जाती है, पर इन मामलों में अन्य लक्षण ही प्रमुख होते हैं।

मासिकरोध

ऋतु-स्राव की मासिक-क्रिया नारीत्व का परम अंग है, जिसके न होने से मन बेचैन हो उठता है। दस-बारह की उम्र से सहेलियों के यौन-विकसन एवं रजस्वला होने के साथ यौवनारंभ के द्वार पर खड़ी हर तरुणी बेताबी से इसके प्रारंभ होने की बाट देखती है। फिर जैसे-जैसे समय बीतता जाता है, उसकी व्याकुलता बढ़ती जाती है। सोलह-सत्रह की उम्र में पहुँचने तक भी यदि रज आरंभ नहीं होता तो यह चिकित्सकीय जाँच का मसला बन जाता है। यही विकार मासिक-रोध (एमेनोरिया) है, जिसका संबंध शरीर अथवा मन की कई व्याधियों से हो सकता है।

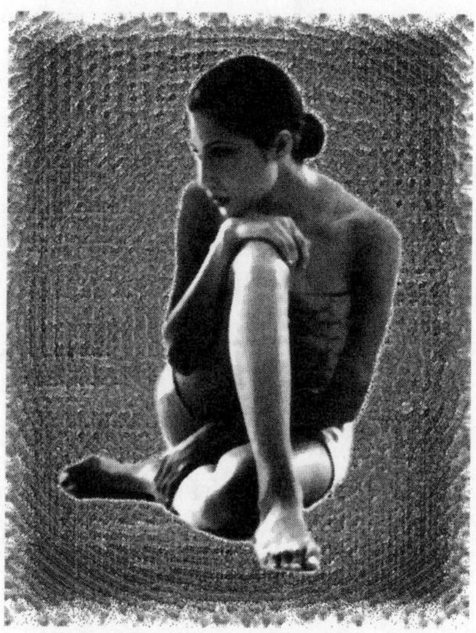

मासिकरोध के अपने दो रूप होते हैं : पहला, प्रथमक मासिकरोध, जिसमें यौवन के आरंभ से ही मासिक-क्रिया स्थापित नहीं होती; और दूसरा, उत्तरजात (बाद में होनेवाला) मासिकरोध, जिसमें यह

व्यवधान किसी भी उम्र में पैदा हो सकता है।

प्रथमक मासिकरोध या तो कुछ खास किस्म के जननांगीय, या पीयूषग्रंथि संबंधी, या हार्मोनल, या क्रोमोसोमल दोषों के परिणामवश होता है। सत्रह की उम्र तक रज के दर्शन न होने पर उसके कारण की तलाश शुरू हो जानी चाहिए। यह कार्य किसी योग्य अथवा अनुभवी चिकित्सक की देख-रेख में ही हो सकता है।

प्रथमक मासिकरोध कई कारणों से हो सकता है। कुछ बालिकाओं में योनि को ढाँपनेवाला योनिच्छद जन्म से असामान्य होता है और उसमें रज के निकलने का रास्ता नहीं होता। इससे मासिक-स्राव शुरू हो जाने के बाद भी स्राव बाहर नहीं आ पाता और यही लगता है कि जैसे मासिक-स्राव शुरू नहीं हुआ जबकि भीतर ही भीतर हर माह स्राव इकट्ठा हो जाता है और योनिच्छद से लेकर गर्भाशय तक उसी से भर जाते हैं। कुछ मामलों में तो भीतर एकत्र हुए स्राव की कुल मात्रा ढाई लीटर तक पहुँच जाती है और ऐसा लगने लगता है कि पेट के निचले हिस्से में कोई रसौली हो गई है। लेकिन प्रायः डॉक्टर, मरीज की जाँच करते ही समस्या का पता लगा लेता है और योनिच्छद में शल्य द्वारा चीरा लगाकर स्राव बाहर आने का रास्ता बना देता है। फिर पेट पर हाथ से दबाव देकर भीतर एकत्रित स्राव को बाहर निकाल दिया जाता है। इस बात का पूरा ध्यान रखा जाता है कि इस क्रिया से भीतर किसी तरह का इंफेक्शन न पहुँचे। सफल इलाज के बाद कन्या सामान्य रूप से ऋतुमती होने लगती है और नारी-जीवन के सभी सुख हासिल कर सकती है।

लेकिन इक्के-दुक्के मामलों में योनि ही नहीं बनी होती जिससे मासिक-स्राव गर्भाशय और डिंबवाही नलियों में एकत्र होता जाता है। कभी-कभी यह कमी भी होती है कि गर्भाशय का मुँह नहीं बना होता। इन पैदायशी कमियों का पता अल्ट्रासांउड जाँच से लगता है और उनको दूर करने के लिए ऑपरेशन का सहारा लेना पड़ता है। प्लास्टिक सर्जरी करके यथोचित स्थान पर योनि बना दी जाती है और गर्भाशय का मुँह उसमें खोल दिया जाता है। ऑपरेशन के बाद वयस्क जीवन में पहुँचने पर यह कन्या लगभग सामान्य होकर नारी-धर्म का निर्वाह कर सकती है।

उसके मातृत्व-सुख पा सकने की भी संभावना होती है।

इसकी तुलना में अधिक मामले ऐसे होते हैं, जिनमें न सिर्फ योनि बल्कि गर्भाशय और डिंबवाही नलियाँ भी नहीं बनी होतीं। यदि ये कन्याएँ युगल-जीवन की अभिलाषा दिखाती हैं तो प्लास्टिक सर्जरी से

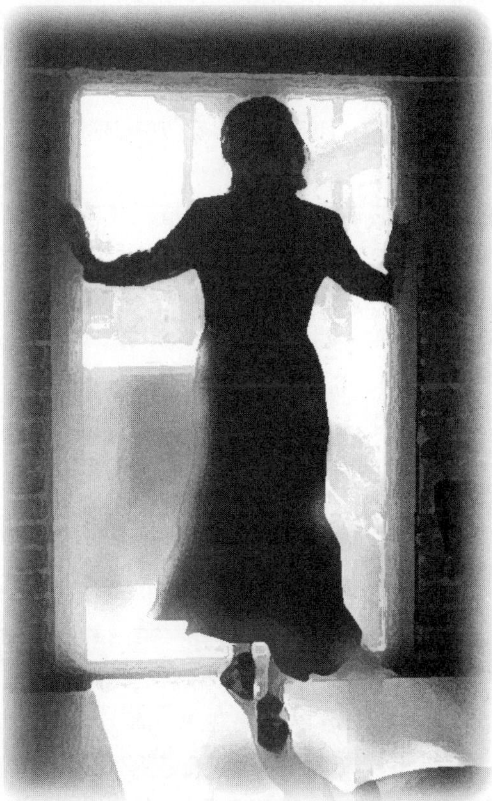

उनमें योनि की रचना की जा सकती है, लेकिन गर्भाशय न होने के कारण ये न तो रजस्वला हो सकती हैं, न माँ बन सकती हैं।

इसके विपरीत कुछ मामलों में योनि सामान्य होती है, लेकिन गर्भाशय ठीक से विकसित नहीं होता। ऐसे में गर्भाशय को सामान्य बना पाना नामुमकिन होता है।

कुछ कन्याओं में पूरी समस्या डिंबग्रंथियों के न होने या अविकसित

रह जाने से संबंध रखती है। टर्नर सिनड्रॉम में एक्स-एक्स क्रोमोसोम्स की बजाय एक ही एक्स क्रोमोसोम होता है, जिस कारण शरीर में डिंबग्रंथियों की रचना नहीं होती, शारीरिक लंबाई छोटी रह जाती है, गर्दन छोटी और विचित्र दिखाई देती है और शरीर नारीत्व-गुणों से वंचित रह जाता है—स्तन विकसित नहीं हो पाते और सर्वांग विकास अधूरा दिखाई देता है। शारीरिक लक्षणों और क्रोमोसोमल जाँच से विकार की पुष्टि हो जाती है। फिर बतौर इलाज ईस्ट्रोजेन और प्रोजेस्टेरोन हार्मोन देकर शारीरिक छवि सामान्य बनाने की चेष्टा की जाती है।

टर्नर सिनड्रॉम की तरह दूसरे कई सेक्स क्रोमोसोमल विकारों में भी डिंबग्रंथियाँ या तो बन नहीं पातीं या ठीक से विकसित नहीं हो पातीं, जिस कारण गर्भाशय मासिक-चक्र की लय से वंचित रह जाता है। इन विकारों में भी रोग की पुष्टि क्रोमोसोमल जाँच से की जाती है और हार्मोन देकर इलाज किया जाता है।

कुछेक मामलों में पीयूष ग्रंथि, थायरॉयड ग्रंथि अथवा एड्रिनल ग्रंथियों में गड़बड़ी होने के कारण शरीर का हार्मोनल संतुलन बिगड़ जाता है, जिससे मासिकरोध बना रहता है। ऐसी स्थिति में मूल विकार के समुचित उपचार से समस्या का हल हो जाता है।

प्रथमक मासिकरोध के मामलों में अधिक समय तक टाल-मटोल करते रहना अच्छा नहीं होता। यदि 14 की उम्र तक कन्या में वयःसंधिकाल के शारीरिक परिवर्तन शुरू न हों, या 16-17 की उम्र तक रज की मासिक-क्रिया स्थापित नहीं हो, तो माता-पिता के लिए जरूरी है कि वे डॉक्टर से सलाह-मशविरा लें। इसके लिए किसी गुप्तरोगविशेषज्ञ, नीमहकीम या दाई के पास जाना सर्वथा गलत है। पूरी छानबीन किसी बड़े चिकित्सा संस्थान में अधिक वैज्ञानिक ढंग से और भरोसे के साथ हो सकती है। इसमें समय लगता है, धन व्यय होता है, जाँच-परीक्षणों से गुजरना पड़ता है, तभी कारण का पता चल पाता है। इस बीच धैर्य गँवाकर बार-बार डॉक्टर बदलते रहना किसी काम नहीं आता।

प्रथमक मासिकरोध की तुलना में उत्तरजात मासिकरोध के मामले कहीं बड़ी तादाद में देखे जाते हैं। सामान्य ऋतु-धर्म स्थापित होने के

बाद यदि छह महीने तक लगातार ऋतु-स्राव नहीं हो, तो चिकित्सकीय सलाह ली जानी चाहिए।

वयस्क स्त्री में समय से महीना न आने का सबसे आम और स्वाभाविक कारण गर्भ का ठहरना है। यदि कोई स्त्री बिना गर्भ-निरोधक उपाय के यौन-सक्रिय है, और उसे महीना आने में देर हो जाती है, तो पहली संभावना यही होती है कि शायद वह गर्भवती हो गई है। दिन चढ़े 15 दिन हो जाने पर यदि चाहे, तो किसी प्रयोगशाला में जाकर प्रेगनेन्सी टेस्ट करा सकती है और अपने गर्भवती होने की पुष्टि हासिल कर सकती है।

यौवनोदय के आरंभिक वर्षों में, विशेषकर 17-18 की उम्र तक, बीच-बीच में मासिक-धर्म का देर से होना सामान्य है। इन वर्षों में कन्या के शरीर में हार्मोनल संतुलन ठीक से स्थापित नहीं हुआ होता, जिससे जब-तब एक, दो या अधिक बार मासिक-स्राव होने से रह जाता है। कई कन्याएँ इससे बहुत डर जाती हैं और व्यावहारिक यौनशिक्षा न होने के कारण यहाँ तक सोच बैठती हैं कि शायद किसी पुरुष के छू जाने से वे गर्भवती हो गई हैं। कहना न होगा कि उनका ऐसा वहम बिल्कुल बेबुनियाद होता है। लेकिन जो तरुणियाँ स्वच्छंद यौन-संबंधों में विश्वास रखती हैं, उनके लिए यह स्थिति निश्चित ही अप्रिय सिद्ध होती है।

मन, परिवेश और जलवायु का भी मासिक-धर्म से नाजुक रिश्ता है। किसी बड़े मानसिक कष्ट के तुरंत बाद, घर छोड़कर होस्टल में प्रवेश लेने पर या तबादले के कारण जलवायु परिवर्तन होने पर कुछ समय के लिए मासिक-धर्म का न होना सामान्य है। इससे घबराना नहीं चाहिए। थोड़े समय में यह खुद ठीक हो जाता है।

गर्भ-अवरोधक गोलियाँ बंद करने के बाद भी कभी-कभी यह परेशानी आ सकती है कि शुरू के महीनों में मासिक-स्राव न हो। यह कठिनाई शरीर की हार्मोनल प्रणाली के असंतुलित होने से पैदा होती है और शरीर इसका समाधान समय के साथ स्वतः कर लेता है।

बच्चे को अपना दूध देते रहने पर भी मासिक-धर्म अवरुद्ध रह सकता है। लेकिन इससे यह निष्कर्ष निकालना गलत होता है कि

स्तन्यपान के दिनों में गर्भ-अवरोधक की जरूरत नहीं होती। कई महिलाएँ इसी भूल के कारण असमय ही फिर से गर्भवती हो जाती हैं।

शारीरिक स्वास्थ्य का भी मासिकचर्या से घनिष्ठ संबंध है। किसी भी गंभीर रोग में, मसलन फेफड़ों की बढ़ी हुई तपेदिक में, गुर्दों के खराब हो जाने पर और कुपोषण से भी मासिकरोध उत्पन्न हो सकता है। मोटापा भी यह परेशानी खड़ी कर सकता है। इन सभी स्थितियों में स्वास्थ्य ठीक होते ही मासिक-स्राव पर लगा अवरोध दूर हो जाता है और सामान्य मासिक-धर्म फिर से स्थापित हो जाता है।

कई प्रकार के मनोविकारों, गलग्रंथि, पीयूष ग्रंथि अथवा हाईपोथेलेमस के विकारों, एड्रिनल ग्रंथि की व्याधियों, बाल्यकाल की डायबिटीज, गंभीर रक्ताल्पता (अनीमिया) और मनोविकारों के उपचार में दी जानेवाली कुछ दवाओं को लेने से भी मासिक-स्राव बंद हो सकता है। लाजिमी है कि ऐसी स्थितियों में मूल विकार को दूर करने से ही मासिक-धर्म भी पुनः स्थापित हो जाता है।

डिंबग्रंथियों के कई विकारों, रसौलियों और उनसे संबंधित स्टायन-लेवनथाल सिंड्रॉम में भी मासिक-धर्म बंद हो जाता है। स्टायन-लेवनथाल सिंड्रॉम युवतियों में पाया जाता है। इससे पीड़ित युवती संतान-सुख से वंचित होती है, उसका शरीर स्थूल होता है, चेहरे पर अवांछित बाल दिखाई देते हैं और स्तन अविकसित रह जाते हैं। अल्ट्रासाउंड जाँच करने पर डिंबग्रंथियों में द्रव से भरी सिस्ट नजर आती है। इस विकार का इलाज क्लोमीफेन दवा से किया जाता है, जिसे डॉक्टरी सलाह से महीने में पाँच रोज छह महीने तक लेना पड़ता है।

ऑपरेशन से डिंबग्रंथियाँ निकाल दिए जाने अथवा विकिरण (रेडिएशन) के प्रभाव से उनके निष्क्रिय होने पर भी मासिक-धर्म बंद हो जाता है और एक तरह से रजोनिवृत्ति की-सी स्थिति पैदा हो जाती है। ऐसे में स्थिति से समझौता करके ही जीवन चलाया जा सकता है।

वयस्क जीवन में हुए मासिकरोध का कारण जानने के लिए कई प्रकार के जाँच-परीक्षण करना जरूरी हो सकता है, जिनमें छाती और सिर का एक्स-रे, हार्मोनल टेस्ट, श्रोणि की अल्ट्रासाउंड जाँच तथा लेपरोस्कोपी प्रमुख हैं। सही कारण का पता लगने के बाद ही इलाज

के लिए समुचित प्रयास किया जा सकता है।

हार्मोनल असंतुलन की स्थितियों में कई प्रकार की दवाएँ कारगर हैं, जिनका चयन स्थिति को समझकर किया जाता है। इन दवाओं में क्लोमीफेन (फर्टोमिड, फर्टोटेब, ओबोफार, ओमीसाइट, फर्टिल), ह्यूमन कोरीयोनिक गोनेडोट्रोफिन (प्रोफेसी, कोरीयोन, गोनेडोट्रेफोन एलएच), मेनट्रोट्रोफिन (परगोनाल, गोनेडोट्रेफोन एचएम), ईस्ट्रोजेन और प्रोजेस्टेन प्रमुख हैं।

मासिक-चक्र और तन-मन

यौवन का सूरज जब दूसरे पहर में पहुँच जाता है, तब मासिक-चक्र के खास दिनों में मन और शरीर कभी-कभी अपने लिए बेगाने बन जाते हैं। मासिक-धर्म से चंद रोज पहले हर महीने एक तूफान-सा उठता है, जो भीतरी दुनिया को अशांत कर देता है। पर मासिक-स्राव के शुरू होते ही यह असंतुलन खुद-ब-खुद दूर हो जाता है और चीजें पहले जैसी हो जाती हैं। मगर अगले महीने यह क्रम फिर से अपने-आपको दोहराता है और यह एक सिलसिला-सा बन जाता है जिससे जीवन बार-बार अस्त-व्यस्त होता रहता है। यही अजूबा विकार 'प्री-मेन्स्ट्रुअल सिंड्रॉम' है, जिससे तकरीबन हर वयस्क स्त्री परेशान होती है।

कुछ अध्ययनों के मुताबिक 95 प्रतिशत स्त्रियाँ अपने यौवन-काल में इस विकार से गुजरती हैं, लेकिन दो से आठ प्रतिशत में ही मामला इतना गंभीर होता है कि उसकी परछाईं पूरी जिंदगी पर पड़ती है। अधिकतर मामलों में यह विकार तीस की उम्र के बाद पैदा होता है, लिहाजा इसका असर घर-गृहस्थी पर भी पड़ता है। परिवार के अन्य सदस्यों के लिए सच्चाई समझ पाना और उससे समझौता कर पाना उतना ही मुश्किल होता है जितना किसी मनोविकार से पीड़ित व्यक्ति

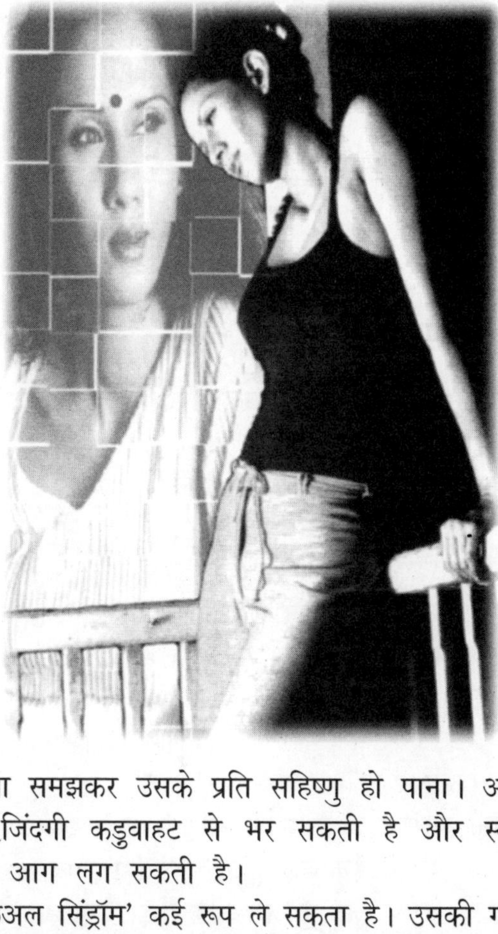

की वास्तविकता समझकर उसके प्रति सहिष्णु हो पाना। अगर लक्षण तीव्र हों, तो जिंदगी कड़ुवाहट से भर सकती है और स्वस्थ-सुखी-गृहस्थी में भी आग लग सकती है।

'प्री-मेन्स्ट्रुअल सिंड्रॉम' कई रूप ले सकता है। उसकी गंभीरता हर स्त्री में अलग-अलग होती है। कइयों के लक्षण तो इतने हल्के-फुल्के होते हैं कि सिवाय कुछ दिनों की असुविधा के उनका कोई महत्त्व नहीं होता। मगर कुछ के लक्षण इतने उग्र होते हैं कि जीना मुश्किल हो जाता है। विकार का सबसे गंभीर प्रभाव मानसिक स्वास्थ्य पर पड़ता है। झुंझलाहट, बेचैनी, गुस्सा और अवसाद मन को घेर लेते हैं; मन एकाग्रचित्त और स्थिर नहीं रह पाता; अकेलापन रास आता है, जरा-जरा-सी बात पर रुलाई छूट जाती है, कामकाज में दिलचस्पी नहीं रहती, निर्णय लेने में कठिनाई होती है और कई बार बगैर सोचे-समझे कोई उलट-पुलट काम

हो जाता है, जो सामान्य स्वभाव के बिल्कुल विपरीत होता है। इस दौर में परिवार की खुशी स्त्री के चिड़चिड़ेपन और बेरुखी पर बलि चढ़ जाती है। पति और बच्चों से अनबन हो सकती है, जिसे तूल देने से संबंधों में दरार पैदा हो सकती है। कभी मन इस कदर उदास और हताश हो जाता है कि खुदकुशी करने का विचार जोर पकड़ने लगता है। यह पूरा व्यवहार ही सामान्य व्यक्तित्व के विरुद्ध होता है। वैसे यह तूफान की तरह आता है और उसी तरह लौट भी जाता है। उसके बाद मन फिर से संयत हो जाता है। लेकिन अगले महीने यह तूफानी दौर कुछ दिनों के लिए फिर लौटता है और जीवन में अस्थिरता पैदा कर जाता है। इस असामान्य व्यवहार को समझ पाना और उसका विश्लेषण तथा विवेचन कर पाना खुद के लिए भी असंभव होता है।

शारीरिक स्वास्थ्य पर भी यह विकार अपना असर दिखाता है। शरीर फूल जाता है, पैर सूज जाते हैं, चेहरे पर भी सूजन दिखाई देती है, और वजन डेढ़ से पाँच किलो तक बढ़ जाता है। ये असामान्यताएँ शरीर में पानी की मात्रा बढ़ने से पैदा होती हैं। स्तनों में भी भारीपन आ जाता है, गिल्टियाँ महसूस होने लगती हैं और उन्हें छूने से दर्द होता है। कब्ज, पेट में अफारा और वायु बनने की परेशानी भी आम पाई जाती है। चेहरे पर कील-मुँहासों का जोर दिख सकता है। नींद भी काफूर हो सकती है।

पर इतनी खैरियत होती है कि मासिक-स्राव शुरू होने के एकाध दिन के भीतर शरीर इन कष्टों से मुक्त हो जाता है, हालाँकि कुछ मामलों में इसी समय सिर में असहनीय पीड़ा शुरू हो जाती है। सिरदर्द के साथ जी मितलाने, आँखों के आगे अँधेरा छाने, शरीर का कोई हिस्सा सुन्न हो जाने की शिकायतें भी पाई जा सकती हैं। यह खास किस्म का सिरदर्द 'माइग्रेन' है जो मासिक-धर्म से कुछ रोज पहले (प्री-मेन्स्ट्रुअल दौर में) या स्राव शुरू होने के साथ उग्र होने की प्रवृत्ति रखता है।

प्री-मेन्स्ट्रुअल सिंड्रॉम के दौरान मानसिक और शारीरिक लक्षणों के साथ-साथ व्यवहार में भी अपटुता आ सकती है। सलीके और चतुराई के साथ कार्य करनेवाले वही हाथ धोखा खाने लगते हैं और उनसे चीजें

छूटने और गिरने लगती हैं। पहनावे और बनने-सँवरने पर भी ध्यान नहीं जाता। यौन-संबंधों के प्रति एकदम अरुचि हो जाती है या अचानक ही तीव्र इच्छा जाग्रत हो जाती है लेकिन यह असामान्य व्यवहार भी कुछ ही दिन का मेहमान होता है और मासिक-स्राव के आगमन के साथ इससे निजात मिल जाती है।

इस अजूबे विकार की बाबत जानकारी रखना हर स्त्री के लिए जरूरी है ताकि वह इसे समझ सके और इससे निजात पाने के लिए कदम उठा सके। यह विकार शरीर का हार्मोनल संतुलन गड़बड़ होने से पैदा होता है जिससे शरीर में पानी की मात्रा बढ़ जाती है। यह विषमता कुछ ही दिन की होती है, अतएव इससे आतंकित होने की बिलकुल जरूरत नहीं होती। समय के साथ इससे निस्तार मिल ही जाता है, इसलिए इसे कभी अपने पर हावी नहीं होने दें। अस्वाभाविक तनाव, अशांति, अत्यधिक थकान और अवसाद से विकार को बढ़ावा मिलता रहता है। ये ताकतें सामान्य स्वास्थ्य की भी शत्रु हैं, अतएव

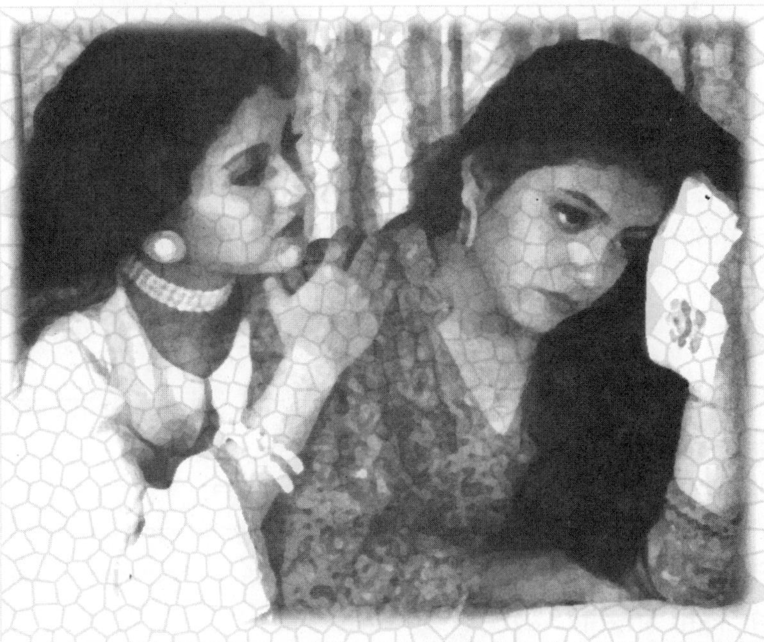

इनसे बचकर चलने में ही समझदारी है। इसके लिए जीवन में अनुशासन जरूरी है। समय से काम, समय से आराम और समय से व्यायाम स्वास्थ्यवर्धक होते हैं।

खान-पान में परिवर्तन लाकर इस विकार की उग्रता कम की जा सकती है। मासिक-धर्म की तारीख से दस दिन पहले से नमक कम कर देना उपयोगी होता है। भोजन में कार्बोहाइड्रेट का अंश कम करके प्रोटीन की मात्रा बढ़ाना भी फायदेमंद होता है। मिठाइयों, डिब्बाबंद चीजों, चाय, कॉफी, मदिरा और धूम्रपान से परहेज करना भी महत्त्वपूर्ण होता है।

मानसिक स्वास्थ्य और संतुलन बेहतर बनाने के लिए भी उपाय करना सार्थक है। नियमित सैर, योग, ध्यान और मानसिक संतोष प्रदान करनेवाले कार्य करने से मन अच्छा रहता है। इससे भी विकार की तीव्रता शांत होती है। अपनी समस्याओं को ठीक से समझने और उन्हें अपने सच्चे हितैषियों के साथ बाँटने से भी मन सुकून पाता है। भीतर ही भीतर घुटते रहने से मन अशांत होता है और उसमें तनाव पलता है।

यदि उपरोक्त उपायों के बावजूद यह विकार परेशान करता रहे, तो डॉक्टर से सलाह लेना उपयोगी हो सकता है। कई दवाएँ इस कष्ट से राहत दिलाने में कारगर हैं लेकिन यह फैसला डॉक्टर ही कर सकता है कि किस स्थिति में कौन-सी दवा आजमाई जाए। जैसे, शरीर में यदि पानी की मात्रा बढ़ जाती है तो उसकी निकासी के लिए मूत्र की मात्रा बढ़ानेवाली दवाएँ सार्थक सिद्ध हो सकती हैं। फ्रूसेमाइड (लेसिक्स), और ट्राइएमटेरिन (डाइटाइड) इस वर्ग की बहुप्रचलित दवाएँ हैं। यह दवा तकलीफ शुरू होने के पहले दिन से लेकर मासिक-स्राव शुरू होने तक जारी रखी जाती है।

स्तनों में भारीपन की समस्या से निजात पाने के लिए दिन-रात सही नाप की ब्रेजियर पहने रखना फायदेमंद होता है।

कुछ मामलों में हार्मोनल दवाएँ भी दी जाती हैं। गर्भ-निरोधक गोलियाँ, जिनमें ईस्ट्रोजेन-प्रोजेस्टेरोन का मेल होता है, प्रायः लाभदायक सिद्ध होती हैं। ये उन स्त्रियों को दी जाती हैं जिन्हें गर्भ-निरोध के लिए भी किसी भरोसेमंद युक्ति की जरूरत होती है। कुछ को प्रोजेस्टेरोन या

मैथाइल टेस्टास्ट्रोन या डेनाजोल भी फायदा पहुँचाती हैं।

विटामिन-बी$_6$ की गोलियाँ भी कुछ के लिए राहतकारी साबित होती हैं। जिन स्त्रियों को माइग्रेन की शिकायत होती है, उन्हें अरगोटामिन टारटरेट, फेनीटॉयन या दूसरी कोई बचावकारी दवा दी जा सकती है। दर्द उठने पर अँधेरे और शांत कमरे में आराम करना भी राहत देता है। घर पर रखी कोई भी दर्द-निवारक दवा जैसे पेरासिटामोल (क्रोसिन), डिस्प्रिन, इब्युप्रोफेन ऐसे में काम कर सकती है। लेकिन माइग्रेन के दौरे बार-बार हों तो डॉक्टर से सलाह लेकर बचावकारी दवा लेना श्रेयस्कर होता है।

यदि अवसाद के लक्षण बहुत तीव्र हों, तो चिकित्सक की सलाह लेना जरूरी हो जाता है। अवसादरोधक दवाओं से वह आंतरिक अवसाद को मिटाने में प्रायः सफल होता है। लेकिन दवा का पूरा लाभ तुरंत नहीं मिलता, यह महत्त्वपूर्ण जानकारी होना बहुत जरूरी है। अवसादरोधक दवाओं के साथ यह सावधानी भी निहायत जरूरी है कि दवा अपनी मरजी से बंद या शुरू नहीं की जा सकती, और न ही उसकी मात्रा अपने आप घटाई या बढ़ाई जा सकती है।

मासिक-धर्म के प्रति सहज, स्वाभाविक दृष्टिकोण रखने से भी प्री-मेन्स्ट्रुअल सिंड्रॉम की तीक्ष्णता घटती है। स्वस्थ नजरिया ही स्वस्थ रहने का सबसे सरल और सार्थक रास्ता है।

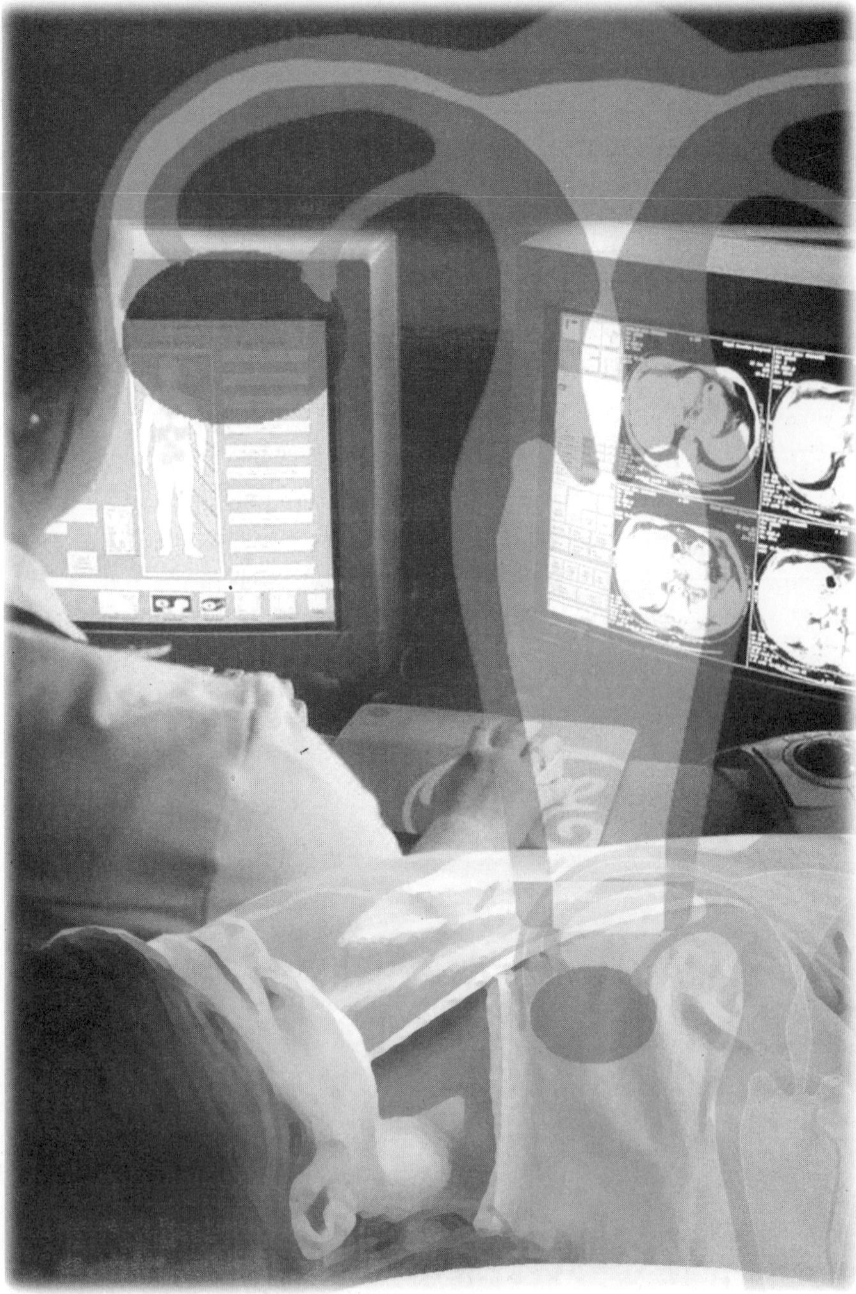

3

जननांगों के विकार

ल्यूकोरिया

ल्यूकोरिया नारी-देह का बहुत आम विकार है। गाँवों, कस्बों, शहरों और महानगरों में जगह-जगह इसके शर्तिया इलाज के विज्ञापनों से रँगी हुई दीवारें, बसें और रेलगाड़ियों के डिब्बे जहाँ एक तरफ बे-रोकटोक चल रही नीमहकीमी के जीते-जागते सबूत हैं, वहीं दूसरी तरफ ल्यूकोरिया के आम होने के साक्षी भी हैं।

संस्कृत-काल की प्राचीन चिकित्सा-संहिताओं का अध्ययन करने से पता चलता है कि ल्यूकोरिया के कारक तत्त्वों, लक्षणों और उपचार की तलाश उस युग के ऋषि-वैद्यों के लिए भी जिज्ञासा और खोज का विषय रही। *चरक-संहिता* के 'चिकित्सास्थानम्' खंड के 30वें अध्याय में शिष्य अग्निवेश के प्रश्न करने पर ऋषिवर आत्रेय ने 20 प्रकार के योनि-विकारों का वर्णन किया है, जिनमें ल्यूकोरिया की कई किस्में भी शामिल हैं।

इसके बावजूद आधुनिक भारतीय नारी ल्यूकोरिया के बारे में तरह-तरह की गलतफहमियों से घिरी हुई है। दरअसल ज्यादातर घरों में बचपन से ही उसे यह गलत सीख मिलती है कि यौन अंगों से जुड़ा हर पहलू दुराव-छिपाव और शर्म का विषय है तथा उस पर कानाफूसी की ही अनुमति है। अतएव अधिकांश स्त्रियाँ ल्यूकोरिया से पीड़ित होने के बाद भी डॉक्टर के पास जाने से कतराती रहती हैं और घरेलू नुस्खे या विज्ञापनी दवाएँ आजमाकर, थक-हारकर बैठ जाती हैं।

हिंदी-भाषी क्षेत्रों में ल्यूकोरिया के लिए कई प्रकार के मुहावरे और संज्ञाएँ आम प्रचलन में हैं। श्वेत-प्रदर, योनि-विसर्जन, योनि-स्राव, पानी पड़ना इसकी कुछ चिर-परिचित संज्ञाएँ हैं। योनि से गिरता स्राव चाहे किसी भी किस्म का हो, और उसका कारण चाहे कुछ भी हो, ये संज्ञाएँ मान्य हैं।

ल्यूकोरिया के इस व्यापक अर्थ ने भी कई गलतफहमियों को जन्म दिया है। कुछ संवेदनशील महिलाएँ योनि की प्राकृतिक तरलता को भी रोग का दरजा दे बैठती हैं।

योनि स्वाभाविक रूप से ही तरल होती है। उसके भीतर का लबलबापन और श्लेष्मा उसके रक्षा-कवच हैं, जो उसे सहवास क्रिया के समय सुरक्षा देते हैं।

कई सामान्य शारीरिक क्रियाएँ भी योनि के लबलबेपन में वृद्धि कर सकती हैं। अतएव मासिक-धर्म होने के कुछेक रोज पहले; डिंबग्रंथि से डिंब छूटनेवाले दिन; गर्भावस्था के दिनों में; और यौन-उत्तेजना के क्षणों में यह परिवर्तन स्वाभाविक है। वयःसंधिकाल में रजोधर्म शुरू होने के पूर्व कन्याएँ इस प्रकार की अतिरिक्त स्निग्धता प्राकृतिक रूप से अनुभव करती हैं।

कब्ज और अनावश्यक ही बार-बार योनि को डूश करने से भी योनि की तरलता बढ़ सकती है।

इन स्थितियों में योनि से आनेवाला स्राव बिल्कुल साफ या दूधिया रंग लिये होता है और उसमें दुर्गंध नहीं होती। इसके प्रति मन परेशान करना बिल्कुल गलत है। इसे शरीर की स्वाभाविक क्रिया के रूप में ही लेना चाहिए।

इसके विपरीत यदि योनि से हमेशा स्राव गिरता रहे, उसकी रंगत हरी, पीली या दही समान हो, उसमें दुर्गंध हो, योनि में वेदना, सूजन, खिंचावट या खुजली हो, मैथुन कष्टप्रद बन जाए, या लघुशंका से निवृत्त होते समय जलन महसूस हो, तो यह समझ लेना चाहिए कि यह स्राव असामान्य है और उसकी बाबत डॉक्टरी राय लेना जरूरी है।

ल्यूकोरिया का सबसे बड़ा कारण योनि के छुतहा रोग हैं। यौन-संसर्ग से उपजनेवाली हरेक बीमारी में ल्यूकोरिया पाया जाता है।

गोनोकोकस, सिफलिस, हर्पिज़, क्लेमिडिया, ट्राइकोमोनास, केंडिडा और उन जैसे कई तरह के बैक्टीरिया, वायरस और सूक्ष्मदर्शी रोगाणु इसका कारण बन सकते हैं।

शरीर के आंतरिक अंगों की साफ-सफाई की ओर ध्यान न देने से भी योनि रोगाणुओं से पीड़ित हो सकती है। इससे बचने के लिए नित्य स्नान के समय जननांगों की सफाई करना, सूती जाँघिया पहनना और तंग सिंथेटिक कपड़ों की बजाय खुले और आरामदेह वस्त्र पहनना स्वास्थ्यकर है। मासिक-धर्म के दिनों में भी यह सावधानी बरतना निहायत जरूरी है कि रज को सोखने के लिए सेनिटरी पैड, टेम्पून या साफ कपड़ा ही इस्तेमाल किया जाए।

छूत का खतरा यों तो हर उम्र में होता है, लेकिन रजोनिवृत्ति के बाद इसकी आशंका बढ़ जाती है। शरीर में ईस्ट्रोजेन की कमी हो जाने से योनि की नैसर्गिक सुरक्षा-व्यवस्था शिथिल हो जाती है। गर्भ-निरोधक गोलियाँ लेनेवाली स्त्रियों तथा डायबिटीज से पीड़ित स्त्रियों में भी सामान्य स्त्रियों के मुकाबले छूत के मामले अधिक तादाद में देखे जाते हैं।

सामान्य यौन-जीवन जी रही स्त्रियों में पुरुष-साथी के यौन-स्वास्थ्य और व्यक्तिगत स्वच्छता का भी स्त्री के यौन-स्वास्थ्य पर सीधा प्रभाव पड़ता है। पुंरुष के रतिजरोग से पीड़ित होने पर यौन-संसर्ग से रोग की छूत स्त्री में भी पहुँच जाती है। अतएव रतिजरोग का उपचार तब तक अधूरा ही है जब तक कि स्त्री और पुरुष दोनों को ही पूरी दवा नहीं दी जाती। किसी एक के अस्वस्थ रह जाने से दूसरे में रोग की पुनरावृत्ति निश्चित है।

बच्चियों में पिनवर्म (धागे की तरह महीन कीड़ों) की छूत हो जाने से भी योनि में खुजली और स्राव की शिकायत बन सकती है। कई बार यह भी देखने में आता है कि बच्ची ने योनि में कोई चीज रख छोड़ी होती है या किसी समय उस पर किसी पुरुष ने यौन-ज्यादती की होती है, जिसे बाद में छुपाने की कोशिश की जाती है।

यों प्रजननांगों की बहुत-सी भीतरी बीमारियाँ भी ल्यूकोरिया पैदा कर सकती हैं। गर्भाशयग्रीवा (सरविक्स) की सूजन, मांस बढ़ने से बना पोलिप और सतही छीजन (सरवाइकल इरोजन) यौन-सक्रिय महिलाओं में

ल्यूकोरिया के आम कारण हैं। इसी प्रकार जन्म से या बाद में प्रसव अथवा किसी ऑपरेशन में पहुँचे नुकसान से मूत्राशय और योनि के बीच जब रास्ता (फिस्चूला) बन जाता है, तब भी योनि से स्राव जाने लगता है। गर्भाशय अथवा गर्भाशयग्रीवा की रसौली और कैंसर में भी योनि से स्राव आ सकता है, लेकिन यह स्राव अक्सर खून से सना हुआ होता है।

धरा गिरने (गर्भाशय नीचे खिसकने) पर भीतर लगाई गई पेसरी या रिंग और गर्भनिरोध के लिए अपनाई गई कॉपर-टी भी योनि-स्राव का कारण हो सकते हैं। इसी तरह कुछ स्त्रियाँ किसी साबुन, तेल, डूयोडरेंट या गर्भनिरोधक जेली से एलर्जी रखती हैं और प्रतिक्रियावश योनि से स्राव आने लगता है।

ल्यूकोरिया होने पर यह आवश्यक है कि डॉक्टर से सलाह ली जाए। हरेक मामले में कोई एक नुस्खा कामयाब नहीं हो सकता। अतः सबसे पहले मामले की पूरी डॉक्टरी जाँच की जाती है ताकि स्राव का सही कारण ज्ञात हो सके।

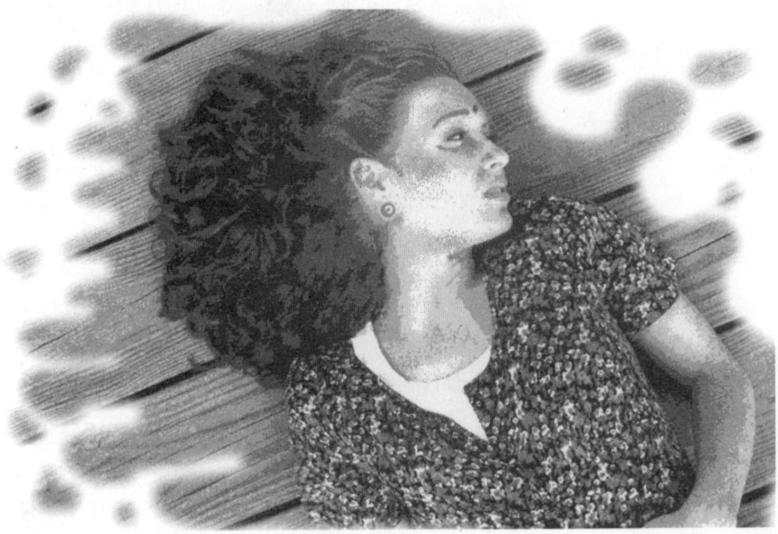

रोग के लक्षण, स्राव का रंग तथा भीतरी जाँच के समय मिले चिह्नों से बहुत-से मामले स्पष्ट हो जाते हैं। स्राव का नमूना लेकर उसकी

योनि-स्राव के प्रमुख कारण

रंग	कितना सघन	गंध	कारण
साफ या दूधिया	तरल	गंधरहित	सामान्य स्राव (मासिक चक्र के मध्य में, रजोधर्म से कुछ रोज पहले, यौन-उत्तेजना और संभोग के दौरान, तथा गर्भावस्था के दिनों में आम।)
सफेद या हल्का पीला	पतला दही समान	फफूँदी या सिंकी हुई रोटी जैसी गंध	केंडिडा इंफेक्शन (मधुमेह से पीड़ित महिलाओं, गर्भनिरोधक गोलियाँ ले रही स्त्रियों और गर्भवती महिलाओं में आम। एंटिबायोटिक दवाएँ लेने के तुरंत बाद भी यह हो सकता है। इसमें जनन-अंगों में खुजली होती है, योनि के होंठ लाल हो जाते हैं और सूजन से फूल जाते हैं।)
हरा-पीला	पतला झागदार	दुर्गंधमय	ट्राइकोमोनास इंफेक्शन (लघुशंका के समय जलन, योनि में खुजली तथा जनन-अंगों में दर्द और सूजन भी।)
भूरा-सफेद	पतला	मछली की-सी बास	हीमोफिलस इंफेक्शन
गुलाबी	पतला	गंधरहित	ईस्ट्रोजेन हार्मोन की अधिकता
पीला	पीब समान	दुर्गंधमय	गोनोरिया/दूसरे रतिज रोग
भूरा या गंदले पानी जैसा	पतला	किण्वित	योनि मार्ग पर सरविक्स की सूजन
खून मिला	पतला	दुर्गंधमय	अल्सर, रसौली या कैंसर (हालाँकि खून की हल्की छींट सरविक्स की सूजन में भी आ सकती है।)

सूक्ष्मदर्शी-जाँच की जाती है, जिससे कि इंफेक्शन की किस्म का पता चल जाता है। आवश्यक होने पर स्राव का कल्चर भी किया जाता है ताकि यह स्पष्ट हो जाए कि छूत पैदा करनेवाला बैक्टीरिया कौन-सा है।

गर्भाशयग्रीवा को सूक्ष्मता से जाँचने के लिए डॉक्टर जरूरी होने पर दूरबीननुमा कोल्पोस्कोप यंत्र काम में लाते हैं, जिससे गर्भाशयग्रीवा कई गुणा बड़े आकार में देखी जा सकती है। जाँच के समय पैप-स्मीयर और असामान्य दिखनेवाले भाग से ऊतकीय टुकड़ा (बायोप्सी) भी लिया जा सकता है।

तकलीफ को पूरी तरह समझकर ही उसका समूल इलाज किया जा सकता है। इलाज की दिशा मर्ज देखकर तय की जाती है। कुछ पत्र-पत्रिकाओं में छपनेवाले वैद्यगिरी के स्तंभों में आधी-अधूरी जानकारी के आधार पर जो दवाएँ बताई जाती हैं उन्हें या विज्ञापित नुस्खों को आजमाना अथवा उन पर आस लगाना सरासर गलत है। इस तरह के अवैज्ञानिक इलाज प्रायः किसी काम के नहीं होते और उन पर विश्वास करना सिर्फ निराशा की ओर ही ले जाता है।

इंफेक्शन के मामलों में सही रोगाणु-रोधी दवा ही मर्ज को दूर कर सकती है। गोनोरिया और सिफलिस में पेनिसिलिन, टेट्रासायक्लिन या एरिथ्रोमायसीन सरीखी ऐंटिबायटिक दवाएँ, ट्राइकोमोनास में मेट्रानिडाजोल, कैंडिडा में योनि में रखनेवाली निस्टेटिन या किटोकोनाजोल गोलियाँ, क्लेमिडिया में टेट्रासायक्लिन, हीमोफिलस में एम्पीसलिन या टेट्रासायक्लिन, हर्पिज में स्थानीय तौर पर बीटाडीन दवा का लेप और जोवायरेक्स गोलियाँ रोगाणुओं से लड़ने में कामयाब हैं। लेकिन उपचार की सफलता के लिए दवा की पूरी खुराक नियमपूर्वक और डॉक्टरी हिदायत के मुताबिक लेना निहायत जरूरी है। रोगी के यौन-साथी का भी पूरा इलाज आवश्यक होता है वरना यौन-संसर्ग से स्त्री को इंफेक्शन दुबारा हो सकता है। कई पुरुष इलाज की अहमियत नहीं समझते और दवा लेने में लापरवाही कर जाते हैं। यह उनके अपने और उनकी पत्नी के स्वास्थ्य के लिए नुकसानदेह सिद्ध होता है।

गर्भाशयग्रीवा की सूजन या छीजन में कॉटरी द्वारा सिंकाई, शीत-चिकित्सा (क्रायो-सर्जरी) या लेजर-चिकित्सा करके तकलीफ मिटाई जा सकती है। यह इलाज मरीज को अस्पताल में भर्ती किए बिना ओ. पी.डी. में किया जा सकता है। गर्भाशयग्रीवा के पोलिप का इलाज एक छोटे-से ऑपरेशन द्वारा संभव है, जिसमें उसे काटकर निकाल दिया जाता है।

जिन मामलों में योनि या गर्भाशय के भीतर पहले से रखी कोई चीज योनि-स्राव का कारण होती है, उनमें उसका बाहर निकालना ही समस्या को दूर कर देता है।

ड्योडरेंट, सुगंधित तेल, गर्भनिरोधक जेली आदि से एलर्जी के

मामलों में उनकी पहचान और उसके बाद उनका इस्तेमाल न करना समस्या का निराकरण कर देता है।

किसी भी बीमारी के प्रति आशंकित रहकर हिम्मत हार जाने से ठीक इलाज नहीं हो पाता। यह सच ल्यूकोरिया पर भी सोलह आने लागू होता है। उससे छुटकारा पाने के लिए जरूरी है कि तनाव से मुक्त रहें और स्वस्थ रूप से वैवाहिक जीवन जिएँ। इन बातों में कहीं कोई दम नहीं है कि योनि-स्राव से भीतरी ताकत घटती है, शरीर दुर्बल हो जाता है और यौवन कम उम्र में ही ढल जाता है। ऐसी भ्रामक बातें प्रायः उन नीमहकीमों द्वारा फैलाई जाती हैं जो लोगों के मन में भय का बीज बोकर अपना गोरखधंधा चलाते हैं।

गर्भाशय की रसौली : फाइब्रॉयड

संतान-बीज के लिए घरौंदा बनाकर धरती पर मनुष्य-जीवन को जिंदा रखने वाला गर्भाशय अनेक महिलाओं में रसौली का घर बन जाता है। उसकी ताकतवर मांसपेशियों में छोटी-छोटी गोलाकार गाँठें उठ आती हैं, जो बढ़कर कुछेक मामलों में इतनी बड़ी हो जाती हैं कि मानो गर्भाशय में किसी ने फुटबाल रख दी हो। ये रसौलियाँ वजन में भी बहुत भारी हो सकती हैं—यहाँ तक कि कुछ मामलों में ऑपरेशन से निकाली गई रसौलियों को तोलने पर उनका वजन 140 पाउंड तक पाया जा चुका है। लेकिन इक्के-दुक्के मामले को छोड़, ये रसौलियाँ इतनी बड़ी होकर भी जान के लिए खतरा नहीं बनतीं और सिर्फ 200 में से 1 में ही उनमें कैंसर होने का जोखिम होता है।

समझा जाता है कि 35 के बाद की उम्र में औसतन हर पाँचवीं महिला को यह रसौली (फाइब्रॉयड) होती है, हालाँकि कुछ में इसका आकार इतना छोटा होता है कि डॉक्टरी जाँच हुए बिना इसका पता नहीं चलता। यों यह रसौली 20 की उम्र के बाद कभी भी हो सकती है, लेकिन सबसे अधिक मामले 35 से 45 की उम्र में पहचान में आते हैं। कुछ मामलों में यह रजोनिवृत्ति के बाद भी प्रकट होती है, लेकिन इनमें भी रसौली का बीज पहले से पड़ चुका होता है।

बुनियादी तौर पर यह रसौली औरत के प्रजनन-क्षम काल की उपज होती है। रज से निवृत्ति पा लेने के बाद अधिकांश महिलाओं में रसौली का आकार अपने आप ही छोटा हो जाता है।

समझा जाता है कि ईस्ट्रोजेन हार्मोन से ही यह रसौली अंकुरित होती है और उसी से इसका आकार बढ़ता है। संतानहीन महिलाओं और उन महिलाओं में जिनकी सिर्फ एक या दो संतान होती हैं, यह रसौली अधिक पाई गई है।

इस रसौली का सबसे आम लक्षण मासिक-धर्म के समय भारी मात्रा में खून जाना है। मासिक-स्राव की मात्रा बढ़ जाती है और वह अधिक दिनों तक चलता रहता है। आमतौर पर तीन से पाँच दिन तक होकर बंद हो जानेवाला रक्तस्राव अब दस दिन तक भी जारी रह सकता है। अधिक खून जाते रहने से शरीर में खून की कमी आ सकती है और लापरवाही बरतने से यही कमी गंभीर रक्ताल्पता (अनीमिया) में बदल जाती है, जिससे शरीर में कमजोरी आ जाती है और थकान महसूस होने लगती है।

ज्यादातर मामलों में मासिक-चक्र पूर्ववत् रहता है, हालाँकि रक्तस्राव अधिक दिन तक बने रहने से प्रतीत होता है कि 'मासिक' समय से पहले आने लगा है। कुछ मामलों में मासिक-स्राव पूरा हो लेने के बाद बीच-बीच में भी योनि से खून गिरने की शिकायत होती है। कुछ और मामलों में रसौली में इंफेक्शन हो जाने से योनि से खून-सना दुर्गंधमय स्राव आने लगता है। यदि यह लक्षण दिखे तो तुरंत डॉक्टर से सलाह लेनी चाहिए, क्योंकि यह भीतर में साथ-साथ पनप रहे किसी गंभीर रोग का लक्षण भी हो सकता है। डॉक्टर भीतरी जाँच करके ही यह बता सकता है कि असल समस्या क्या है।

कई मामलों में मासिक-स्राव के समय पेट के निचले हिस्से में दर्द की शिकायत होती है। रसौली बढ़ने पर पेडू (पेल्विस) में भारीपन महसूस होने लगता है। कुछ मामलों में रसौली भीतर ही भीतर अपनी धुरी पर घूम जाती है, जिससे पेट में अचानक तेज दर्द होने लगता है। यों रसौली में दर्द का उठना अच्छा लक्षण नहीं है। ऐसे में डॉक्टर से तुरंत सलाह लेना बहुत जरूरी होता है।

रसौली बहुत बढ़ जाने पर आसपास के अंगों पर दबाव पड़ने लगता

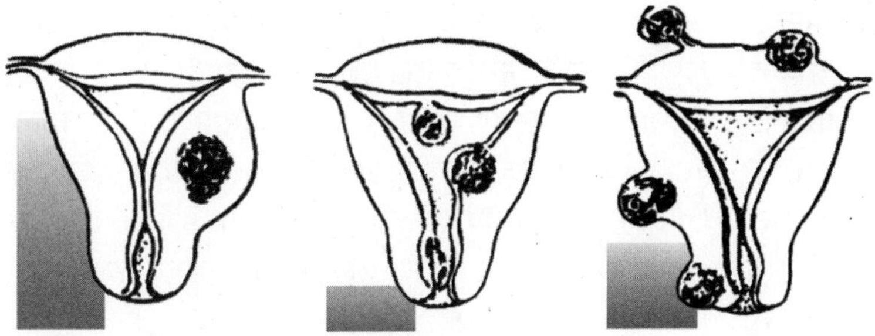

70% मांसपेशी में — *10% आंतरिक सतह के ठीक नीचे* — *20% बाहरी सतह की तरफ*

गर्भाशय में रसौली की स्थितियाँ

है। बड़ी आँत व मलाशय पर जोर रहने से कब्ज हो जाती है और मूत्राशय पर जोर रहने से पेशाब रुक जाता है या थोड़ी मात्रा में घड़ी-घड़ी होता रहता है।

कई मामलों में रसौली का पता संतान न होने पर डॉक्टरी छानबीन कराने पर पता चलता है। रसौली की वजह से गर्भाशय गर्भ को ठीक से जगह नहीं दे पाता और गर्भ खुद ही गिर जाता है या संसेचित डिंब गर्भाशय की भीतरी सतह से चिपक नहीं पाता। लेकिन कुछ महिलाओं में रसौली होते हुए भी गर्भ ठीक से ठहर जाता है और सामान्य रूप से बढ़ता रहता है। इन मामलों में प्रायः सिजेरियन ऑपरेशन से ही बच्चे को जन्म दिलाया जाता है।

कुछ मामलों में रसौली बिल्कुल गुपचुप रहती है और किसी अन्य कारण से अल्ट्रासाउंड कराने पर उसका पता लगता है। इससे अनावश्यक ही घबराना नहीं चाहिए, क्योंकि छोटी रसौलियाँ प्रायः हर पाँचवीं स्त्री में पाई जाती हैं।

गर्भाशय की रसौली का इलाज कई बातों को ध्यान में रखकर किया जाता है। कम उम्र की संतान-इच्छुक महिलाओं में डॉक्टर की पहली कोशिश बिना ऑपरेशन किए गर्भधारण का समुचित अवसर देना है। इस बीच मरीज को खून बनानेवाली दवाएँ दी जाती हैं ताकि खून की कमी पूरी हो सके। जरूरत होने पर खून चढ़ाना भी पड़ सकता है। कई मामलों में यह नीति कामयाब होती है और मरीज गर्भधारण कर

माँ बनने का सपना पूरा कर लेती है।

लेकिन कुछ में रसौली संतान-सुख के आड़े आती रहती है और इंतजार करते रहना बेमायने हो जाता है। इन्हीं मामलों में एक और कोशिश के तौर पर गर्भाशय से पूरी रसौली निकालने का ऑपरेशन किया जाता है। लेकिन यह ऑपरेशन तभी हो पाता है जब सिर्फ एक या दो रसौली हों। अगर पूरा गर्भाशय छोटी-छोटी असंख्य रसौलियों से भरा हो तो तकनीकी तौर पर यह ऑपरेशन नामुमकिन होता है।

जिन मामलों में रसौली होते हुए भी स्त्री गर्भवती हो जाती है, उनमें गर्भावस्था प्रायः बिना किसी परेशानी के पूरी हो जाती है। पर इस बीच यदि पेट में जोरों का दर्द, उलटी और बुखार की शिकायत बने तो डॉक्टर को पूरी स्थिति बताना जरूरी होता है। ये लक्षण रसौली की धमनियों में खून जमने से पैदा होते हैं और आराम करने तथा नस द्वारा ग्लूकोज देने से अधिकांश मामलों में स्थिति सँभल जाती है। परंतु प्रसव के समय रसौली अक्सर दिक्कत देती है अतएव अधिकांश मामलों में पहले से ही ऑपरेशन करने का निर्णय ले लिया जाता है। सिजेरियन करते वक्त अगर रसौली से अधिक रक्तस्राव होने का जोखिम दिखता है तो बच्चे को निकालने के बाद गर्भाशय भी निकालना पड़ जाता है ताकि माँ की जान बच सके। इसीलिए कई डॉक्टर सिजेरियन शुरू करने से पहले ही इस बाबत मरीज और उसके पति की रजामंदी ले लेते हैं।

कुछ मामलों में स्त्री अपना पारिवारिक दायित्व पूरा करके रजोनिवृत्ति की तरफ बढ़ रही होती है और उसकी रसौली का आकार भी छोटा ही होता है। इन मामलों में दवा से खून की कमी पूरी कर दी जाती है और रसौली पर नजर रखी जाती है। समय-समय पर डॉक्टरी जाँच और अल्ट्रासाउंड करके देखा जाता है कि रसौली में किसी तरह की पेचीदगी तो नहीं हो रही। अगर स्थितियाँ अनुकूल रहती हैं, तो उसे छेड़ा नहीं जाता। इस बीच मरीज को गर्भनिरोधक का चयन सोच-समझकर करना पड़ता है। उसके लिए गर्भनिरोधक गोलियाँ या कॉपर-टी उपयुक्त नहीं होते। वह या तो टुडे जैसी योनि में रखी जानेवाली गोली इस्तेमाल कर सकती है या उसका यौन-साथी कंडोम का प्रयोग कर सकता है।

जिन मामलों में पूरा गर्भाशय रसौलियों से भरा होता है या रसौली परेशान कर रही होती है और परिवार पूरा हो चुका होता है, उनमें गर्भाशय को निकालना ही समस्या का पूर्ण समाधान है। यह ऑपरेशन कई विधियों से किया जा सकता है और अब इसे लेपरोस्कोप (दूरबीन) के द्वारा बिना ज्यादा चीर-फाड़ किए अति सूक्ष्मता के साथ किया जा सकता है। इस लेपरोस्कोपिक हिस्ट्रेक्टमी का सबसे बड़ा फायदा कम समय में मरीज का बिलकुल स्वस्थ हो जाना है और सबसे बड़ी कमी यह कि नातजुर्बेकार डॉक्टर से कराने पर कई तरह की गंभीर पेचीदगियाँ भी पैदा हो सकती हैं। अतएव इसे किसी बड़े अस्पताल में किसी अनुभवी विशेषज्ञ से ही करानी चाहिए।

गर्भाशय निकलवा लेने से सामान्य जीवन पर किसी तरह की आँच नहीं आती; स्त्री पहले की ही तरह यौन-सुख पा सकती है और वह रसौली के कारण हो रहे कष्ट से भी पूरी तरह मुक्त हो जाती है।

एंडोमेट्रियोसिस

तन के आंतरिक राग के साथ ताल मिलाकर चलना गर्भाशय की नियति है। वह सयाना होते ही इस धर्म में बँध जाता है और जब तक तन में सुरों का उतार-चढ़ाव रहता है, तब तक वह उनके साथ हिलोरें लेता रहता है। प्रजनन-क्षम काल में हर महीने उसकी आंतरिक सतह नन्हे संतान-बीज की आस में खुद को तैयार करती है और यदि उसका घर सूना रह जाता है तो वह उसे मासिक-स्राव के रूप में त्याग देती है।

कुदरत ने यह अद्‌भुत गुण सिर्फ गर्भाशय की आंतरिक सतह को ही दिया है। शरीर के किसी भी दूसरे अंग के भाग्य में रज के दर्शन का योग नहीं बदा है।

लेकिन कुछ स्त्रियों का शरीर इस नियम को तोड़ देता है। उसके कुछ दूसरे अंग भी गर्भाशय की तरह कार्य करने लगते हैं। इन अंगों पर भी गर्भाशय की आंतरिक सतह की परत जैसा अस्तर चढ़ जाता है, जो उसी की तरह मासिक-चक्र के साथ बढ़ता-छँटता रहता है। उससे हर माह मासिक-धर्म के समय रज का त्याग भी होता है, लेकिन यह रज उन अंगों के आस-पास ही रह जाता है क्योंकि उसे निकासी के लिए रास्ता नहीं मिलता। इस भीतर छूटे रज के इर्द-गिर्द समय के साथ रेशेदार तंतु पैदा हो जाते हैं, जिनमें उस क्षेत्र के अंग लिपट या उलझ जाते हैं। बढ़ी हुई बीमारी में पूरा का पूरा क्षेत्र इस सीमा तक जकड़ जाता है कि अंगों को

जरा भी हिलने-डुलने की जगह नहीं रहती। इसका इन अंगों के स्वास्थ्य पर बुरा असर पड़ता है। फलस्वरूप तरह-तरह के कष्ट पैदा हो जाते हैं। यही एंडोमेट्रियोसिस का विकृति-विज्ञान है।

गर्भाशय की आंतरिक सतह–एंडोमिट्रियम–शरीर के दूसरे अंगों में कैसे पहुँचती है और कैसे उगती है, यह एक रहस्य ही है। लेकिन उसे भी अपनी परवरिश के लिए, गर्भाशय की एंडोमिट्रियम की ही तरह, ईस्ट्रोजेन हार्मोन की जरूरत होती है। शरीर में ईस्ट्रोजेन हार्मोन बनना बंद हो जाए तो उसका उगना भी रुक जाता है और वह छँटती जाती है। इसीलिए रजोनिवृत्ति के बाद एंडोमेट्रियोसिस का रोग खुद ही सिमट जाता है।

रोग के अधिकांश मामले 30 से 45 की उम्र की महिलाओं में पाए जाते हैं। उनमें भी अधिकतर महिलाएँ या तो संतानहीन होती हैं या उनकी कोख से सिर्फ एक या दो बच्चों ने ही जन्म पाया होता है। गर्भावस्था रोग को काटती है और शायद इसीलिए निम्न आर्थिक वर्ग की स्त्रियों में, जो अपने पूरे प्रजनन-क्षम काल में कई बार माँ बनने की प्रक्रिया से गुजरती हैं, एंडोमेट्रियोसिस लगभग न के बराबर पाई जाती है।

यों तो एंडोमेट्रियोसिस शरीर के किसी भी हिस्से में हो सकती है, लेकिन प्रायः वह श्रोणि-गुहा के अंगों में ही पाई जाती है। यह रोग सबसे अधिक डिंबग्रंथियों में होता है जिनमें छोटी-छोटी बहुत-सी सिस्ट बन जाती हैं। श्रोणि-गुहा की चादर–पेरिटोनियम–पर भी रोग का असर प्रायः ही दीखता है। गर्भाशय के तंतुओं, योनि के भीतरी भाग, छोटी और बड़ी आँतों, मलाशय, मूत्राशय और पेट पर (खासतौर से नाभि के क्षेत्र में) यह रोग दिख सकता है।

रोग होने पर नाना प्रकार के लक्षण देखे जा सकते हैं, जिनका स्वरूप इस बात पर निर्भर करता है कि बीमारी शरीर के किस अंग में है और कितनी उग्र है। अधिकांश मामलों में रोग के पैर डिंब-ग्रंथियों में स्थित होते हैं, जिस कारण पेडू में दर्द होता है। यह दर्द हर समय नहीं रहता। इसका उठना खास समय और स्थितियों से संबंध रखता है : हर माह मासिक-धर्म से दो-चार रोज पहले शुरू होकर रज के आरंभ होने तक; डिंब के उत्सर्ग के समय; और यौन-संसर्ग के समय।

यह पेट के निचले भाग में उठता है और कभी मद्धिम तो कभी बहुत तेज होता है। यौन-संसर्ग के समय दर्द होने के कारण स्त्री का मन काम-क्रीड़ा से परहेजगार हो जाता है। यह विमुखता उसकी कोख को भी सूना बनाए रखती है। यों डिंब के रास्ते में बाधाएँ होने से भी उसकी माँ बनने की आस अधूरी छूट सकती है। माँ न बन पाने के 15 से 20 प्रतिशत मामलों में एंडोमेट्रियोसिस ही बाधक होती है। बच्चा न होने पर की गई डॉक्टरी छानबीन के दौरान लेपरोस्कोपी करने पर इन मामलों का पता चलता है। अधिकांश मामलों में मासिक-धर्म के दौरान अधिक रक्त-स्राव होता है; रक्त-स्राव की मात्रा इसलिए भी बढ़ जाती है कि स्राव भारी होने के साथ-साथ अधिक दिन तक जारी रहता है। कुछ मामलों में 'मासिक' कम दिनों पर ही होने लगता है। रोगी खुद को मासिक-धर्म के दिनों में अस्वस्थ महसूस करती है और उसे हल्का बुखार भी आ सकता है। मूत्राशय में रोग हो जाने पर पेशाब के साथ खून आता है और जलन हो सकती है। इसी प्रकार आँतों में रोग होने पर शौच से निवृत्त हो पाना अत्यधिक पीड़ादायक हो जाता है। डिंबग्रंथि में सिस्ट के अचानक फटने से इतना तेज दर्द होता है कि इमरजेंसी बन जाती है।

एंडोमेट्रियोसिस की पहचान मुश्किल से होती है। कोई सजग डॉक्टर ही रोगी की शिकायतें सुनकर इस बीमारी के होने की बाबत सोचता है। श्रोणि-गुहा की सूजन में भी बिल्कुल इसी से मिलते-जुलते लक्षण पाए जाते हैं और अक्सर उसी का इलाज देकर डॉक्टर हाथ झाड़ लेते हैं।

एंडोमेट्रियोसिस का प्रामाणिक निदान लेपरोस्कोपी से ही हो पाता है। उससे रोग की गंभीरता का भी पूरा आकलन हो जाता है और छोटे सतही विकारों को डायथर्मी से जलाकर खत्म भी किया जा सकता है।

एंडोमेट्रियोसिस में यह खतरा जरा नहीं होता कि कैंसर बन जाएगा। बीमारी भी अक्सर 45 की उम्र के बाद कम होना शुरू हो जाती है।

उपचार के लिए प्रायः हार्मोनल चिकित्सा पर ही निर्भर किया जाता है। डेनाजोल इसमें सबसे कामयाब और सबसे अधिक प्रचलित दवा है।

यह दवा पीयूष ग्रंथि में बननेवाले डिंबग्रंथि-उत्प्रेरक हार्मोन (गोनेडोट्रॉफिन) की मात्रा घटाती है और मासिक-धर्म की क्रिया को दबा देती है। इसकी एक दिन की खुराक 400 से 800 मिलीग्राम होती है, जिसे डॉक्टर ही तय कर सकता है।

यह दवा कम से कम छह महीने तक लेनी पड़ती है। इसके कारण कील-मुँहासों, चेहरे पर बाल आने और वजन बढ़ने की परेशानियाँ हो सकती हैं।

प्रोजेस्टेरोन दवा, जैसे प्राइमोल्यूट-एन, डेनाजोल की विकल्प है। इसे भी छह महीने तक लगकर लेना पड़ता है। वजन बढ़ना, शरीर की सूजन, जी मिचलाना इसके पार्श्व-प्रभाव (साइड-इफेक्ट) हैं।

इन दवाओं का कोर्स पूरा होने के बाद कुछ ही महीनों में डिंब-ग्रंथियाँ फिर सुचारु रूप से कार्य करने लगती हैं और संतान-इच्छुक महिलाएँ माँ बनने का सपना पूरा कर सकती हैं। इसमें सफलता-दर 70 प्रतिशत तक पाई गई है।

लेकिन जिन मामलों में रोग बहुत बढ़ चुका होता है और स्त्री संतान नहीं चाहती, उन मामलों में ऑपरेशन करके गर्भाशय, डिंब-ग्रंथियाँ और डिंब-नलियाँ निकाल देना ही सबसे कारगर उपचार है।

प्रोलैप्स : धरा पर उतरना

तीन हाथ के शरीर में कुदरत ने क्या कुछ रच डाला है, सोचकर ही मन रोमांच से भर उठता है। यह देखकर माँ-प्रकृति के प्रति नतमस्तक हुए बिना नहीं रहा जाता कि उसने किस खूबसूरती से एक-एक कोशिका जोड़कर शरीर के भीतर की विराट दुनिया रची और मांसपेशियों, तंतुओं तथा हड्डियों की ऐसी चारदीवारियाँ खींच दीं कि हर अंग का स्थान नियत हो गया और उन्हें इधर-उधर डोलने की अनुमति न रही।

श्रोणि-गुहा के अंगों को रचते-बसाते समय भी माँ-प्रकृति ने यही तय किया होगा कि गर्भाशय, मूत्राशय, मलाशय और उनसे बाहर खुलते रास्ते इसी नियम में बँधकर रहें। लेकिन जिंदगी ने उसे मात दे दी। स्त्री-जीवन के विभिन्न दबावों और तनावों ने सिद्ध कर दिया कि प्रकृति के डिजाइन में भी कुछ ऐब हैं।

इसीलिए अनेक स्त्रियों में गर्भाशय और दूसरे श्रोणि-अंग अपनी जगह रुक नहीं पाते और नीचे की तरफ सरकने को मजबूर हो जाते हैं। उम्र के साथ आम पाई जानेवाली यह व्याधि ही प्रोलैप्स है, जिसे अलग-अलग प्रांतीय भाषाओं में धरा गिरना, शरीर निकलना, तम्बू गिरना जैसे मुहावरों से पहचाना जाता है।

यह विकार कई प्रकार से प्रकट होता है। लगता है जैसे योनि में कोई चीज नीचे उतर आई है और उसमें से कुछ बाहर आने लगा है।

शारीरिक श्रम करते वक्त जोर पड़ने, खाँसने, हँसने और वजन उठाने पर यह अनुभूति प्रबल हो उठती है और लेटने पर जैसे सब सामान्य हो गया लगता है। पेट के निचले हिस्से में अजब-सा खालीपन और दुर्बलता महसूस होती है। हँसने, खाँसने, नीचे की तरफ जोर पड़ने पर थोड़ी-थोड़ी मात्रा में खुद-ब-खुद मूत्र निकल जाता है। बार-बार लघुशंका की इच्छा उठती है लेकिन मूत्र त्यागने में कठिनाई होती है : जितना ज्यादा जोर लगाया जाए उतनी ही मुश्किल बढ़ती जाती है। एक बार मूत्र त्यागने के बाद जल्द ही फिर से मूत्र त्यागने की इच्छा प्रबल हो उठती है। दिन ढलने के साथ पीठ में दर्द हो जाता है, जिसमें लेटने और आराम करने से राहत मिलती है। योनि से स्राव आने की शिकायत भी बन जाती है।

ये सभी लक्षण श्रोणि-गुहा की मांसपेशियों और तंतुओं की कमजोरी से पैदा होते हैं। गर्भाशय, मूत्राशय और फिर मलाशय तथा उनके रास्तों को निर्धारित स्थानों पर बाँधे रखनेवाली मांसपेशियों के तंतु ढीले पड़ जाने से इन अंगों का सहारा छिन जाता है, जिससे ये अंग नीचे की ओर लुढ़क जाते हैं।

पहली और दूसरी डिग्री के प्रोलैप्स में गर्भाशय-ग्रीवा पहले योनि में और फिर योनिद्वार तक उतरने लगती है। योनि की भीतरी दीवारें भी नीचे सरक आती हैं, जिससे मूत्राशय और मूत्र-नली का सहारा छिन जाता है और वे नीचे उतर आते हैं। फिर तकलीफ बढ़ने पर मलाशय भी अपनी जगह छोड़कर नीचे खिसक आता है। इस अवस्था तक सभी अंग आराम करने पर वापस अपनी-अपनी जगह लौट जाते हैं। लेकिन तीसरी डिग्री के प्रोलैप्स में गर्भाशय-ग्रीवा योनि से बाहर आ जाती है। अब भी इलाज नहीं हो, तो पूरा का पूरा गर्भाशय लुढ़ककर योनि के बाहर आ जाता है। ऐसी स्थिति में स्त्री यौन-संसर्ग की सहभागी नहीं बन सकती। उसके बाहर निकले गर्भाशय पर जख्म भी बन सकते हैं।

प्रोलैप्स की पैदाइश उन सभी दोषों से होती है जो श्रोणि-गुहा की मांसपेशियों और तंतुओं को कमजोर बनाते हैं। भारतीय स्त्रियों में कम उम्र में भी यह शिकायत बड़ी तादाद में पाई जाती है, जिसके कई कारण हैं : कच्ची उम्र में ब्याह, छोटी उम्र में माँ बनने का बोझ,

बार-बार बच्चे, प्रसव के समय डॉक्टरी सहायता न मिलना, अनपढ़, दाई द्वारा प्रसूति के समय की गई गलतियाँ और प्रसूति के बाद फिर से भारी कामकाज में लग जाना मांसपेशियों और तंतुओं की ताकत को बिलकुल छीन लेता है।

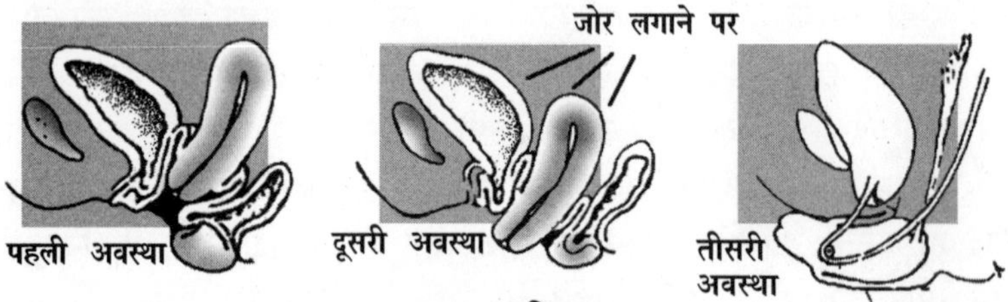

धरा का गिरना

पहली अवस्था में मूत्राशय और गुदाशय योनिमार्ग की तरफ लटक जाते हैं। **दूसरी अवस्था** में गर्भाशय योनिमार्ग में नीचे की तरफ खिसक आता है जिससे सहवास में कष्ट होता है और मूत्रत्याग पर वश नहीं रहता। **तीसरी अवस्था** में गर्भाशय योनि से बाहर निकल आता है।

इससे मुक्ति संभव है, बशर्ते शुरू से ही इस पर ध्यान दिया जाए। गर्भधारण करने से पहले यह देख लेना चाहिए कि शरीर तंदुरुस्त हो और बालिग हो चुका हो। गर्भकाल में डॉक्टरी देख-रेख में व्यायाम*, आराम और तनाव से मुक्त रहकर स्वस्थ-संतुलित खुराक लेना बहुत उपयोगी है। इससे शरीर का वजन अनावश्यक नहीं बढ़ता और मांसपेशियों की ताकत भी बनी रहती है। प्रसूति के लिए डॉक्टर या नर्स का होना बहुत जरूरी है ताकि बच्चे को जन्म देने में कम से कम कठिनाई हो और योनि-क्षेत्र की मांसपेशियाँ जरूरत पड़ने पर तुरंत सिली जा सकें। प्रसूति के बाद जच्चा के लिए विश्राम जरूरी है, लेकिन इसका यह अर्थ कदापि नहीं कि बिस्तर पर ही लेटे रहा जाए। जच्चा दूसरे रोज से ही उठना शुरू कर सकती है मगर उसे भारी कामकाज नहीं करना होता। स्वास्थ्यलाभ के लिए प्रसवोपरांत व्यायाम नितांत उपयोगी होते हैं। बच्चों में 3 से 5 साल का अंतर भी निहायत जरूरी होता है ताकि शरीर दूसरे बच्चे के समय तक अपनी पूरी ताकत और तंदुरुस्ती वापस पा सके।

---

* लेखक-द्वय की 'खिले मातृत्व गूँजे किलकारियाँ' पुस्तक में इन व्यायामों को सचित्र समझाया गया है।

प्रसव से ढीली हुई श्रोणि की मांसपेशियों को फिर से चुस्त बनाने के लिए एक सरल व्यायाम बहुत फायदा करता है जिसे करने की विधि इस प्रकार है : श्रोणि की मांसपेशियों को उसी प्रकार सिकोड़ें जैसे मूत्र-त्याग की क्रिया को रोकना हो, और दस तक गिनने के बाद मांसपेशियों को ढीला छोड़ दें। फिर दस तक गिनें। अब वही व्यायाम फिर से दोहराएँ। पहले दिन 12 बार और बढ़ाते-बढ़ाते सुबह-शाम 24-24 बार इसे करने का नियम बना लें। इससे योनि की मांसपेशियों की कसावट फिर से ताजा हो जाएगी और यौन-संसर्ग का सुख भी दुगुना हो जाएगा।

यह व्यायाम कीगल की 'पेल्विक फ्लोर एक्सरसाइज' के नाम से जगप्रसिद्ध है। इससे यौवन ढलने के बाद भी प्रोलैप्स के जोखिम को घटाया जा सकता है वरना उम्र बढ़ने के साथ मांसपेशियों का ढलना लगभग निश्चित है। प्रोलैप्स के सर्वाधिक मामले रजोनिवृत्त स्त्रियों में ही होते हैं। बड़ी-बूढ़ियों में यह व्याधि बहुत अधिक पाई जाती है।

प्रोलैप्स का स्थायी उपचार ऑपरेशन ही है। लेकिन कम उम्र की महिलाओं में, जो आगे भी बच्चा चाहती हैं, ऑपरेशन नहीं किया जाता। उनमें यह खटका होता है कि कहीं दूसरे बच्चे को जनमते समय किए-कराए पर पानी न फिर जाए। इसीलिए उनका इलाज व्यायाम तथा आवश्यक होने पर पेसरी से किया जाता है। पेसरी मुलायम प्लास्टिक से बनी खास तरह की रिंग है जिसे योनि के भीतर फिट किया जा सकता है ताकि योनि की भीतरी दीवारें सँभली रहें, उन्हें सहारा मिल जाए। लेकिन इससे स्थिति सिर्फ सँभलती है, समाप्त नहीं होती।

पेसरी के साथ कुछ सीमाएँ भी हैं : उसे रोजाना गुनगुने पानी से साफ करना पड़ता है, हर तीन महीने बाद बदलना पड़ता है, बार-बार डॉक्टरी निरीक्षण के लिए जाना पड़ता है और उसे लगाए रखना भी बहुत आरामदेह नहीं होता। यौन-संसर्ग के समय भी उसकी उपस्थिति तकलीफ दे सकती है। उससे मूत्राशय पर भी नियंत्रण नहीं हो पाता। उसका लाभ सिर्फ इतना ही है कि वह स्त्री का परिवार पूरा होने तक स्थिति को कुछ हद तक सहनीय बना देती है।

स्थायी उपचार के लिए मूलतः दो प्रकार के ऑपरेशन किए जाते

हैं। युवा महिलाओं में, जो गर्भाशय से वंचित नहीं होना चाहतीं, श्रोणिगुहा के तंतुओं और मांसपेशियों को कस दिया जाता है और अंगों को मजबूत सहारा देने के लिए उन्हें बाँधकर रखनेवाले तंतुओं में जरूरी काट-छाँट और फेरबदल किया जाता है। लेकिन इसके बाद गर्भधारण होने पर प्राकृतिक प्रसव का जोखिम नहीं उठाया जाता और बच्चा सिजेरियन ऑपरेशन से ही जन्माया जाता है।

बड़ी उम्र की महिलाओं तथा उन महिलाओं में जिनका गर्भाशय अपना स्वास्थ्य गँवा चुका होता है, श्रोणि-तल के तंतुओं और मांसपेशियों को कसने व मजबूत करने के साथ-साथ गर्भाशय को निकाल देना अधिक संगत होता है। इससे सारी दिक्कतें दूर हो जाती हैं और स्वस्थ जीवन लौट आता है।

स्तन के रोग

नारी-शरीर रेखाओं का सुंदर मनमोहक विन्यास है। उसमें संगीत की मधुर ध्वनि, चित्रकला के रंग और संपूर्ण कलाओं की समष्टि है। उसके इस रूप-सौंदर्य में प्रेयसी का लुभावना आकर्षण है, तो मातृत्व का स्नेहिल वात्सल्य भी स्वतः उमड़ आता है।

वक्ष नारी के इस स्वभावगत सौंदर्य के पूरक हैं। नवयौवना होते ही वह उनके प्रति उत्सुकता से भर उठती है। उसका मन उनके रूप और आकार को लेकर बेचैन हो उठता है, नाना प्रकार के सवाल उसे उद्वेलित किए रहते हैं, लेकिन यह उसे नहीं सूझता कि अपनी हैरानियाँ और परेशानियाँ वह किससे कहे, किससे सुने। पत्र-पत्रिकाओं में छपे ऊलजलूल विज्ञापन और नीमहकीमों के सुझाव उसे उलझा देते हैं; उसकी शंकाएँ और तीव्र हो उठती हैं तथा मन भविष्य को लेकर निराधार चिंताओं में डूब जाता है।

किंतु जैसा कि पहले भी स्पष्ट किया जा चुका है, नैन-नक्श की तरह वक्ष का रूप और आकार भी हर स्त्री में स्वभावगत होता है। उसके आनुवंशिक गुण—जो उसके जीन्स में जिंदा होते हैं—और उसकी आंतरिक हार्मोनल दुनिया ही यह सुनिर्धारित करते हैं कि उसकी रेखाओं का विन्यास क्या होगा। इसे किसी तरह की दवा, क्रीम, तेल या वनस्पतियों के लेप से बढ़ाया-घटाया नहीं जा सकता और ना ही इसके बारे में परेशान होने की जरूरत होती है। उनके आकार से यौनसुख को

जोड़ना भी मात्र मन की कुरूपता है, इससे अधिक कुछ नहीं। ऐसे में मन के इलाज की जरूरत होती है, तन के इलाज की नहीं। हालाँकि यह मनुष्य का स्वभाव है कि वह दूसरों से सदा तुलना करता है और उसकी यह इच्छा होती है कि वह दुनिया के बनाए मापदंडों पर श्रेष्ठतम उतरे, लेकिन शारीरिक यष्टि के संबंध में इतनी आकुलता सर्वथा अनावश्यक है। इस पर किसी का वश नहीं।

स्तनों का ऊतकीय विकास वयःसंधिकाल में ही पूरा हो जाता है। फिर शरीर पर चर्बी बढ़ने और घटने के साथ उनके आकार में वृद्धि या कमी हो सकती है। किसी व्यक्ति में शरीर के किस भाग में चर्बी अधिक चढ़ती है, यह आनुवंशिक गुणों से तय होता है। स्त्रियों में इसका वक्ष-आकार से सीधा संबंध है। स्तन के भीतर खास तरह का ऊतक और चर्बी ही होती है, जिसमें से सिर्फ चर्बी की मात्रा में फेर-बदल हो सकता है।

नवयौवनाओं तथा रजोनिवृत्ति के पास पहुँची महिलाओं में मासिक-चक्र के साथ स्तनों में फाइब्रोएडिनोसिस की शिकायत आम पाई जाती है। हर माह 'महीना' आने के कुछ दिन पहले स्तनों में दर्द शुरू हो जाता है, छूने पर भी दर्द उठता है, भारीपन महसूस होता है और स्तन में बहुत महीन गाँठें भी पैदा हो सकती हैं। यह विकार प्रायः या तो तरुण अवस्था में या 40 से 45 की उम्र में पाया जाता है। बाद की उम्र में यह अधिकांशतया उन स्त्रियों को होता है जो या तो कुँवारी होती हैं या विवाहित होते हुए भी संतानहीन होती हैं या उनके बच्चों ने उनकी छाती से दूध नहीं पीया होता।

फाइब्रोएडिनोसिस का इलाज बहुत आसान है। यदि तकलीफ दर्द और भारीपन तक ही सीमित हो, तो दिन के चौबीसों घंटे स्तन को सहारा देने के लिए तनी हुई चोली पहनने से आराम पहुँचता है। थोड़ा दर्द हो तो उसे सहा जा सकता है, क्योंकि यह विकार कुछ महीनों में खुद ही दूर हो जाता है। दर्द ज्यादा हो, तो डेनाजोल और विटामिन ई की गोलियाँ डॉक्टर की सलाह से ली जा सकती हैं।

लेकिन गाँठें बनने से यदि मामला उलझ गया हो, तो सर्जन से राय लेने में संकोच नहीं करना चाहिए। शक को दूर करने के लिए

मेमोग्राफी (स्तन की विशेष एक्स-रे जाँच) या अल्ट्रासाउंड करना ऐसे में जरूरी हो सकता है। बड़े सिस्ट को निकालने के लिए ऑपरेशन की जरूरत भी हो सकती है।

फाइब्रोएडिनोसिस की सबसे बड़ी विशेषता यह है कि वह कभी कैंसर

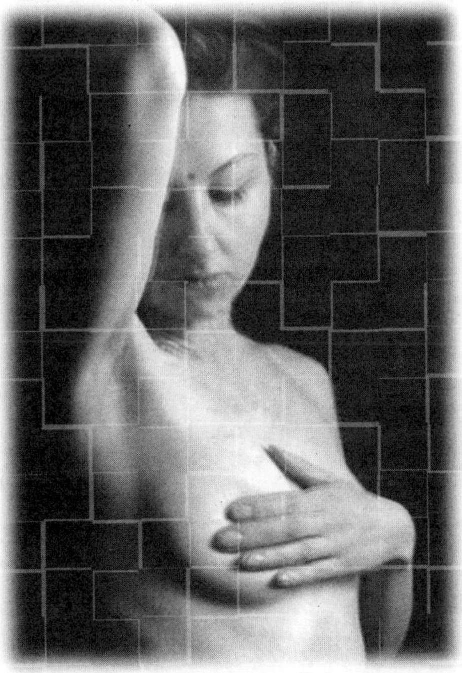

में नहीं बदलता, लिहाजा उससे जीवन को कोई खतरा नहीं होता।

नवयुवतियों के मन में अक्सर ही स्तनाग्र को लेकर भी तरह-तरह की चिंताएँ होती हैं। उनका मन अक्सर इस सोच से ग्रसित होता है कि स्तनाग्र का विकास ठीक से नहीं हो रहा। प्रायः यह उनके मन का वहम होता है, लेकिन कुछ मामलों में समस्या वास्तविक भी होती है। शारीरिक विकास के समय स्तन और स्तनाग्र के विकास-क्रम में अंतर रह जाने से स्तनाग्र भीतर दबा रह जाता है। शुरू की उम्र में इसका इलाज आसान होता है। अँगूठे और अँगुली के बीच स्तनाग्र को बाहर निकालने की क्रिया

कई बार दोहराने और तीन हफ्तों तक नियम से करते रहने से अधिकांश मामलों में समस्या दूर हो जाती है। अगर ऐसा न हो तो भावी जीवन में माँ का फर्ज पूरा करते समय प्रायः परेशानी होती है। बच्चे को दूध पीने में दिक्कत आती है, स्तनाग्र में जख्म बनने और छूत लगने का डर रहता है और स्तन में फोड़ा (ब्रेस्ट एबसेस) बन सकता है।

स्तनाग्र का उभार पहले सामान्य हो और बाद में भीतर की ओर चला जाए, तो तुरंत डॉक्टर से सलाह लेनी चाहिए। यह स्तन के भीतर पनप रही किसी गंभीर बीमारी का सूचक हो सकता है।

माँ बनने से दो महीने पहले ही स्तनाग्र की देखभाल शुरू कर देनी चाहिए, ताकि बच्चे को दूध पिलाने में दिक्कत न आए। स्तनाग्र को रोजाना साफ करने और ठीक से सुखाने के बाद घी का हल्का लेप लगाने से वह फटने से बचा रहता है।

किसी वजह से स्तनाग्र यदि फट ही जाए, तो बच्चे को दूध पिलाना बंद नहीं कर देना चाहिए। स्वस्थ स्तन से दूध पिलाना जारी रखते हुए, रुग्ण स्तन से ब्रेस्ट-पंप की मदद से दूध निकालकर बच्चे को दिया जाना चाहिए। चौबीस से बहत्तर घंटे में अक्सर फटाव भर जाता है, तब तक स्तनाग्र को साफ करके और सुखाकर साधारण ऐंटिसेप्टिक क्रीम का लेप लगाना चाहिए। आगे के लिए यह सावधानी बरतनी चाहिए कि बच्चे को दूध पिलाते हुए स्तनाग्र पर निपल-शील्ड लगाई जाए और स्तनाग्र की साफ-सफाई का पूरा ध्यान रखा जाए।

लापरवाही बरतने से स्तन में सूजन होने की हमेशा आशंका रहती है। दूध पीते समय बच्चा यदि स्तनाग्र को काट दे तो उससे भी भीतर छूत जाने का खतरा होता है।

स्तन की सूजन (मेस्टाइटिस) में स्तन के भीतर गरमाहट महसूस होती है, उसके ऊपर की त्वचा लाल हो जाती है, छूने पर गरम मालूम होती है और स्तन में बहुत दर्द होता है। इसी समय यदि ऐंटिबायटिक शुरू कर दिए जाएँ, स्तन को सहारा देने के लिए पट्टी बाँध दी जाए और दर्द से राहत दिलाने के लिए स्तन का सेंक किया जाए, तो मामला सुलट सकता है। लेकिन भीतर पीब पड़ जाने और फोड़ा बन जाने पर दवाओं से काम नहीं चलता तथा चीरा देकर पीब निकालना जरूरी हो जाता है।

इस बीच बच्चे का दूध बंद नहीं किया जाता। माँ स्वस्थ स्तन से दूध पिलाना जारी रखती है और बीमार स्तन से दूध निकालकर 5 मिनट तक उबालने के बाद बच्चे को दे सकती है।

बच्चा यदि बड़ा हो चुका हो या स्तन खाली करने में असहनीय पीड़ा हो, तो डॉक्टरी सलाह से दूध सुखाने की दवा लेना बेहतर होता है। लेकिन यह दवा स्तनों को खाली करने के बाद शुरू करनी चाहिए।

माँ के हार्मोन्स के प्रभाव से नवजात कन्याओं में जन्म के तुरंत बाद कुछ दिनों तक स्तनों से पानी जैसा द्रव आ सकता है। यह बिल्कुल सामान्य क्रिया है, जिससे माता-पिता को विचलित नहीं होना चाहिए। यह अपने आप ही बंद हो जाता है। इसके लिए किसी दवा या दुआ की जरूरत नहीं होती।

स्त्री-जीवन में स्तन से स्राव सामान्यतया गर्भावस्था में, स्तनपान के दिनों में और स्तनपान बंद करने के कुछ महीनों तक आता है। गर्भावस्था के छठे महीने से ही स्तनों से साफ पानी जैसा स्राव आना शुरू हो जाता है। इसके बारे में कतई चिंता करने की जरूरत नहीं होती।

उपरोक्त अवस्थाओं के अलावा, स्तन से स्राव आना असामान्य है और उसकी बाबत डॉक्टर से राय करना जरूरी है। यदि स्राव के साथ-साथ स्तन में गाँठ हो, या स्राव खून से सना हो, तो सर्जन से ही सीधी सलाह लेनी चाहिए। अनावश्यक समय गँवाने से रोग की गंभीरता बढ़ सकती है।

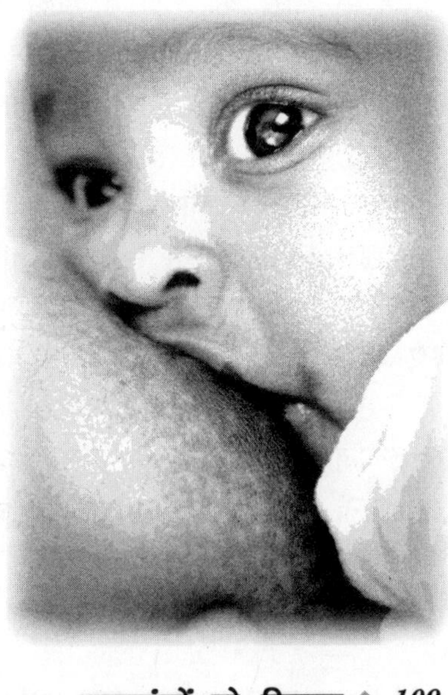

स्तन में कई किस्म के विकारों से गिलटी पैदा हो सकती है। लेकिन न तो उससे घबराना चाहिए, न ही उसे

छुपाना चाहिए। शुरू से यह सोच लेना कि यह स्तन-कैंसर है और असाध्य है, बिल्कुल गलत है और अपने आपसे सरासर नाइंसाफी है। स्तन में पाई जानेवाली 80 प्रतिशत गाँठें कैंसर नहीं होतीं और जिन 20 प्रतिशत में कैंसर होता है, उनमें से अधिकांश रोगी उपयुक्त उपचार पाकर बिल्कुल स्वस्थ और सामान्य जिंदगी पा सकते हैं।

स्तन में किसी भी तरह की गाँठ का शक होने पर तुरंत किसी भरोसेमंद सर्जन से सलाह लेनी चाहिए। वह जाँच-पड़ताल करके मामले की तह तक पहुँच सकता है। जाँच से मामला स्पष्ट न होने पर प्रायः गाँठ को निकालने का फैसला लिया जाता है, ताकि गाँठ भी निकल जाए और उसकी पूरी ऊतकीय जाँच भी की जा सके। यह 'एक्सीजन बायोप्सी' जल्द-अज-जल्द करा लेनी चाहिए ताकि शक मिट सके और रोग का पूरा इलाज हो सके।

कई तरह के सामान्य विकार स्तन में गाँठ पैदा कर सकते हैं। भीतरी सूजन, स्तन की चोट, स्तन्यपान के दिनों में हुई छूत, कई किस्म की साध्य (बिनाइन) रसौलियाँ, द्रव से भरी गिलटियाँ (सिस्ट) और फाइब्रोएडिनोसिस स्तन में गाँठ होने के प्रमुख कारण हैं।

फाइब्रोएडिनोमा स्तन की साध्य रसौलियों में से एक है। यह चौदह से तीस की उम्र में होती है। स्तन में गिलटी महसूस होती है जो समतल और कठोर होती है और आसानी से इधर-उधर चली जाती है—किसी एक हिस्से में चिपकी नहीं रहती। उसके होने से स्तन के बाह्य रूप में कोई अंतर नहीं आता और स्तन के ऊपर की त्वचा बिल्कुल सामान्य और स्वस्थ बनी रहती है। इसका इलाज ऑपरेशन द्वारा इसे निकाल देना है। यह ऑपरेशन पूरी होशियारी के साथ किया जाता है ताकि चीरे का निशान छुप सके। कुशल सर्जन के हाथ से हुए ऑपरेशन के बाद जीवन में किसी तरह की परेशानी नहीं आती।

स्तन की अधिकांश गिल्टियाँ साध्य होती हैं, लेकिन उनका समय से इलाज जरूरी होता है। उनका पता लगते ही किसी कुशल सर्जन से राय लेनी चाहिए और पूरा इलाज कराना चाहिए। भीतर ही भीतर शक करते और डरते रहने से छोटी-सी बीमारी भी जीवन का सुख और चैन छीन लेती है।

मूत्रीय प्रणाली और नारी-जीवन

मूत्रीय प्रणाली की समस्याएँ प्रायः प्रत्येक स्त्री के जीवन में आती हैं। उसका किलकारियों से गूँजता बचपन, चूड़ियों की खन-खनाहट में गुँथा दांपत्य, संतान सुख पाने को लालायित मातृत्व और जीवन-वैतरणी पार कराकर सुख देता वृद्धत्व इससे विचलित हो सकता है। ये समस्याएँ कई किस्म की हो सकती हैं, जिनमें मूत्रीय प्रणाली का संक्रमण (यूरीनरी ट्रेक्ट इंफेक्शन–यू.टी.आई.) सबसे आमफहम है। लगभग इतनी ही बड़ी समस्या यौवन के अंत में पहुँची उन महिलाओं की है जो श्रोणि की मांसपेशियाँ शिथिल हो जाने से मूत्राशय पर नियंत्रण रख पाने में असमर्थ हैं।

दरअसल नारी की ये समस्याएँ बहुत कुछ उसकी शारीरिक बनावट से जुड़ी हैं। पुरुष की तुलना में इसीलिए ये कष्ट प्रायः उसे ही परेशान करते हैं। मूत्र-नली (यूरेथरा) उसमें नैसर्गिक रूप से योनि के बिल्कुल साथ सटी हुई है। इसीलिए काम-क्रीड़ा के समय उसे थोड़ा-बहुत आघात पहुँचने का हमेशा डर रहता है। वयस्क स्त्री में इसकी कुल लंबाई सिर्फ डेढ़ इंच है, जिसके कारण मूत्र-छिद्र से बैक्टीरिया आसानी से मूत्राशय में पहुँच सकते हैं। भग में स्थित होने के कारण मूत्र-छिद्र गुदा के भी पास है और नतीजतन गुदा में रहनेवाले बैक्टीरिया भी

आसानी से मूत्र-छिद्र तक पहुँच सकते हैं। ये शारीरिक वास्तविकताएँ ही नारी को मूत्रीय प्रणाली के संक्रमण का कष्ट दिलाती हैं।

यों तो नारी बचपन से ही इस जोखिम का सामना करती है, लेकिन उसके वयस्क होने पर यह खतरा और बढ़ जाता है। जीवन के सामान्य कर्त्तव्यों का निर्वाह करते हुए वह बार-बार उन परिस्थितियों से होकर

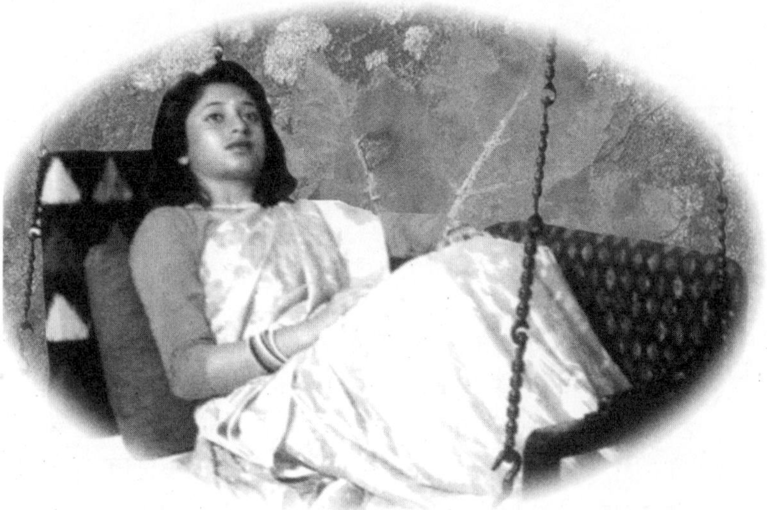

गुजरती है, जो उसे यह कष्ट दे सकती हैं।

वैवाहिक जीवन के शुरू में कई स्त्रियों के हाथों की मेहँदी भी नहीं उतरी होती कि यह व्याधि उन्हें घेर लेती है। नवविवाहितों में चरम यौन-सक्रियता के कारण सचमुच मूत्रीय प्रणाली के संक्रमण की आशंका सामान्य वयस्क जीवन की तुलना में अधिक होती है। इसीलिए यह व्याधि हनीमून सिस्टाइटिस के नाम से भी जानी जाती है।

विवाह के कुछ ही समय के बाद अधिकांश स्त्रियाँ संतान-बीज धारण कर लेती हैं और मातृत्व के सपने बुनने लगती हैं। लेकिन इससे एक बार फिर मूत्रीय प्रणाली पर अतिरिक्त बोझ पड़ता है : गुर्दों का मूत्र-निकासी करनेवाला हिस्सा और मूत्रवाहक नलियाँ (यूरेटर) फूल जाते हैं तथा मूत्र की निकासी धीमी हो जाती है, जिससे बैक्टीरिया को बढ़ने

का मौका मिलता है। इसीलिए बहुत-सी स्त्रियाँ गर्भावस्था में यू.टी. आई. से पीड़ित होती हैं।

प्रसूति के समय भी संक्रमण होने का जोखिम रहता है। अस्पतालों और प्रसूति-गृहों में प्रसव के समय मूत्राशय में प्लास्टिक या रबड़ की नली (कैथेटर) डालने का आम प्रचलन है। इस वक्त जरा-सी असावधानी से बैक्टीरिया मूत्राशय में पहुँच जाते हैं और परेशानी पैदा कर सकते हैं। घर पर हुई प्रसूति में भी साफ-सफाई में कमी रह जाने से यह परेशानी हो सकती है।

सामान्य वयस्क जीवन में यों भी यू.टी.आई. आम पाई जाती है। कुछ अध्ययनों के अनुसार 100 में से 20 वयस्क स्त्रियाँ साल के भीतर इससे जरूर परेशानी पाती हैं। लेकिन जिन्हें या तो डायबिटीज, या गुर्दे की पथरी, या मूत्रीय प्रणाली की पैदायशी विकृतियाँ या तन्त्रिकीय बीमारियाँ होती हैं, उन्हें यू.टी.आई. अधिक सताती है।

यू.टी.आई. के 50 प्रतिशत रोगियों में ही बीमारी के चिर-परिचित लक्षण पाए जाते हैं। पेशाब करते वक्त जलन, पेट के निचले हिस्से में तीखा दर्द, बार-बार पेशाब की हाजत लेकिन पेशाब का बूँद-बूँद टपककर आना और पेशाब का धुँधला व दुर्गंधमय होना मूत्राशय-संक्रमण के लक्षण हैं। कुछ को पेशाब में खून भी आता है। यदि रोगी को 101 डिग्री फेरनहाइट से बढ़कर बुखार हो जाए, जी मितलाने लगे, उल्टियाँ होने लगें या पीठ के निचले हिस्से में दर्द होने लगे तो समझ लेना चाहिए कि संक्रमण गुर्दों तक पहुँच गया है। प्रायः बुखार के साथ ऐसे में रोगी को कँपकँपी छूटती है और नब्ज की गति तेज हो जाती है।

लेकिन बाकी 50 प्रतिशत रोगियों में बीमारी का पता सिर्फ मूत्रीय जाँच से लगता है। उनके मूत्र के नमूने में बड़ी तादाद में बैक्टीरिया होते हैं।

मूत्र में बैक्टीरिया का बड़ी संख्या में मिलना यू.टी.आई. का सबसे विश्वसनीय लक्षण है। यह जानकारी मूत्र की सूक्ष्मदर्शी से जाँच और मूत्र का कल्चर करने से प्राप्त होती है। कल्चर के लिए मूत्र का नमूना स्टराइल (रोगाणु-रहित) शीशी में लेना होता है। यह शीशी प्रयोगशाला

से ही मँगानी पड़ती है। मूत्र का नमूना लेते समय पूरी सावधानी बरतनी होती है कि नमूने में किसी तरह की मिलावट न होने पाए। इसीलिए शुरू का मूत्र जाँच के लिए नहीं लिया जाता और धार बनने पर नमूने की कुछ बूँदें सीधी जाँच वाली शीशी में लेनी होती हैं। इस जाँच के लिए सुबह के नमूने की जरूरत नहीं होती और नमूने को जल्दी से जल्दी प्रयोगशाला भेज देना जरूरी होता है।

कल्चर की रिपोर्ट आने में कम से कम 48 से 72 घंटे लगते हैं। इस रिपोर्ट में यह पूरी जानकारी दी जाती है कि नमूने में प्रति मिलीलीटर कौन-से रोगाणु किस संख्या में पाए गए और उनके विरुद्ध कौन-सी दवाएँ कारगर हैं।

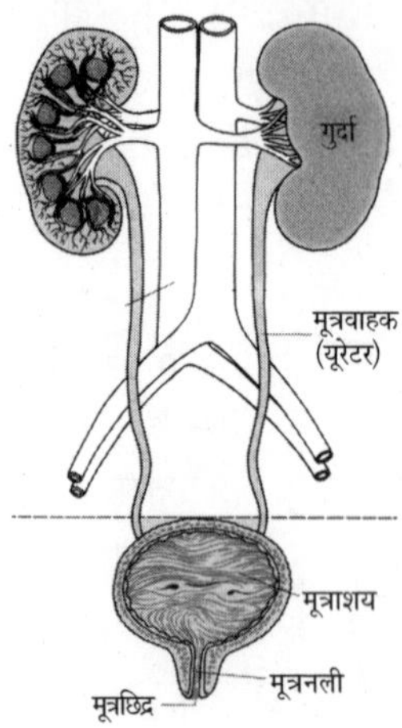

इस रिपोर्ट और मरीज के लक्षणों को ध्यान में रखकर ही दवा का फैसला लिया जाता है। लेकिन बिल्कुल स्पष्ट लक्षण हों, तो प्रायः रिपोर्ट का इंतजार नहीं किया जाता और दवा शुरू कर दी जाती है।

यू.टी.आई. के इलाज में कई प्रकार की ऐंटिबायटिक दवाएँ असरकारी हैं। लेकिन उनका पूरा लाभ तभी मिल पाता है जब दवा पूरी मात्रा में नियम से ली जाए। आधी-अधूरी मात्रा में दवा लेना खतरनाक होता है, क्योंकि इससे कई बार रोग सिर्फ दब जाता है, खत्म नहीं होता और बीमारी कुछ दिन बाद पहले से अधिक गंभीर रूप लेकर लौट आती है।

साधारणतया यू.टी.आई. से रोगमुक्त होने के लिए 10 से 14 दिन तक नियम से दवा लेने की जरूरत होती है। यदि रोग दुबारा उभर आए तो इलाज 2 से 6 हफ्ते तक जारी रखना पड़ता है।

दवाओं में नॉरफ्लोक्सासिलीन, नाइट्रोफ्यूरेनटोएन, सिपरफ्लोक्ससिलीन, नेलिडिक्सीक एसिड, जेंटामायसिन, एमिकासिन जैसी बहुत-सी ऐंटिबायटिक यू.टी.आई. के विरुद्ध प्रभावकारी हैं। प्रायः दवा शुरू करने के 2-3 दिन

बाद ही लक्षणों में आराम आ जाता है, लेकिन भीतर छिपे रोगाणु-बैक्टीरिया को पूरी तरह खत्म करने के लिए दवा डॉक्टरी हिदायत के मुताबिक जारी रखनी जरूरी होती है।

दवा पूरी होने के बाद मूत्र का कल्चर फिर से कराकर यह देखा जाता है कि रोगाणु-बैक्टीरिया कहीं बचे तो नहीं रह गए। आवश्यक होने पर दवा फिर से भी देनी पड़ सकती है।

खूब मात्रा में पानी पीना भी बहुत फायदेमंद होता है। इससे गुर्दों में मूत्र बनने की गति बढ़ जाती है। अधिक मात्रा में मूत्र बनने से मूत्रीय प्रणाली की जल्दी-जल्दी सफाई होती रहती है और मूत्र के साथ रोगाणु-बैक्टीरिया शरीर से बाहर फेंके जाते हैं। दिन में 8 से 10 गिलास पानी पीना इस दृष्टि से उपयोगी सिद्ध होता है।

रोग का इलाज प्रायः घर पर रहकर किया जा सकता है। लेकिन अधिक गंभीर मामलों में अस्पताल में भर्ती होना पड़ सकता है। तब नस से कुछ-कुछ घंटों के अंतर पर दवा देनी पड़ती है। दर्द और बुखार मिटाने के लिए भी दवाएँ दी जाती हैं। रोग नियंत्रण में आने के बाद रोगी घर लौट सकता है और घर पर ही इलाज जारी रख सकता है।

इलाज की बाबत लापरवाही बरतना बहुत खतरनाक साबित हो सकता है। बीमारी बने रहने से गुर्दों पर हमेशा के लिए बुरा असर पड़ सकता है और वे सिकुड़ सकते हैं।

यू.टी.आई. के प्रति बचपन से ही सजग और सतर्क रहना हर कन्या के लिए जरूरी है। कुछ सरल नियम अपना लेने से इससे बचा भी जा सकता है। माताओं का यह दायित्व है कि वे बालिकाओं को बचपन से ही व्यक्तिगत स्वच्छता और तन की सँभाल की सीख दें। यह इस दृष्टि से भी महत्त्वपूर्ण है कि बचपन में पड़ी आदतें जिंदगी-भर साथ रहती हैं। स्नान के समय शरीर के अन्य अंगों की सफाई के साथ गुप्तांगों की सफाई पर भी ध्यान देना अत्यावश्यक है। तापमान और जलवायु को देखते हुए भलाई इसमें है कि अंदर के वस्त्र सूती हों, ना कि नॉयलन के, ताकि जननांगीय क्षेत्र में आए पसीने और सामान्य स्राव को वस्त्र आसानी से सोख सकें और बैक्टीरिया को उगने के लिए अनुकूल परिस्थितियाँ न मिल पाएँ। यह नियम भी शुरू से ही बाँध लेना

चाहिए कि हाजत होते ही उठकर मूत्रालय जाएँ और मूत्राशय खाली कर आएँ। कई बार काम के चलते हम इसे स्थगित करते रहते हैं जो ठीक नहीं है। टालमटोल करने से मूत्राशय में बैक्टीरिया को बढ़ने की अनावश्यक छूट मिल जाती है।

काम-क्रीड़ा से पहले स्नान कर लेना श्रेयस्कर है। इससे संक्रमण की आशंका कम हो जाती है। लेकिन भारतीय स्थितियों में इसकी व्यावहारिकता संदिग्ध है। हाँ, इतना जरूर किया जा सकता है कि सहवास के बाद हाजत के बगैर भी मूत्राशय खाली कर आने का नियम बना लिया जाए ताकि सहवास के दौरान यदि कोई बैक्टीरिया मूत्राशय में पैठ करने की कोशिश करे, तो उससे छुटकारा मिल सके। फिर भी यदि यह लगे कि काम-क्रीड़ा के बाद बार-बार मूत्रीय संक्रमण हो जाता है तो डॉक्टर से सलाह लें। यह कष्ट कई स्त्रियों को होता है और जरूरी समझने पर डॉक्टर इससे निजात दिलाने के लिए ऐसी एंटिबायटिक दवा लिख सकता है, जिसकी एक खुराक काम-क्रीड़ा के बाद ले लेने से संक्रमण से बचाव हो जाता है।

जिन स्त्रियों को बार-बार संक्रमण होने की परेशानी हो, उनके लिए यह श्रेयस्कर है कि वे यूरोलॉजी विशेषज्ञ या किसी अनुभवी और योग्य डॉक्टर से राय लें, जो मामले को ठीक से समझकर छानबीन करने का फैसला ले सकता है। पेचीदा मामलों में कई तरह की जाँचें, जैसे अल्ट्रासांउड, आई.वी.पी., यूरोफ्लोमीटरी इत्यादि, करना जरूरी होता है ताकि यह पता लग सके कि बार-बार संक्रमण क्यों हो रहा है और मूत्रीय प्रणाली में ऐसी कोई असामान्यता तो नहीं, जिससे उसे बढ़ावा मिल रहा है।

मूत्रीय प्रणाली का संक्रमण नारी-जीवन की आम समस्या है। लेकिन बचाव के सरल उपाय और आवश्यकता पड़ने पर डॉक्टरी देख-रेख में उपचार से इस कष्ट से शीघ्र राहत मिल जाती है।

रतिजरोग

विकल वासना के प्रतिनिधि वे सब मुरझाए चले गए;
आह ! जले अपनी ज्वाला से, फिर वे जल में गले, गए।

—जयशंकर प्रसाद : कामायनी, चिंता सर्ग

दांपत्य के आनंद-लिप्त सुख में रतिजरोग ज्वाला बनकर आता है। आस्था, प्रेम और विश्वास में बीजी गई दांपत्य की खूबसूरत बगिया जलकर राख होने को हो जाती है। मन तरह-तरह के भावों, सवालों और दुविधाओं में तड़पता है और जी नहीं चाहता कि अब एक-दूसरे का साथ निभाया जाए। हालाँकि जब तक कोई सीमाओं का बारंबार अतिक्रमण न करता रहा हो, तो परस्पर क्षमा करने और भूल मान लेने तथा फिर से एक नई शुरुआत करने में ही समझदारी होती है। किसी एक क्षण की मानवीय कमजोरी को तूल देना बेमायने होता है।

बीमारी को लेकर भीतर ही भीतर घुटते रहने से कोई समस्या हल नहीं होती। इलाज में देरी, संकोच और नीमहकीमों व तथाकथित यौन-विशेषज्ञों के परामर्श पर या दूसरों के कहे में आकर उलट-पुलट नुस्खों की आजमाइश करना रोग की गंभीरता को अनावश्यक बढ़ा देता है, जबकि समय से लिया गया सही इलाज, एड्स को छोड़, ज्यादातर रतिजरोगों को कुछ ही दिन में ठीक कर सकता है।

इलाज की कामयाबी के लिए यह बहुत जरूरी होता है कि पति

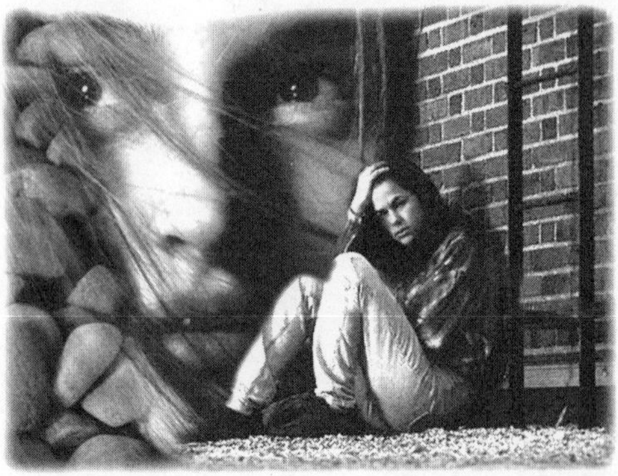

और पत्नी दोनों का एकसाथ इलाज हो, क्योंकि जब तक बीमारी का पता चलता है तब तक बीमारी अक्सर एक से दूसरे में पहुँच चुकी होती है। सिर्फ एक का इलाज होने से दूसरे से बीमारी वापस लौट आती है और इलाज बेकार हो जाता है।

सभी रतिजरोग किसी न किसी रोगाणु से होते हैं, जो संसर्ग के समय रुग्ण व्यक्ति से दूसरे व्यक्ति के यौन-अंगों में प्रविष्ट हो जाते हैं। पर इससे रोग तत्काल पैदा नहीं होता; रोगाणुओं को पनपने में समय लगता है। लिहाजा रोग के प्रकट होने में कुछ दिन, हफ्ते, महीने या साल भी बीत सकते हैं। यह मानना कि रोग भगवान के प्रकोप, किसी दुष्टात्मा की छाया, सार्वजनिक शौचालयों के प्रयोग, खाने-पीने के बरतन या दूसरी किसी ऐसी ही चीज के इस्तेमाल अथवा दूषित पानी या हवा को ग्रहण करने से होता है, बिल्कुल बेबुनियाद और गलत है। ये सभी बातें मनगढ़ंत हैं और सच पर पर्दा डालने की कोशिश-भर हैं।

समाज में इलाज के बारे में भी बहुत-से अंधविश्वास व्याप्त हैं। दुर्भाग्यपूर्ण स्थिति यह है कि इनमें से कुछ को संभव बनाने में स्त्री भी उस विकृत मानसिकता की साथिन बन जाती है, जबकि उससे किसी अबला या बाला पर ही अत्याचार होता है। कहना न होगा कि वह इलाज नहीं, वीभत्स और क्रूर, निर्मम दुराचार होता है।

रतिजरोगों में प्रमुख विकार हैं—सूजाक (गोनोरिया), आतशक या उपदंश (सिफलिस), रतिज व्रणाम (शैंकरॉयड), लिम्फोग्रेनुलोमा विनीरियम और 1980 के दशक से आया भयावह रोग एड्स।

सूजाक (गोनोरिया)

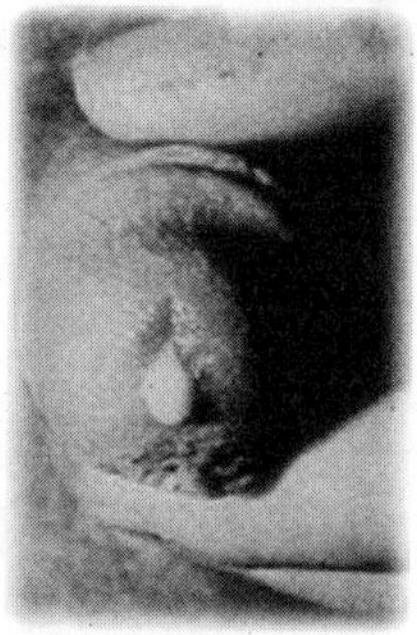

यौन-संपर्क से फैलनेवाला यह आम रोग 'नीसीरियाई गोनोरी' नामक सूक्ष्मदर्शी बैक्टीरियाई रोगाणुओं से उपजता है। इस रोग की शुरुआत रुग्ण व्यक्ति से सहवास के दो से दस दिन बाद होती है।

पुरुषों में रोग के लक्षण तीव्र होते हैं। मूत्र-नली में सूजन आ जाती है, खुजली हो सकती है, मूत्र-त्याग करते समय कठिनाई होती है, पीड़ा होती है और शिश्न से पीब की बूँदें गिरती हुई दिखाई पड़ती हैं। अगर अब भी ध्यान न दिया जाए तो छूत इतनी बढ़ जाती है कि पेशाब का रास्ता बिल्कुल बंद हो जाता है। कुछ समय बाद रोग शरीर के जोड़ों को भी अपने चंगुल में ले सकता है।

स्त्रियों में आमतौर पर रोग का शुरू में कोई लक्षण प्रकट नहीं होता। 80 प्रतिशत मामलों में स्त्री लक्षणमुक्त रहती है। लेकिन कुछ को पेशाब करते समय दर्द और/या योनि-स्राव की दिक्कत होती है। अगर रोग को बढ़ने का मौका मिल जाए, तो पूरे श्रोणि-क्षेत्र में सूजन फैल जाने से मासिक-धर्म अनियमित हो जाता है और डिंबवाही नलियाँ रुक जाने से स्त्री बाँझ हो सकती है। पेट के निचले हिस्से में दर्द की शिकायत भी उभर सकती है। सूजन से पीड़ित गर्भवती स्त्री की संतान को प्रसव के समय रोग लगने का अंदेशा रहता है। इससे सबसे ज्यादा खतरा बच्चे की आँखों को होता है। बीमारी हो जाने से वह अंधा भी हो सकता है, हालाँकि समय से किए गए इलाज से यह संकट आसानी से दूर किया जा सकता है।

सूजाक के इलाज के लिए आज कई प्रभावशाली दवाएँ उपलब्ध हैं। इन्हें किसी प्रशिक्षित चिकित्सक की देख-रेख में ही लेना चाहिए। इन दवाओं में पैंसिलीन, एम्पीसिलीन, एरिथ्रोमायसीन, स्पाइरामायसीन, केनामायसीन और स्पेक्टीनोमायसीन प्रमुख हैं।

आतशक (सिफलिस)

आतशक एक आम लेकिन खतरनाक रतिजरोग है। यह 'ट्रेपोनिमा पैलिडम' रोगाणु से होता है। इसका पहला लक्षण जनन-अंग पर जख्म का उभरना है। यही जख्म शैंकर है, जो छुतहा व्यक्ति के साथ मैथुन करने के प्रायः दो से पाँच हफ्ते बाद दृष्टिगत होता है। यह शैंकर मुँहासे, छाले या खुले घाव की तरह दिखता है। आमतौर से यह पुरुषों और महिलाओं के जनन-अंग पर ही उभरता है, लेकिन कभी-कभी होंठ, उँगलियों, गुदा या मुँह पर भी उभर आ सकता है। शैंकर में यह विशेषता होती है कि वह दर्द नहीं करता और बिना इलाज के कुछ दिन में अपने आप ठीक हो जाता है, हालाँकि बीमारी भीतर ही भीतर बढ़ती रहती है।

डेढ़-एक महीने बाद हल्का बुखार, पूरे बदन पर लाल रंग के मुँहासे जैसे छोटे-छोटे दाने, मुँह में छाले, गुदाद्वार के इर्द-गिर्द चपटे दाने और लसीका ग्रंथियों की सूजन जैसे कई लक्षण पाए जा सकते हैं। इस दौर में भी रोगी दूसरों को रोग दे सकता है। मुँह के छाले हों, तो चुंबन से भी बीमारी दूसरे को जा सकती है।

खास बात यह है कि अब भी इलाज न किया जाए तो लक्षण अपने-आप मिट जाते हैं और व्यक्ति यह समझता है कि शायद वह ठीक हो गया है। लेकिन बीमारी अब भी अंदर ही अंदर बढ़ती रहती है। उसके दुष्प्रभाव से हृदय, मस्तिष्क और मेरु-दंड सहित अनेक भीतरी अंग बीमार हो सकते हैं।

आतशक से पीड़ित महिला अपने बच्चों को गर्भावस्था के दौरान बीमारी दे सकती है। इसे ही 'कॉनजेनिटल (जन्मजात) सिफलिस' कहा जाता है।

आतशक का उपचार भी आज आसानी से हो सकता है। पैंसिलीन, टेट्रासाइक्लीन, एरिथ्रोमायसीन जैसी कई ऐंटीबायटिक दवाएँ इसमें कामयाब हैं। हालाँकि पूरे आराम के लिए इलाज तीन हफ्ते या अधिक समय तक जारी रखना होता है।

रतिज व्रणाम (शैंकरायड)

सूजाक और आतशक की बनिस्बत यह एक कम गंभीर रतिजरोग है। रोग के लक्षण छुतहा व्यक्ति से संसर्ग के तीन से पाँच दिन बाद दिखने लगते हैं। जनन-अंग पर पहले एक फुँसी-सी होती है, जिससे एक या अधिक छोटे-छोटे जख्म फूट पड़ते हैं। जाँघों पर गाँठें उभर आती हैं, जिनमें मवाद पड़ जाता है।

बतौर इलाज सल्फा दवाएँ, टेट्रासाइक्लीन और स्ट्रेप्टोमायसीन कामयाब हैं। इलाज की मीयाद पाँच से सात दिन होती है।

लिम्फोग्रेनुलोमा विनीरियम

छुतहा व्यक्ति से सहवास के एक से तीन हफ्ते बाद होनेवाला यह रतिजरोग, देश के दक्षिणी राज्यों में अधिक पाया जाता है। इसमें जाँघों की लसीका गाँठें फूलकर बड़ी हो जाती हैं, उनके ऊपर की त्वचा जामुनी-नीली हो जाती है तथा बाद में गाँठें फूट पड़ती हैं और उनसे जगह-जगह से पीब रिसने लगती है। महिलाओं में योनि-द्वार का हिस्सा बुरी तरह सूज सकता है। अगर छूत फैलकर गुदा-क्षेत्र को भी पकड़ ले, तो गुदा में सूजन और रुकावट आ सकती है।

समय से इलाज शुरू कर देने से रोग को बढ़ने से रोका जा सकता है। इसके इलाज में टेट्रासाइक्लीन प्रभावी है। उसे तीन हफ्ते तक लेना होता है।

एड्स

एड्स यानी एक्वायर्ड इम्यूनो डेफिशिएंसी सिंड्रोम अब तक की सबसे भयावह बीमारी है। यह खास किस्म के वायरस (एच.आई.वी.) से होती है। इसमें शरीर की कुदरती बचाव प्रणाली नष्ट हो जाती है और नतीजतन छोटे से छोटे छुतहा रोग भी शरीर पर हावी हो जाते हैं। न तो शरीर उनसे लड़ पाता है, न ही कोई दवा असरकारी साबित हो पाती है। परिणामतः मरीज तिल-तिल करके घुलता है और अंततः काल के गाल में समा जाता है।

यह बीमारी कई तरह से लग सकती है। छुतहा व्यक्ति से सहवास इसके फैलने का बड़ा जरिया है, हालाँकि वायरस-दूषित रक्त चढ़ाने, दूषित सूइयों व सिरिंज का इस्तेमाल करने से भी रोग संक्रमित होता है और गर्भवती महिला से संतान को रोग जाना भी आम है।

रतिजरोग के तौर पर यह बीमारी आमतौर से उन्हें ही लगती है जो कई लोगों, खासतौर से व्यावसायिक यौन-कर्मियों से यौनाचार रखते हैं। उनके जीवन-साथी का यह दुर्भाग्य होता है कि स्वस्थ मर्यादाओं में रहकर भी वह अनजाने में ही रोग से पीड़ित हो जाती है/हो जाता है।

गौरतलब बात यह है कि बीमारी की छूत शरीर में आने के कई वर्ष बाद तक (औसतन साढ़े-सात वर्ष बाद तक) कोई लक्षण नहीं दिखते और इस बीच व्यक्ति अनगिनत दूसरे लोगों को यौन-संसर्ग द्वारा बीमारी दे सकता है।

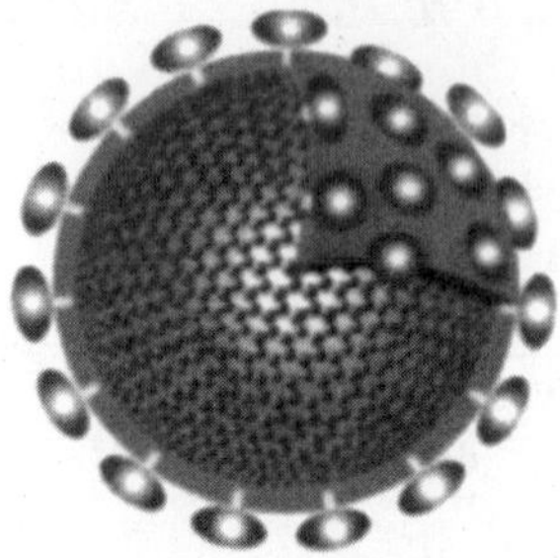

एड्स का वायरस

रोग के लक्षण भी बहुत स्पष्ट नहीं होते। बीमारी कई तरह से प्रकट हो सकती है : अचानक बिना किसी प्रत्यक्ष कारण के वजन गिरने लगता है, रह-रहकर बुखार होता है, गाँठें सूज जाती हैं, लगातार पानी-जैसे दस्त होते रहते हैं, शरीर में दर्द रहता है, रात में पसीना छूटता है और मुँह व खाने की नली में सफेद दाग या जख्म बन सकते हैं। छोटी से छोटी छूत भी काबू में नहीं आती।

गौरतलब बात यह है कि ये लक्षण न सिर्फ एड्स बल्कि दूसरी कई बीमारियों के कारण भी प्रकट हो सकते हैं। हाँ, अगर शक हो, तो एड्स के लिए जाँच करा लेने में कोई हर्ज नहीं है।

एड्स अब तक असाध्य रोग है। लेकिन जिस किसी के घर-परिवार में किसी को यह रोग हो जाए, उसे रोगी के साथ पूरी मनुष्यता और सौहार्द का रवैया अपनाना चाहिए।

यह सोच बिल्कुल गलत है कि रोगी से हाथ मिलाने, उसे स्पर्श करने, उसके कपड़ों को छूने या उसके द्वारा इस्तेमाल की गई चीज मसलन टेलीफोन रिसीवर, शौचालय, बरतन, वगैरह के इस्तेमाल से

एड्स की छूत लग सकती है। एड्स-पीड़ित व्यक्ति के साथ कार, बस ट्रेन या हवाई जहाज में सफर करने से भी एड्स होने का कोई खतरा नहीं होता।

दांपत्य जीवन में किसी एक पक्ष का एड्स-पीड़ित हो जाना सचमुच बहुत बड़ी त्रासदी और शायद दुनिया की सबसे कठिन परीक्षा है। इसमें उत्तीर्ण हो पाना बहुत सुलझे हुए व्यक्ति के ही बस की बात है।

जिस गति से और जिस बड़े पैमाने पर चिकित्सा-वैज्ञानिक एड्स-शोध में लगे हैं, उससे यह आशा बँधना भी स्वाभाविक है कि निकट भविष्य में ही मानव इस हत्यारे रोग को भी जीत लेगा।

कष्टप्रद सहवास

सहवास-सुख दांपत्य जीवन का अति मधुर पक्ष है। उससे पति-पत्नी के बीच परस्पर अनुराग, परितोष, भावात्मक पूर्ति और समर्पण-भाव का सुखसागर जीवन पाता है। यह दांपत्य प्रेम का वह चरम बिंदु है, जिसमें युगल-जीवन की संपूर्णता समाहित है।

किंतु स्त्री-मन में बसे पूर्वग्रह और तन के कुछ खास विकार युगल जीवन के भौतिक सुख को क्षत-विक्षत कर सकते हैं। उनके होते तन का मिलन इतना कष्टमय हो जाता है कि वैवाहिक जीवन में प्रेम की यह सहज अभिव्यक्ति संभव नहीं रह पाती। 'डिसपैरूनिया' कही जानेवाली यह अवस्था दांपत्य जीवन में गहरी दरार उत्पन्न कर देती है।

डिसपैरूनिया के कई कारण और कई रूप हैं :

मनोवैज्ञानिक कारण : परिणय-सूत्र में बँधने से पूर्व मन में बसी मनोवैज्ञानिक कुंठाएँ, निर्मूल आशंकाएँ और पूर्वग्रह दांपत्य संबंधों में गहरी आकुलता उत्पन्न कर सकते हैं। जीवन के शुरू के वर्षों में घर-बाहर यौन के प्रति असुखद, अस्वाभाविक नजरिया देख अंतर्मन इतना आतंकित हो जाता है कि विवाह के उपरांत दैहिक मिलन में एकसार होना असंभव हो जाता है। मनोविश्लेषकों के मुताबिक ऐसे में स्त्री-मन सहवास को पुरुष-आक्रामकता का द्योतक मान बैठता है। विवाह-पूर्व स्त्री के साथ हुई यौन-अति भी उसमें यौन-वितृष्णा उत्पन्न कर सकती है। कुछ का मन इस पूर्वग्रह से आकुल रहता है कि प्रथम

मिलन अत्यंत कष्टमय होता है।

स्त्री-मन की ये दुश्चिंताएँ उसे प्रणय-मिलन के लिए असमर्थ बना देती हैं। स्पर्श की अनुभूति से ही उसके श्रोणि-प्रदेश की मांसपेशियाँ संकुचित हो जाती हैं। इससे योनि-मार्ग इतना तंग हो जाता है कि सहवास संभव नहीं हो पाता। इसे 'वैजिनिस्मस' कहते हैं।

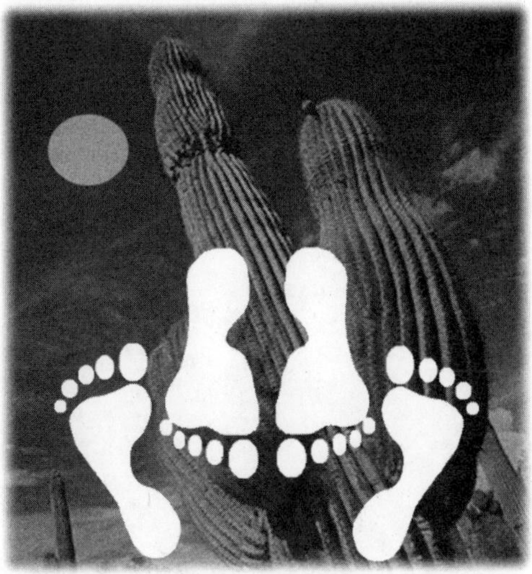

स्त्री की यह दुश्चिंता वैवाहिक जीवन के प्रारंभिक दिनों में पुरुष के अकुशल यौन-व्यवहार से भी उत्पन्न हो सकती है। प्रारंभिक मिलन यदि अधिक कष्टकारी होता है, तो आगे उसकी कल्पना भी इतनी असुखद हो जाती है कि तन-मन उससे विमुख हो जाता है।

विवाहिता स्त्रियों में कठिन प्रसव के बाद भी यह मनोवैज्ञानिक बाधा खड़ी हो सकती है। उनका अवचेतन, प्रसव के कष्ट को सहवास की परिणति मान सहवास से दूर रहना चाहता है और परिणामतः देह उसमें सम्मिलित न होने के लिए 'वैजिनिस्मस' का आश्रय लेती है।

प्रायः एक बार यह समस्या उठ खड़ी होने पर आगे एक चक्रव्यूह-सा बन जाता है। जब-जब पति-पत्नी मिलन में बँधना चाहते हैं, स्त्री पीड़ा से भर उठती है। योनिद्वार की त्वचा पर आघात भौतिक वेदना देता है, पर मन की वेदना भी कम नहीं होती। मन हताशा और

खुद के प्रति जुगुप्सा से भर उठता है। इसके साथ ही पुरुष-मन भी शंकाओं में डूब जाता है। उसके धैर्य का बाँध टूटने लगता है और संबंधों में असंतोष और बिखराव का कुहासा घिर आता है। लेकिन प्रेम-सेतु स्थापित करने का एकमात्र रास्ता स्त्री को उसकी मनोवैज्ञानिक बाधाओं से मुक्ति दिलवाना है।

शारीरिक कारण : कई किस्म के शारीरिक विकार भी सहवास-क्रिया को कष्टमय बना सकते हैं। योनिद्वार में सूजन, मूत्रनली (यूरेथरा) के शोथ से उपजी मांस की गाँठ (क्रंकल), योनिद्वार से सटी

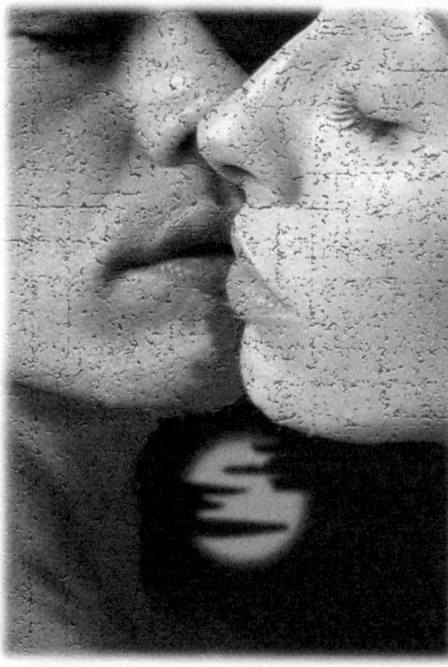

जननमार्ग-ग्रंथि, बार्थोलिन ग्लैंड की सूजन, किसी पूर्व-प्रसव या ऑपरेशन का कष्टकारी दाग और गुदाद्वार का फिशर सहवास के प्रयास को ही पीड़ामय बना देते हैं। अक्षत योनिच्छद, भंग योनिच्छद के किनारों की सूजन, जन्म से या रोगवश सँकरा योनिद्वार, किसी ऑपरेशन से उत्पन्न हुआ सँकरापन अवरोध बनकर वैवाहिक जीवन के भौतिक सुख में बाधक बन जाते हैं। योनिमार्ग भी जन्म से या जीवन के चलते किसी विकार अथवा ऑपरेशन के कारण तंग और विकृत हो सकता है।

गर्भाशयग्रीवा की सूजन (सर्विसाइटिस), श्रोणि-प्रदेश की सूजन,

गर्भाशय का भीतर ही घूमकर पलट जाना (रेट्रोवर्जन), डिंबग्रंथियों का अपने स्थान से नीचे उतर आना, डिंबग्रंथियों और डिंबवाही नलियों की सूजन और रसौली, तथा एंडोमेट्रियोसिस रोग सहवास-क्रिया में सीधे बाधक न होते हुए, क्रीड़ा के दौरान आंतरिक पीड़ा पहुँचाते हैं। इसे 'कोलिजन डिसपैरूनिया' कहा जाता है। कुछ रोगियों में यह पीड़ा सहवास-क्रिया के कई घंटों बाद तक बनी रहती है, जिसे 'पोस्ट-क्वाइटल डिसपैरूनिया' कहते हैं।

डिसपैरूनिया होने पर पति-पत्नी को बिना संकोच के डॉक्टरी परामर्श लेना चाहिए—पहले किसी स्त्रीरोग-विशेषज्ञ से, जो स्त्री की आंतरिक जाँच द्वारा यह स्पष्ट कर सकता है कि समस्या का मूल कारण क्या है। यदि समस्या का कोई शारीरिक कारण मिलता है, तो उसका उचित उपचार किया जाता है।

पर जिन मामलों में समस्या मनोवैज्ञानिक स्तर पर होती है अथवा यौन तकनीक से जुड़ी होती है, उनमें समस्या की तह तक पहुँचने के लिए पति-पत्नी और चिकित्सक के बीच खुली बातचीत जरूरी होती है। एक अनुभवी चिकित्सक पति-पत्नी में विश्वास जगाकर उनकी समस्या का सहज निदान कर सकता है। जो स्त्रियाँ इस शंका में डूबी होती हैं कि उनमें जननांगों का विकास सामान्य ढंग से नहीं हुआ है, उन्हें इस पक्ष के बारे में आश्वस्त कराया जाता है। साथ ही पति-पत्नी दोनों को यौन तकनीक के बारे में भी उचित जानकारी दी जाती है। यदि स्त्री में योनिच्छद ज्यादा सख्त होता है, तो स्थानीय संवेदनाहारी देकर उसका आयतन शल्य उपकरण द्वारा खोल दिया जाता है।

अधिक पेचीदा मामलों में दांपत्य-मनोविशेषज्ञ की सलाह सार्थक साबित होती है। इस बीच पति के लिए यह आवश्यक है कि वह अपना धैर्य न गँवाए। मनोवैज्ञानिक बाधाओं को लाँघने में स्त्री को प्रायः कुछ समय लगता है। पर एक बार परस्पर प्रेम का सेतु क़ायम हो जाने पर सब बाधाएँ दूर हो जाती हैं और मिलन सहज, सरल तथा अबाध हो जाता है।

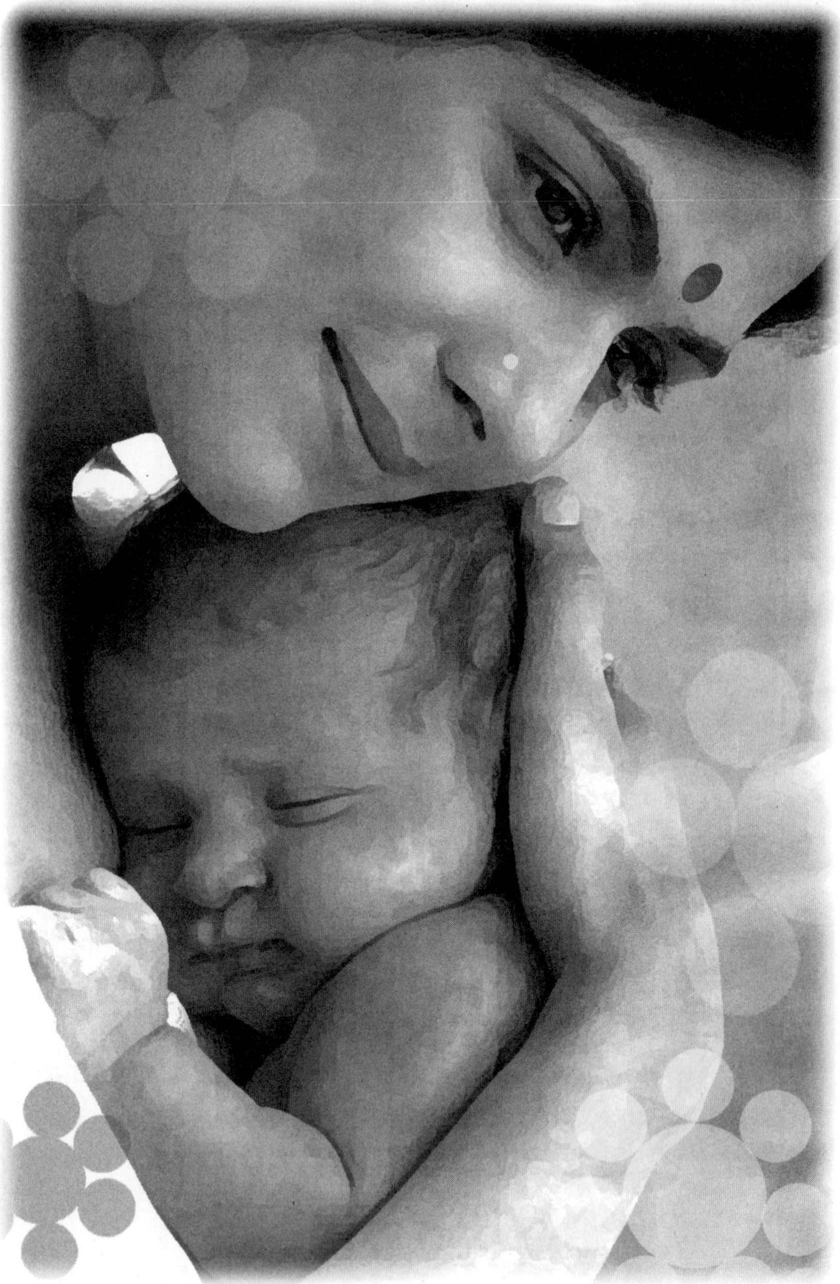

4

मातृत्व की चाह

सूनी गोद में गूँज उठें किलकारियाँ

संतान का सुख संसार की सबसे आनंदकारी अनुभूति है, जिसकी मनोकामना प्रायः हर दंपति के हृदय में छिपी होती है। तमिल के सुप्रसिद्ध कवि प्रथम शती के तिरु (श्री) वल्लुवर ने अपने प्रसिद्ध नीति-ग्रंथ *तिरुक्कुरल* में लिखा है : "बाँसुरी और वीणा की तान को वे ही मधुर कहते हैं जिन्होंने अपने शिशु की तोतली बोली नहीं सुनी है।" सचमुच नारी का जीवन माँ बनकर और पुरुष का जीवन पिता बनकर ही संपूर्णता पाता है, और इसी से इहलोक में जीवन का चक्र कायम है।

लेकिन हर दंपति अपनी यह इच्छा पूरी नहीं कर पाता। समझा जाता है कि लगभग 15 प्रतिशत दंपति चाहकर भी संतान का अपना मनोरथ पूरा नहीं कर पाते। यह समस्या पिछले कुछ दशकों से वृद्धि की ओर अग्रसर है। पहले यह 10 प्रतिशत के आसपास आँकी जाती थी। हाल के दशकों में समाज जिस बड़े परिवर्तन से गुजरा है, यह उसी का नतीजा है कि आज हर सातवाँ दंपति संतान का सुख हासिल करने के लिए परेशानियों से जूझ रहा है।

पहले की बनिस्बत आज युवक-युवतियाँ देर से, बड़ी उम्र में पहुँचकर, विवाह करने लगे हैं। यह उनकी विवशता है कि जब तक

उनकी पढ़ाई पूरी नहीं हो जाती और वे कैरियर नहीं बना लेते, परिणय का सुख उनके नसीब में नहीं होता। जो परिणय में बँधते हैं, उनकी भी कोशिश रहती है कि कुछ वर्ष संतान के मोह में न पड़ा जाए। नतीजतन गर्भ धारण करने की सबसे अच्छी उम्र यों ही बीत जाती है और बाद में गर्भाधान में मुश्किलें खड़ी हो जाती हैं।

कुछ व्यापक अध्ययनों के अनुसार 18 से 25 की उम्र स्त्री के लिए

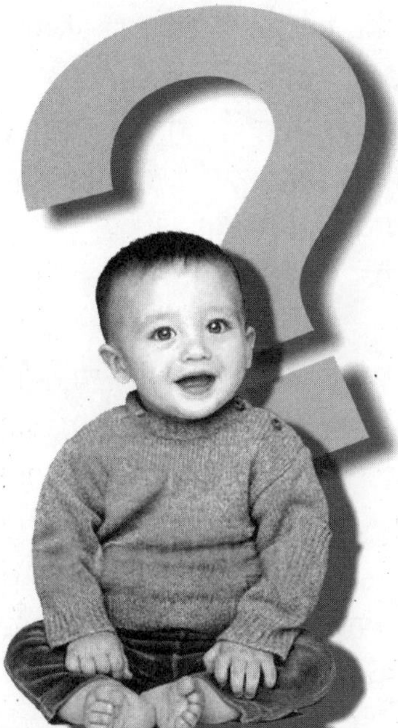

गर्भधारण की दृष्टि से सर्वोत्तम है। इसके बाद सफलता हाथ लगने की दर उम्र बढ़ने के साथ घटती जाती है। 30 से 35 की उम्र पर माँ बनने के लिए दुगुनी मेहनत करनी पड़ती है और 40 के बाद माँ बनने का सपना पूरा हो पाना टेढ़ी खीर साबित होता है।

समाज के मूल्य भी लगातार बदल रहे हैं। आज विवाह-पूर्व युवक-युवतियों के बीच यौन-संबंध पहले की तुलना में अधिक आम हो चले हैं। इस रुझान के फलस्वरूप यौन-रोग तथा अवांछित गर्भ से

छुटकारा पाने के लिए गर्भपात के मामले बढ़ रहे हैं। ये स्थितियाँ आगे चलकर गर्भधारण में रुकावट खड़ी कर देती हैं। जननांगों में इंफेक्शन हो जाने से उनके भीतर विकृतियाँ पैदा हो जाती हैं, जिससे डिंब और शुक्राणु का मिलन हो पाना खटाई में पड़ जाता है।

लेकिन गोद सूनी रहने की समस्या बहुमुखी है। उसके कई बूझ-अनबूझ पहलू हैं। खोज करने पर पता चला है कि संतान न होने के 40 प्रतिशत मामलों में यह कठिनाई पुरुष-बंध्यत्व के कारण होती है। तकरीबन इतने ही मामलों में स्त्री की प्रजनन-क्षमता में कोई कमी होती है। दस प्रतिशत मामलों में मसला दोनों से जुड़ा होता है, और बाकी मामलों में पूरी खोजबीन के बाद भी यह साफ नहीं हो पाता कि गर्भ न धारण होने का क्या कारण है। इन आँकड़ों में अलग-अलग चिकित्सा-केंद्रों के बीच कुछ मतभेद हैं, पर महत्त्वपूर्ण तथ्य यह है कि आम सोच के विपरीत पुरुष भी बंध्यत्व के लिए उतना ही उत्तरदायी है, जितनी कि स्त्री।

खोजकर्ताओं ने पाया है कि सब परिस्थितियाँ अनुकूल होने पर भी स्त्री में हर माह गर्भाधान की संभावना दस प्रतिशत ही रहती है। अतः विशेषज्ञों की राय है कि पति-पत्नी यदि एक वर्ष तक बराबर गर्भाधान की कोशिश करने पर भी कामयाब न हों, तभी उन्हें डॉक्टरी सलाह के लिए आगे आना चाहिए, उससे पहले नहीं। इस एक वर्ष में यह जरूरी है कि वे बराबर 'मिलते' रहे हों और इस दौरान उन्होंने कोई भी गर्भनिरोधक विधि न अपनाई हो।

ऐसी स्थिति में वे अपने पारिवारिक चिकित्सक की सलाह लेकर बाँझपन विशेषज्ञ से मिल सकते हैं। सही विशेषज्ञ का चयन बहुत जरूरी है। देश में बहुत-से नीमहकीम इसके लिए अपने को विज्ञापित करते रहते हैं। पर उनके चक्कर में कतई नहीं पड़ना चाहिए।

विशेषज्ञ के पास जाने के पहले यह जान लें कि सही कारण तलाशने में संभवतया बहुत-से जाँच-परीक्षण जरूरी होंगे और उन्हें एक क्रम से ही किया जा सकता है। अतः उनके लिए विशेषज्ञ के पास कई बार जाना होगा और कुल जाँच और इलाज में कई महीने लग सकते हैं। इस दौरान हड़बड़ी दिखाने या बार-बार डॉक्टर बदलने से कोई लाभ

नहीं। विशेषज्ञ से हुई पहली कुछ मुलाकातों में पति-पत्नी दोनों का होना जरूरी है। इसके बाद जरूरत के हिसाब से जाया जा सकता है।

कई मामलों में पुरुष जाँच के लिए जाना पसंद नहीं करते। इसका एक मूल कारण यह होता है कि वे मन ही मन जनन-क्षमता और पुंसत्व में भेद नहीं कर पाते और उन्हें लगता है कि बंध्यत्व की समस्या महज स्त्री से जुड़ी है। पर यह पूर्वग्रह ठीक नहीं है।

पहली मुलाकात में विशेषज्ञ पति-पत्नी से बातचीत कर समस्या के विविध पहलुओं से परिचित होने की कोशिश करता है। कई मामलों में समस्या इतनी ही होती हैं कि पति-पत्नी को यौन-विषयक बुनियादी ज्ञान नहीं होता। अतः कब-कैसे समागम करना चाहिए, इतनी जानकारी दे देने-भर से समस्या का हल हो जाता है।

कुछ मामलों में दंपति यह जानकारी नहीं रखते कि किन दिनों में किया गया समागम फलदायी हो सकता है। इसके लिए प्रजनन-अंगों की क्रिया-प्रणाली के बारे में बुनियादी जानकारी होना जरूरी है।

यह एक आम जानकारी की बात है कि डिंब और शुक्राणु के मिलन से ही नए जीवन की शुरुआत होती है। डिंब स्त्री से आता है और शुक्राणु पुरुष से।

हर स्त्री में हर माह एक डिंब तैयार होता है। यह क्रिया डिंबग्रंथि में संपन्न होती है और इसमें शरीर के बहुत-से हार्मोन आवश्यक भूमिका निभाते हैं। जब डिंब पक जाता है, तो यह डिंब-ग्रंथि से छूटकर डिंबवाही नली (फैलोपियन ट्यूब) में आ जाता है। जिन स्त्रियों में मासिक-चक्र नियमित और 28 दिन का होता है, उनमें डिंब-उत्सर्ग आमतौर से मासिक-चक्र के 14वें दिन के आसपास होता है। इसका हिसाब मोटे तौर पर मासिक-स्राव शुरू होने के पहले दिन में तेरह दिन जोड़कर लगाया जा सकता है। पर इसमें दो-एक दिन का घट-बढ़ जाना आम है।

डिंब सिर्फ 24 घंटों के लिए नया जीवन शुरू करने की काबिलियत रखता है। इसीलिए इसी बीच शुक्राणु का उससे मेल जरूरी है। यह मेल आमतौर से डिंबवाही नली में होता है और इसके छह-सात दिन बाद संसेचित डिंब गर्भाशय में अपना नीड़ बनाता है।

दूसरी तरफ पुरुष में अंडग्रंथियों में शुक्राणु बनने का सिलसिला बराबर कायम रहता है। इसमें भी हार्मोन जरूरी भूमिका अदा करते हैं। अंड-ग्रंथि से जुड़े शुक्राशय में वीर्य-रस बनता है और इसी रस में शुक्राणु प्रवाह पाते हैं। स्खलन के बाद शुक्राणु आमतौर से 48-72 घंटे तक जीवित रहते हैं।

संतानोत्पत्ति की दृष्टि से फलदायी समागम के लिए पति-पत्नी का मासिक-चक्र के 11वें-17 वें दिन तक, हर दूसरे दिन मिलना सार्थक है। एक उदाहरण लें। मान लें किसी स्त्री का मासिक-धर्म 8 सितंबर को शुरू हुआ। ऐसे में उसके लिए 19-25 सितंबर का समय गर्भाधान के लिए अनुकूल है।

स्त्रियों में बाँझपन कई कारणों से पैदा हो सकता है। डिंबवाही नलियों, गर्भाशय और डिंब-ग्रंथियों में संक्रमण (इंफेक्शन) से हुई सूजन और विकृतियाँ, क्षय रोग और एंडोमेट्रियोसिस जैसे विकार तथा डिंब-ग्रंथियों में डिंब-विकास और उत्सर्ग से जुड़ी समस्याएँ इनमें प्रमुख हैं।

डिंब-ग्रंथियों का कामकाज कई कारणों से बिगड़ सकता है। अधिकांश मामले हार्मोनल उतार-चढ़ाव से संबंधित होते हैं। यह हार्मोनल असंतुलन पीयूष ग्रंथि थायरॉयड या एड्रिनल ग्रंथि के विकारों के कारण भी उत्पन्न हो सकता है। ऐसे में मासिक-चक्र नियमित नहीं रहता और दूसरी शारीरिक समस्याएँ भी पाई जाती हैं।

रतिजरोग जैसे गोनोरिया, संक्रामक रोग और क्षय रोग डिंबवाही नलियों के भीतर विकृतियाँ पैदा कर सकते हैं। इससे डिंब और शुक्राणु का मिलन संभव नहीं रह पाता।

एंडोमेट्रियोसिस में भी यह स्थिति पैदा हो सकती है।

गर्भाशय में भी किसी किस्म का इंफेक्शन, रसौली या सिकुड़न हो जाने से बाँझपन हो सकता है। इसी प्रकार गर्भाशय के कुछ जन्मजात विकार भी गर्भाधान में दिक्कत पैदा कर सकते हैं।

गर्भाशय ग्रीवा (सरविक्स) की सूजन से भी शुक्राणुओं के रास्ते में दीवार बन सकती है। कुछ मामलों में इस भाग की श्लेष्मा में शुक्राणुनाशक तत्त्व भी पैदा हो जाते हैं।

रक्ताल्पता (अनीमिया), मोटापा और बहुत अधिक डाइटिंग से भी

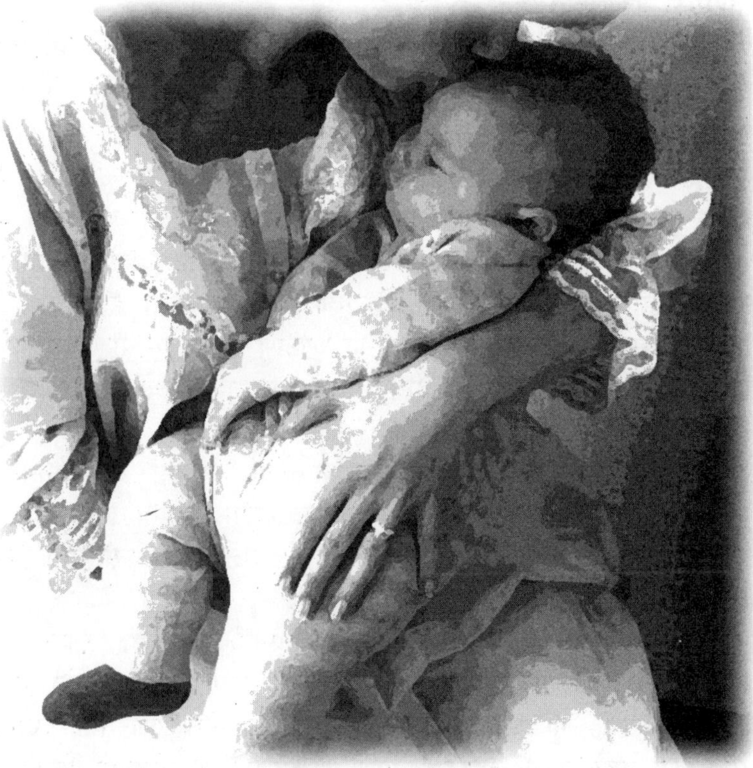

स्त्री अपनी प्रजनन-क्षमता गँवा सकती है।

पुरुष में बंध्यत्व का सबसे आम कारण वीर्य में शुक्राणुओं की कमी होना है। यह स्थिति कई तरह के विकारों में उत्पन्न हो सकती है। दस से बीस प्रतिशत मामलों में इसका जुड़ाव हार्मोनल असंतुलन से होता है। कुछ में समस्या वेरिकोसील नामक विकार से संबंधित होती है। वेरिकोसील में अंडकोश की शिराओं में असामान्य फैलाव आ जाता है, जिससे अंडकोश का तापमान बढ़ जाता है, उस पर खिंचाव पड़ने लगता है और उसमें शुक्राणु बनने की गति घट जाती है। तनाव, थकान, अतिरिक्त धूम्रपान, मदिरा सेवन, नशीली दवाएँ और खराब स्वास्थ्य भी बंध्यत्व उत्पन्न कर सकते हैं। तंग किस्म के आधुनिक जाँघिए भी शुक्राणु-निर्माण पर बुरा असर डालते हैं। उन्हें पहने रहने से अंडकोश का

तापमान बढ़ जाता है।

रतिजरोग, दुर्घटनावश जननांग-प्रणाली के किसी हिस्से में लगी चोट, पुरस्थ ग्रंथि (प्रॉस्टेट) और अंड-ग्रंथि की सूजन, कनपेड़ (मम्पस) के कारण हुई अंडग्रंथीय क्षति और जन्मजात विकार के कारण अंड-ग्रंथियों का अपनी जगह न होकर पेट में रह जाना, आदि कारण पुरुष में शुक्राणु-अभाव पैदा कर सकते हैं।

अंड-ग्रंथियों के कतई काम न करने और शुक्राणुवाही नलियों में रुकावट होने पर शुक्राणु-संख्या बिल्कूल शून्य हो जाती है।

कुछ मामलों में सामान्य संख्या में शुक्राणु होते हुए भी पुरुष बंध्य होता है। इनमें एक आशंका वीर्य में शुक्राणुनाशक तत्त्वों की उपस्थिति होती है।

कोई दंपति क्यों संतान-सुख नहीं प्राप्त कर पा रहा, यह जानने के लिए पति-पत्नी दोनों को जाँच-परीक्षणों से गुजरना पड़ता है। पुरुष के परीक्षण अपेक्षाकृत सरल हैं और कम खर्चीले भी। इसलिए उससे शुरुआत करना बेहतर रहता है।

सबसे पहली जाँच वीर्य-जाँच (सिमन एनालिसिस) है। इसके लिए अलग-अलग जाँचशालाओं की अपनी अलग-अलग हिदायतें हो सकती हैं। पर मूलतः नमूना देने से पहले कम-से कम तीन रोज तक समागम से परहेज रखा जाना चाहिए। नमूना हस्तमैथुन या समागम–किसी भी उपाय से प्राप्त किया जा सकता है, पर इसके लिए कंडोम का प्रयोग वर्जित है। प्राप्त करते ही नमूने को जाँचशाला पहुँचा देना चाहिए। इस बीच नमूनेवाली बोतल के तापमान में उतार-चढ़ाव वांछनीय नहीं।

जाँच के दौरान वीर्य में शुक्राणु-संख्या, शुक्राणु-गतिशीलता (मोबिलिटी) और शुक्राणु के आकार (मार्फोलॉजी) की विशेष परख की जाती है। यदि इसमें कोई कमी दिखती है तो पुनः जाँच कराना जरूरी होता है। पर इस दौरान व्यक्ति का स्वास्थ्य सामान्य होना चाहिए (यदि उसे बुखार हुआ हो, तो जाँच को स्थगित कर देना चाहिए)।

इसके बावजूद यदि शुक्राणु-संख्या में कमी दिखती है, तो हार्मोनल जाँच करवानी पड़ सकती है। उसके आधार पर आगे अंड-ग्रंथीय (टेस्टीक्यूलर) बायोप्सी की जाती है, जिससे यह साफ हो जाता है कि

अंड-ग्रंथि में शुक्राणुओं का निर्माण हो रहा है या नहीं।

यदि मामला शुक्राणुवाही नली में रुकावट का दिखता है, तो वेसिकोग्राफी नामक जाँच से इस भाग के 'रंगीन' एक्स-रे उतारे जाते हैं। शुक्राणुनाशक तत्त्व का संशय होने पर उसे जाँचनेवाले टेस्ट भी उपलब्ध हैं।

स्त्रियों में जाँच का दौर लंबा चलता है। शुरुआत डॉक्टरी मुआयने से होती है, जिसमें विशेषज्ञ शारीरिक जाँच, जननांगों की भीतरी जाँच तथा थायरॉयड और स्तनों की जाँच करती है। इसके बाद खून व मूत्र की जाँच और छाती का एक्स-रे करवाने की सलाह दी जाती है ताकि भीतर छिपे क्षय रोग, मधुमेह और गुर्दों के रोग की परख हो सके।

इन प्राथमिक जाँचों के बाद डिंब-उत्सर्जन क्रिया की जाँच की जाती है। हर सुबह बिस्तर छोड़ने से पहले शरीर का तापमान देखना और उसका रिकॉर्ड रखना इसका सबसे आसान तरीका है। शारीरिक तापमान में होनेवाले हल्के हेर-फेर को देखकर विशेषज्ञ यह जान सकता है कि डिंब-उत्सर्ग हो रहा है अथवा नहीं। लेकिन आजकल अल्ट्रासाउंड से डिंबग्रंथि की थोड़े-थोड़े दिन बाद फोलीक्यूलर मॉनीटरिंग जाँच करके यह जानकारी प्राप्त की जाती है। यों सरविक्स की श्लेष्मा की परख करके भी इसका अंदाजा लग जाता है।

डिंब-उत्सर्जन क्रिया की जाँच के बाद एंडोमिट्रियल बायोप्सी की जाती है, जिसमें मासिक-स्राव से एक-दो रोज पहले गर्भाशय के भीतरी सतही ऊतक का टुकड़ा लिया जाता है और जाँचा जाता है। फिर जरूरी होने पर हार्मोनल जाँच की जाती है। अगर इससे भी बात नहीं बनती तो यह देखने के लिए कि सरविक्स की श्लेष्मा शुक्राणुओं की नाशक तो नहीं, एक खास टेस्ट किया जाता है। संबंधित स्त्री-पुरुष को यह हिदायत दी जाती है कि वे मासिक-चक्र के 12 वें, 13 वें या 14 वें दिन मिलें और समागम के 4-12 घंटे बाद जाँच के लिए आएँ। तब सरविक्स से श्लेष्मा का नमूना लेकर यह देखा जाता है कि उसमें कितने शुक्राणु जीवित हैं। यही पोस्ट-कोअटल टेस्ट है।

फिर डिंबवाही नलियों और गर्भाशय का हाल जानने के लिए भीतर

दवा डालकर एक्स-रे उतारे जाते हैं। यह जाँच एच.एस.जी. (हिस्टिरो-सेलपिंगोग्राफी) कहलाती है और मासिक-चक्र के छठे से दसवें दिन के बीच की जाती है।

डिंबग्रंथियों, डिंबवाही नलियों और गर्भाशय की परख के लिए लेपरोस्कोप (एक ट्यूबनुमा उपकरण) भी खासा उपयोगी साधन है।

हाल में कुछ नए टेस्ट भी विकसित हुए हैं, जो हार्मोनल स्तर को परखने में सरल-सुगम हैं। शुक्राणुनाशक तत्त्वों को पहचानने के लिए भी बेहतर तरीके आज उपलब्ध हैं।

बंध्यत्व में उपचार कितना असरदायक होगा, यह बहुत कुछ समस्या के कारण पर निर्भर करता है। कुछ मामलों में प्रजनन-क्रिया से जुड़ा व्यावहारिक ज्ञान मिल जाने से ही मसला हल हो जाता है। कुछ में छोटी-छोटी हिदायतें जैसे पुरुष द्वारा तंग जाँघिए का त्याग और थकान व तनाव से मुक्ति सार्थक सिद्ध हो सकती है।

पर 10-20 प्रतिशत मामलों में हर कोशिश के बावजूद गर्भ न ठहरने का कोई कारण नहीं मिल पाता। इनमें हर टेस्ट की रिपोर्ट बिल्कुल सामान्य होती है, किंतु गर्भ नहीं ठहरता। इन मामलों में कोई इलाज संभव नहीं। पर इनमें भी आगे चलकर 5 प्रतिशत मामले खुद सुलझ जाते हैं। जिन मामलों में कारण साफ होता है, उनमें उसके मुताबिक इलाज की कोशिश की जाती है।

जब समस्या हार्मोनल असंतुलन से संबंधित होती है और डिंब-उत्सर्ग सुचारु ढंग से नहीं हो रहा होता, तो उपयुक्त दवाओं (जैसे क्लोमिड, परगानोल, ब्रोमोक्रिपटीन) के जरिए 80 प्रतिशत तक मामलों में कामयाबी हासिल की जा सकती है। एक विकार में डिंबग्रंथि में की गई सूक्ष्म-सर्जरी स्थिति को एकाएक बदल सकती है और डिंब-विकास तथा उत्सर्ग सामान्य रूप से होने लगते हैं।

डिंबवाही नलियों के दाग, विकृतियाँ और सिकुड़न, गर्भाशय की रसौली और जन्मजात विकार तथा एंडोमेट्रियोसिस के रुग्ण ऊतक से निजात पाने के लिए सूक्ष्म शल्यविधियाँ सार्थक हैं। रुग्ण डिंबवाही नलियों के मामलों में भी ट्यूबोप्लास्टी करने पर तकरीबन एक तिहाई मरीज गर्भधारण कर लेती हैं।

सरविक्स की सूजन–सरविसाइटिस–में इलाज मुश्किल नहीं। पर उसकी श्लेष्मा में यदि शुक्राणुनाशक तत्त्व (स्पर्म एंटीबॉडी) हों, तो छह महीनों तक समागम के दौरान कंडोम इस्तेमाल करते रहना आवश्यक होता है। प्रायः इससे ही समस्या का समाधान हो जाता है।

पुरुषों में उपचार के तरीकों पर हाल के वर्षों में ही ज्यादा काम हुआ है। शुक्राणु-संख्या की कमीवाले कुछ मामलों में क्लोमिड और परगोनाल जैसी औषधियाँ काफी कामयाब हैं। पुरुष-हार्मोन टेस्टोस्टरोन भी कुछ मामलों में उपयोगी साबित होता है। उसे देने के तुरंत बाद शुरू में शुक्राणु-उत्पादन रुक जाता है, पर बाद में इसमें तीव्र वृद्धि आ जाती है। रोगाणुरोधक दवाएँ (एंटिबायोटिक्स) भी कुछ मामलों में इंफेक्शन दूर कर शुक्राणु-संख्या में वृद्धि लाने में सफल हैं।

नई सूक्ष्म शल्यविधियों द्वारा रुग्ण शुक्राणुवाही नलियों की पुनर्रचना भी संभव है। अंडकोशीय शिराओं के फैलाव के मामलों में भी फूली हुई शिराओं को बाँधने का ऑपरेशन किया जा सकता है।

जिन संतानहीन दंपतियों को इलाज के उपरोक्त उपायों से संतान-सुख नहीं मिल पाता, उनके लिए निजात के लिए कुछ दूसरे रास्ते भी हैं।

जिन मामलों में स्त्री संतानोत्पति के काबिल होती है लेकिन पति का वीर्य या तो कमजोर होता है या अक्षम, उनमें कृत्रिम गर्भाधान विधि अपनाई जा सकती है। इसके दो तरीके हैं। पहला, जिसमें पति का वीर्य लेकर, कृत्रिम तरीके से उसे परिष्कृत कर, स्त्री का गर्भ ठहराने की कोशिश की जाती है। यह तरीका उन मामलों में काम आता है जिनमें या तो पुरुष के वीर्य में शुक्राणुओं की संख्या सामान्य से कम होती है या उसके वीर्य में शुक्राणुनाशक तत्त्व (स्पर्म एंटीबॉडी) होते हैं अथवा स्त्री के सरविक्स की परिस्थितियाँ शुक्राणुओं के लिए प्रतिकूल होती हैं या फिर किन्हीं कारणों से पति-पत्नी के बीच प्राकृत मैथुन संभव नहीं होता।

लेकिन जिन मामलों में वीर्य में शुक्राणुओं की तादाद बहुत कम होती है, उनमें यह तरीका कम ही कामयाब हो पाता है। ऐसे मामलों में बेहतर कामयाबी हासिल करने के लिए वीर्य का पहला हिस्सा छँटनी करके इस्तेमाल किया जाता है।

इस विधि में डिंब-उत्सर्ग (ओव्यूलेशन) के संभावित दिनों में, दो दिन

के अंतर पर, दो बार गर्भाधान की कोशिश की जाती है। पति से वीर्य प्राप्त करने के लिए उसे सलाह दी जाती है कि वह हस्तमैथुन द्वारा वीर्य अर्जित करे। उस वीर्य को फिर सिरिंज में भरकर जरूरत के हिसाब से योनि अथवा गर्भाशय में इंजेक्ट कर दिया जाता है।

जहाँ तक इस विधि में सफलता की दर का सवाल है, वह अलग-अलग मामलों में अलग-अलग रहती है। जिन मामलों में वीर्य बहुत कमजोर होता है, उनमें कम सफलता मिलती है। पर जहाँ मामला स्पर्म एंटीबॉडी का होता है वहाँ 50 प्रतिशत तक सफलता मिल जाती है। यह अवश्य है कि इसके लिए धैर्य बनाए रखना पड़ता है। कई बार आठ-दस मासिक-चक्रों तक भी इंतजार करना पड़ जाता है।

दूसरे तरीके में शुक्राणु किसी पर-पुरुष से प्राप्त किए जाते हैं। यही 'डोनर आर्टिफिशियल इनसेमिनेशन' है। यह विधि पुरुष-बंध्यत्व के उन मामलों में अपनाई जाती है, जिनमें पुरुष की समस्या लाइलाज होती है और स्त्री की प्रजनन-क्षमता सामान्य होती है, किंतु संतानेच्छा दोनों की बहुत तीव्र होती है। ऐसे पति-पत्नी मानसिक तौर पर इस बात के लिए पूरी तरह तैयार होते हैं कि किसी दूसरे पुरुष के वीर्य से गर्भ ठहराने की कोशिश हो।

लेकिन इस कोशिश से पहले जरूरी है कि विधि के बारे में पति-पत्नी विस्तृत जानकारी प्राप्त करें और इसके सभी पहलुओं पर गंभीरता से सोच-विचार कर लें। दोनों की सहमति होने पर ही इसे आजमाना उचित है।

हर मामले में गर्भाधान की कोशिश से पहले पति-पत्नी की मनोवैज्ञानिक काउंसलिंग करके यह परखा जाता है कि वे इसके लिए योग्य हैं या नहीं। इसके बारे में निश्चित हो जाने पर ही आगे कदम उठाया जाता है। इस बात का भी खास ध्यान रखा जाता है कि मामले की गोपनीयता पूरी तरह बनी रहे : वीर्यदाता और वीर्य को ग्रहण करनेवाली स्त्री के बीच कोई संपर्क न हो और दोनों एक-दूसरे से अनजान बने रहें ताकि आगे चलकर किसी तरह की कानूनी अथवा नैतिक पेचीदगियाँ पैदा न हों।

कुछ वर्षों से स्पर्म बैंकों का प्रचलन भी बढ़ा है। इन बैंकों में वीर्य

लेने से पहले दाता की पूरी डॉक्टरी जाँच की जाती है और यह देखा जाता है कि उसे कोई संक्रामक रोग न हो। एड्स के फैलने के बाद यह एहतियात बेहद जरूरी हो गई है। दाता के वीर्य से सफल गर्भाधान का प्रतिशत 50 से 80 के बीच आँका गया है। लेकिन सफलता मिलने में समय लग सकता है। अगर 18 मासिक-चक्रों में कामयाबी नहीं मिले, तो फिर कोशिश करना प्रायः बेकार होता है।

पिछले दशकों में मची तकनीकी धूम निस्संतान दंपतियों के लिए भी आशा की नई किरण बनकर आई है। इस दौरान ऐसे कई तरीके विकसित किए गए हैं जिनसे संतानहीन दंपति संतान-सुख प्राप्त कर सकते हैं।

25 जुलाई 1978 चिकित्सा-जगत में एक स्मरणीय दिन बना रहेगा। इस दिन इंग्लैंड में प्रथम परखनली शिशु (टेस्ट ट्यूब बेबी) लुइसा ब्राउन का जन्म हुआ था। पूरी दुनिया के अखबारों में यह खबर सुर्खियों में छपी थी और

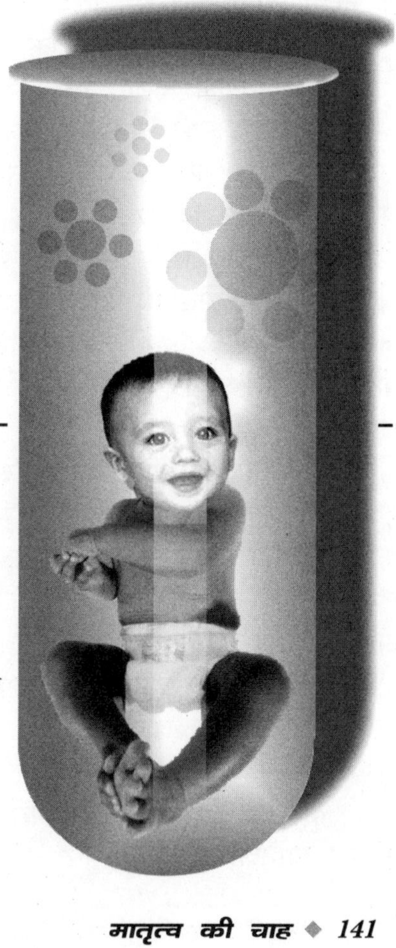

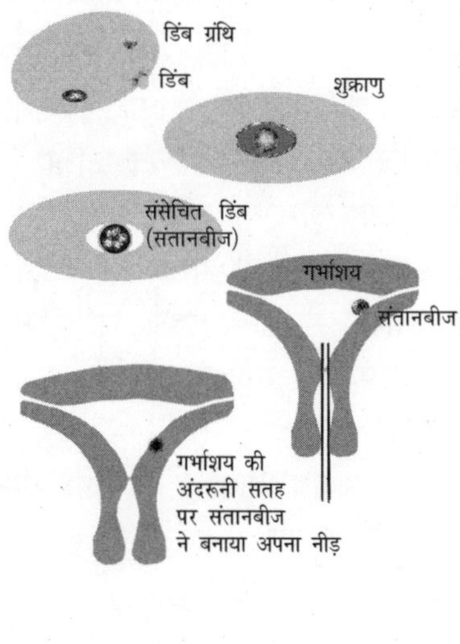

निस्संतान दंपतियों के लिए उम्मीद की एक नई किरण जाग उठी थी। विश्व का दूसरा परखनली शिशु भारत की महानगरी कलकत्ता में जन्मी दुर्गा थी। उसके बाद और कई देशों में यह कामयाबी दोहराई जा चुकी है।

परखनली शिशु वह तकनीक है जिसमें डिंब और शुक्राणु का मिलन प्रयोगशाला में कृत्रिम तरीके से कराया जाता है। इसमें बने भ्रूण को अगले 48 घंटों तक तश्तरी में सेहा जाता है और फिर उसे योनि-मार्ग से स्त्री के गर्भाशय में पहुँचा दिया जाता है। आगे कोशिश यही रहती है कि वह भ्रूण सामान्य ढंग से गर्भाशय में बढ़ता रहे और गर्भावस्था के नौ महीनों से गुजरकर उस दंपति के जीवन में संतान-सुख की कमी पूरी कर दे। लेकिन यह तकनीक उन्हीं स्त्रियों में उपयोगी हो सकती है, जिनमें डिंबवाही नलियाँ रोग से इतनी विकृत हो चुकी होती हैं कि ऑपरेशन द्वारा भी उनका इलाज संभव नहीं होता या जिनमें सुधार-ऑपरेशन नाकामयाब हो जाता है। ऐसी स्त्रियों में गर्भाधान का यही एकमात्र उपाय बच रहता है (प्राकृतिक गर्भाधान आमतौर से डिंबवाही नली में ही संपन्न होता है)।

कुछ ऐसे मामलों में भी यह तकनीक अपनाई जाती है, जहाँ पूरी जाँच-पड़ताल के बाद भी गर्भ न ठहरने का सही कारण ज्ञात नहीं हो पाता। वीर्य में शुक्राणुओं की मात्रा कम होने पर भी इसे आजमाया जा सकता है।

इस तकनीक में डिंब हासिल करने के लिए पहले स्त्री को ऐसी दवाएँ दी जाती हैं, जो डिंब-ग्रंथि में (कुछ) डिंबों को पकाकर तैयार करती हैं। यह पूरी क्रिया अल्ट्रासाउंड जाँच द्वारा मॉनिटर की जाती है। डिंब तैयार हो जाने पर उन्हें एक छोटे-से ऑपरेशन के जरिए भीतर नली डालकर बाहर खींच लिया जाता है। इसके साथ ही पुरुष से शुक्राणु प्राप्त कर लिये जाते हैं (कुछ प्रयोगशालाओं में उन्हें पहले से हासिल कर फ्रीज कर लिया जाता है) और फिर उपयुक्त मीडिया में डिंब लेकर उसका मिलन शुक्राणु से करा दिया जाता है।

लेकिन यह तकनीक हर मामले में कामयाब नहीं हो पाती। तीन से चार मासिक-चक्रों की दर लें, तो गर्भधारण की सफलता-दर 20-25

प्रतिशत रहती है। पर इनमें से भी कुछ मामलों में गर्भ पूरे नौ मास नहीं ठहर पाता। इसलिए कुल सफलता-दर 20-25 प्रतिशत से कुछ कम ही होती है। इस तकनीक के ज्यादा लोकप्रिय न हो सकने का यह एक बड़ा कारण है। दूसरे, इस तकनीक पर खर्च भी बहुत आता है, और यह सुविधा सीमित चिकित्सा-केंद्रों में ही उपलब्ध है, जिसके फलस्वरूप दंपति को लंबे समय तक घर से दूर भी रहना पड़ सकता है। पर इस सबके बावजूद यह तकनीक बहुत-से निस्संतान दंपतियों को संतान-सुख देने में सफल हुई है।

संतानहीनता के इलाज की एक और नई तकनीक 'गिफ्ट'–गेमिट इंटर फैलोपियन ट्रांसफर–है। इसमें डिंब और शुक्राणुओं को प्राप्त कर डिंबवाही नली में छोड़ दिया जाता है, जिससे कुछ मामलों में गर्भाधान संभव हो जाता है।

'गिफ्ट' का उपयोग बंध्यत्व के उन मामलों में किया जाता है, जिनमें गर्भ न ठहरने का कारण ज्ञात नहीं हो पाता, सरविक्स का परिवेश शुक्राणु के प्रतिकूल होता है या वीर्य में शुक्राणुओं की मात्रा सामान्य से कम होती है।

इस तकनीक में भी डिंब और शुक्राणु वैसे ही प्राप्त किए जाते हैं जैसे परखनली तकनीक में, लेकिन यह तकनीक उतनी खर्चीली नहीं है, क्योंकि इसमें भ्रूण-रचना और उसके विकास का झमेला नहीं होता।

'गिफ्ट' की सफलता-दर लगभग 25 प्रतिशत है।

हाल के वर्षों में पश्चिमी देशों में सरोगेट मदर्स यानी किराए की कोख के मामले खासा विवाद पैदा करते रहे हैं। यह प्रयोग ऐसे मामलों में किया जाता है जिनमें पुरुष तो संतानोत्पत्ति के योग्य होता है, पर स्त्री की प्रजनन-क्षमता सामान्य नहीं बनाई जा सकती। ऐसे दंपतियों को संतान-सुख देने के लिए कुछ स्त्रियों ने 'गर्भ-सेवा' शुरू कर दी। इस सेवा में निस्संतान दंपति और ऐसी एक स्त्री–जो सामान्य हो–के बीच करारनामा हो जाता है और संबंधित पुरुष का वीर्य लेकर कृत्रिम गर्भाधान द्वारा उस स्त्री का गर्भ ठहरा दिया जाता है। फिर शिशु का जन्म होने पर, वह शिशु उस दंपति को दे दिया जाता है। इस सेवा के लिए किराए की माँ उस दंपति से एक मोटी फीस वसूल करती है।

कई देशों ने इस सेवा को अनैतिक मानकर इस पर प्रतिबंध लगा दिया है। अतः अब डिंब और भ्रूण-ट्रांसफर जैसी तकनीकें जोर पकड़ रही हैं।

डिंब-ट्रांसफर तकनीक में किसी पर-स्त्री से डिंब और निस्संतान स्त्री के पति से शुक्राणु लिये जाते हैं। फिर उन्हें निस्संतान स्त्री की डिंबवाही नली में छोड़ दिया जाता है ताकि डिंब और शुक्राणु के मिलन से वह गर्भवती हो सके।

जिन निस्संतान स्त्रियों में यह भी सम्भव नहीं हो पाता, उनमें भ्रूण-ट्रांसफर तकनीक अपनाई जाती है। पर-स्त्री के डिंब और पति के शुक्राणुओं का परखनली में मेल कराकर भ्रूण की रचना की जाती है और उसे निस्संतान स्त्री की कोख में रोपित कर दिया जाता है।

उपरोक्त दोनों ही तकनीकों में डिंब का योगदान न करने के बावजूद निस्संतान स्त्री को गर्भावस्था का मधुर एहसास भी होता है और मातृ-सुख भी मिलता है।

लेकिन इस तकनीकी युग में भी बाँझपन से उबरने का एक और सहज तथा मानवीय रास्ता है किसी प्यारे-से बच्चे को गोद लेकर उसे अपना लाडला बना लेना। इससे किसी भी निस्संतान दंपति का सूना जीवन शिशु की किलकारियों से चहक उठेगा और उसे दिन-ब-दिन बढ़ते देखने के सुख का तो कहना ही क्या ! कविवर जयशंकर प्रसाद ने अपने महाकाव्य *कामायनी* की निम्नांकित पंक्तियों में इसी सुख का चित्रण किया है :

'माँ'–फिर एक किलक दूरागत, गूँज उठी कुटिया सूनी,
माँ उठ दौड़ी भरे हृदय में लेकर उत्कंठा दूनी,
लुटरी खुली अलक रज-धूसर बाँहें आकर लिपट गईं,
निशा-तापसी की जलने को धधक उठी बुझती धूनी।

बार-बार क्यों गिरता है गर्भ

स्त्री में सदा यह उत्कंठा होती है कि उसका दांपत्य प्रेम संतान के रूप में परिणत हो और उसका घर-आँगन शिशु की क्रीड़ाओं से चहक उठे। उसकी इस साध से ही सृष्टिचक्र जीवित रहता है और विराट पुरुष की 'एकोऽहं बहुस्याम' अर्थात एक से अनेक होने की इच्छा मूर्त रूप लेती है। इसी मातृ-लालसा का बहुत सुंदर चित्र कविवर जयशंकर प्रसाद ने *कामायनी* में प्रस्तुत किया है। आदि जननी की प्रतीक श्रद्धा, मनु से कहती है :

देखो नीड़ों में विहग युगल, अपने शिशुओं को रहे चूम
उनके घर में कोलाहल है, मेरा सूना है गुफा द्वार।

सृजन की चिरसंचित भावना में रमी वह, अपने भीतर संतान का बीज धारण करती है और मधुमयी कल्पनाओं के अथाह सागर में डूबने-उतराने लगती है। उसके अंतर्मन में भविष्य को लेकर तरह-तरह के सपने सजने लगते हैं :

झूले पर उसे झुलाऊँगी, दुलराकर लूँगी वदन चूम
मेरी छाती से लिपटा इस घाटी में लेगा सहज घूम।

पर कुछेक माताओं के ये सपने सच होने से पहले ही बिखर जाते हैं। जिस संतान-बीज को माता अपने लहू से प्रतिपल सींचती है, जिसके हर अंग और हर अवयव की संरचना में वह सोते-जागते बेसुध हो जुटी रहती है, वह प्रजनन-महापर्व आने से पहले ही अधूरी अवस्था में उसका साथ छोड़ जाता है। इस प्राकृतिक अनचाहे गर्भपात की सच्ची व्यथा वही स्त्री जान सकती है जो इस पीड़ा से गुजरी है; किसी पुरुष के लिए इसकी कल्पना भी मुश्किल है।

परंतु कुछ स्त्रियों की मानसिक पीड़ा इससे भी सघन होती है। उनकी कोख बार-बार संतान का बीज धारण करती है, पर हर बार उनकी आस अधूरी रह जाती है। उनका गर्भस्थ भ्रूण पूरी तरह विकसित होने से पहले ही अपना घर छोड़ देता है और नष्ट हो जाता है।

प्रजनन-क्षम काल में प्रायः हर स्त्री एकाध बार प्राकृतिक गर्भपात से गुजरती है; और कुछ अध्ययनों के मुताबिक गर्भ ठहरने के कुल मामलों में से 10 से 30 प्रतिशत का अंत इसी प्रकार होता है। लेकिन जब कोई स्त्री बार-बार इस कष्ट से गुजरे, तब यह तहकीकात करना लाजिमी हो जाता है कि यह समस्या क्यों हो रही है, ताकि जरूरी होने पर उसका समाधान किया जा सके। इसी आशय से तीन या अधिक बार लगातार गर्भ का गिरना विकार माना गया है और उसे प्रवृत्तिजन्य गर्भपात (हेबिच्युअल अबॉर्शन) का नाम दिया गया है।

बार-बार प्राकृतिक रूप से गर्भपात होने के कई कारण हो सकते हैं। शुरू के महीनों में ही गर्भ गिर जाए तो अधिक संभावना यह होती है कि या तो गर्भ ठीक से नहीं बना था या उसके विकास में कोई बाधा थी। पहले तीन महीनों में बिगड़नेवाले 50 से 75 प्रतिशत मामले इनमें से किसी एक दोष के कारण ही प्राकृतिक गर्भपात में परिणत होते हैं।

गर्भवती स्त्री का प्रतिकूल स्वास्थ्य भी भ्रूण के नष्ट होने का कारण बन सकता है। माँ के शरीर में टॉक्सोप्लास्मोसिस, रूबेला, सायटोमिगेलो वायरस या हर्पिज वायरस की पैठ हो, अथवा माइकोप्लाज्मा या लिस्टिरिया के रोगाणु चौकड़ी लगाकर बैठे हों, तो भ्रूण में असामान्यता पैदा हो सकती है और वह नष्ट होकर गिर सकता है।

भ्रूण की रचना करनेवाले डिंब व शुक्राणु की उम्र और गुण भी इस

दृष्टि से अत्यंत महत्त्वपूर्ण हैं। जैसे-जैसे स्त्री-पुरुष की उम्र बढ़ती है, डिंब और शुक्राणुओं का स्वास्थ्य भी क्रमशः गिरता जाता है। शुक्राणुओं की जेनेटिक बनावट में कमी रह जाने से भी स्वस्थ भ्रूण नहीं बन पाता और गर्भ खुद गिर जाता है।

पति-पत्नी के बीच एबीओ ब्लड-ग्रुप के कारण आपस में कोई कुदरती तकरार हो, तब भी गर्भ शुरू के महीनों में गिर जाता है। आरम्भिक महीनों में यौन-संसर्ग के आघात से भी गर्भ गिर सकता है। यह जानकारी खासतौर से उन स्त्रियों के लिए विचारणीय है जिनका गर्भाशय स्वतः पलटा हुआ (रेट्रोवर्टिड) रहता है। बहुत ज्यादा भागदौड़ और सफर करने से भी गर्भ पर प्रतिकूल प्रभाव आ सकता है और गर्भ गिर सकता है।

अतएव यदि किसी स्त्री का शुरू के महीनों में बार-बार गर्भपात होता है, तो उपर्युक्त कारणों की संभावना की छानबीन जरूरी हो जाती है। टॉर्च-टेस्ट करके यह जाँचा जाता है कि उसके शरीर में उन रोगाणुओं की पैठ तो नहीं है जो गर्भ को नष्ट कर सकते हैं। पति-पत्नी

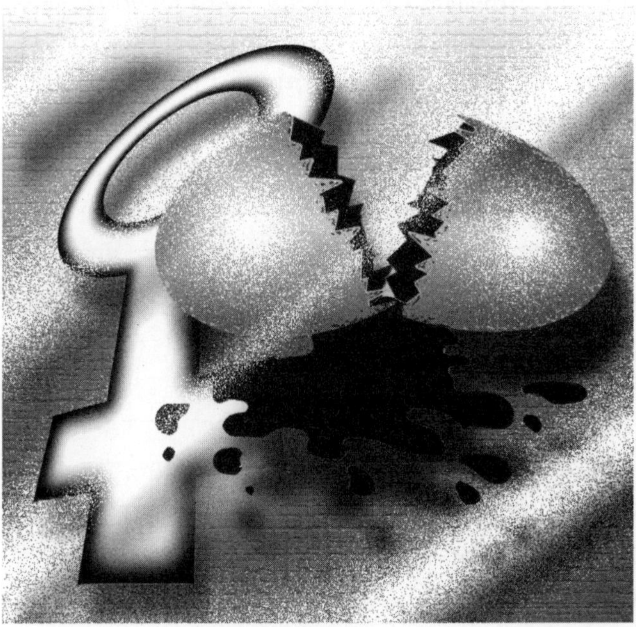

के ब्लड-ग्रुप की जाँच भी की जाती है। सुविधा होने पर गिरे हुए गर्भ की ऊतकीय जाँच कराना भी उपयोगी साबित हो सकता है।

इन शुरू के महीनों में गर्भ के विकास के लिए यह जरूरी होता है कि गर्भवती महिला के शरीर में प्रोजेस्टेरोन हार्मोन पर्याप्त मात्रा में बनता रहे। इसका कम उत्पादन होने पर गर्भ प्रायः गिर जाता है। इसीलिए जिन महिलाओं को बार-बार गर्भपात होता है, उनमें प्रोजेस्टेरोन हार्मोन की मात्रा का आकलन करने के लिए भी टेस्ट किए जाते हैं।

अंतःस्राव प्रणाली के विकार थायरोटॉक्सिकोसिस और बढ़ी हुई डायबिटीज में भी कभी-कभी गर्भ गिरने की परेशानी हो सकती है। अतएव थायरॉयड हार्मोन और ब्लड-शुगर की जाँच कराना भी आवश्यक हो जाता है।

अगर इन जाँच-परीक्षणों से गर्भपात का कारण मालूम हो जाता है, तो उसे दूर करने की पूरी कोशिश की जाती है। अंतःस्रावी प्रणाली के विकार, प्रोजेस्टेरोन हार्मोन की कमी, रोगाणुओं की पैठ का समाधान सफलता से हो सकता है।

मगर कुछ मामलों में पूरी छानबीन के बाद भी बार-बार गर्भपात होने का कोई निश्चित कारण नहीं मिल पाता। उनमें से कुछ में यह मात्र संयोग होता है कि अब तक गर्भ पूरे नौ महीने नहीं टिक पाता। अतएव गर्भपात का कोई कारण न मिलने पर भी दंपति को हताश होने की कतई जरूरत नहीं होती। बहुत संभव है, सब कुछ सामान्य ही हो। उन्हें आगे इसी विश्वास के साथ प्रयास करना चाहिए।

शुरू के महीनों में गर्भपात होने की तकलीफ से घिरी महिलाओं के लिए यह बहुत जरूरी है कि अगली बार जब वे गर्भधारण करें तो कुछेक बातों का खास ध्यान रखें। 14 वें हफ्ते तक दौड़-धूप, सफर और यौन-संसर्ग पर पाबंदी रखी जा सके, तो बहुत अच्छा है। श्रेयस्कर है कि पहले चार महीने आराम किया जाए। अगर यह न हो सके, तो इतनी सावधानी जरूर बरतें कि जिन दिनों में मासिक-धर्म बंद हो जाता हो, उन दिनों पूरा आराम करें। गर्भधारण करने के बाद मासिक-धर्म बंद हो जाता है, पर अपने पिछले मासिक-चक्रों के हिसाब से यह अंदाजा लगाना आसान है कि गर्भ न ठहरने पर महीना कब-कब होता। अपने

स्वास्थ्य के प्रति सजग रहना भी इतना ही जरूरी है।

धूम्रपान और मदिरा का पूर्ण त्याग तथा समुचित मात्रा में पौष्टिक और सुपाच्य आहार लेते रहने से माता और गर्भ का स्वास्थ्य अच्छा बना रहता है। मानसिक स्वास्थ्य की देखभाल भी बहुत जरूरी है। कुछ स्त्रियाँ सदा चिंता में डूबी रहने के कारण ही संतान सुख नहीं हासिल कर पातीं। प्रसन्नचित्त रहने से गर्भ का विकास भी सामान्य और स्वस्थ रूप से हो पाता है।

गर्भधारण होने का पता चलते ही डॉक्टरी देख-रेख में रहना भी श्रेयस्कर होता है। समय-समय पर अल्ट्रासाउंड करके डॉक्टर यह जाँच सकता है कि गर्भ का स्वास्थ्य कैसा है और उसका विकास सामान्य

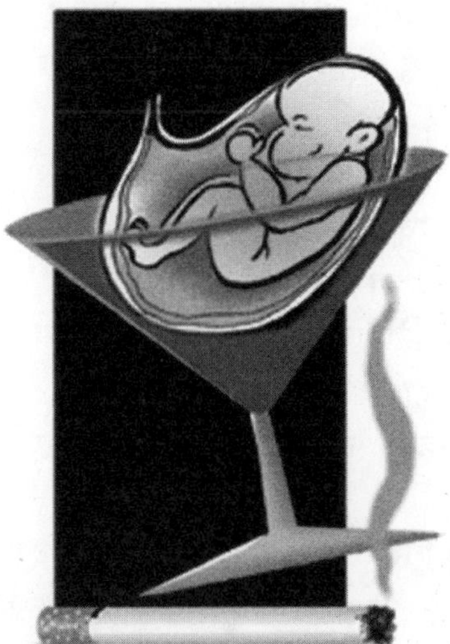

रूप से हो पा रहा है या नहीं। जरूरी होने पर वह समय से दवा भी दे सकता है। कुछ विशेषज्ञ इन परिस्थितियों में पूरक हार्मोन चिकित्सा देने में विश्वास रखते हैं। कुछ का मत है कि गर्भवती महिला को इन दिनों में प्रचुर मात्रा में फोलिक एसिड दिया जाना चाहिए ताकि गर्भकमल का विकास हो सके। इन युक्तियों से अधिकांश मामलों में

माँ की सूनी गोद खुशियों से भर जाती है।

बार-बार गर्भपात की पीड़ा से गुजरनेवाली महिलाओं में एक बड़ा वर्ग इससे बिल्कुल भिन्न है। उनमें पहले तीन-चार महीनों तक गर्भ ठीक से बढ़ता रहता है, पर फिर अचानक गिर जाता है। दरअसल इनमें से कइयों की गर्भाशय-ग्रीवा अक्षम होती है और आंतरिक आयतन जरूरत से ज्यादा खुला होता है, जिस कारण गर्भ की थैली बीच मझधार में फट जाती है, पानी बाहर आ जाता है और गर्भ गिर जाता है। यह अनहोनी अक्सर 12 वें हफ्ते के आसपास घटित होती है। यह विकार सरवाइकल इनकाम्पिटेन्स है, जो कभी-कभी जन्म से, पर प्रायः बाद में गर्भाशय-ग्रीवा को किसी कारण आघात लगने से पैदा होता है। इससे पूर्व किसी दाई या नीमहकीम के हाथों भीतरी सफाई कराते वक्त गर्भाशय-ग्रीवा को पहुँची क्षति, प्रसव के समय बरती गई लापरवाही, अथवा गर्भाशयग्रीवा से किसी अन्य कारण की गई छेड़छाड़ यह विकार पैदा कर देती है।

माता के सरवाइकल इनकाम्पिटेन्स से पीड़ित होने पर गर्भ की सुरक्षा के लिए गर्भावस्था के 10वें हफ्ते में रुग्ण गर्भाशय-ग्रीवा पर नॉयलन या स्टील के तार कस देने से गर्भ को बचाया जा सकता है। इसकी कई विधियाँ हैं, जिनमें से पहली भारतीय डॉक्टर शिरोदकर की देन है। यदि गर्भ का विकास सामान्य रूप से होता रहे, तो ये टाँके गर्भावस्था के 30वें हफ्ते में निकाल दिए जाते हैं ताकि प्रसव प्राकृतिक रूप से हो सके।

गर्भाशय के भीतर जन्म से छूटी कई प्रकार की विकृतियाँ भी गर्भावस्था की दूसरी तिमाही में गर्भपात का कारण बन सकती हैं। गर्भाशय की भीतरी गुहा का दो हिस्सों में बँटा होना, आकार असामान्य होना, या पूरे गर्भाशय के दो अलग-अलग खंड होना इसके कुछ उदाहरण हैं। इनकी जानकारी अल्ट्रासाउंड या गर्भाशय में दवा डालकर की जानेवाली विशेष एक्स-रे जाँच हिस्टिरोसेलपिंगोग्राफी (एच.एस.सी.) करने से मिलती है। इन विकृतियों में से कुछ का उपचार शल्य द्वारा किया जा सकता है।

माता को रतिजरोग सिफलिस होने पर भी बार-बार गर्भ गिर सकता

है। ऐसे में प्रायः गर्भपात 20 वें हफ्ते के आसपास होता है। अतः बार-बार गर्भ गिरने पर अन्य जाँचों के साथ वी.डी.आर.एल. टेस्ट भी किया जाता है, ताकि सिफलिस की संभावना को जाँचा जा सके। सिफलस पाए जाने पर पति-पत्नी का एक साथ उपचार करने से समस्या का सफल समाधान किया जा सकता है।

प्रवृत्तिजन्य गर्भपात निस्संदेह एक जटिल समस्या है। पर पति-पत्नी यदि लगन और धैर्य के साथ उपचार कराते रहें और आवश्यक सावधानियाँ बरतें, तो प्रायः उनका घर शिशु की किलकारियों से भर सकता है।

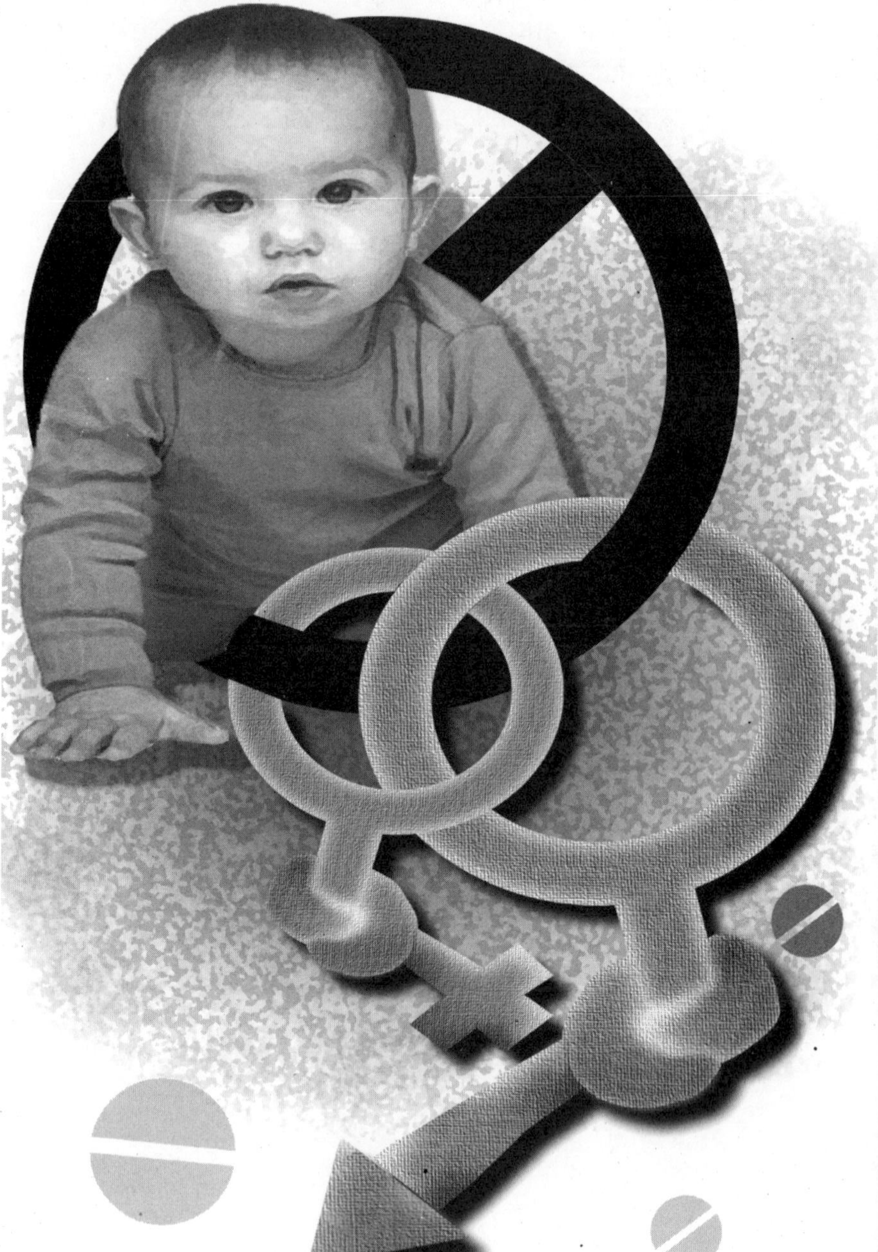

5

अनचाहा प्रजनन

गर्भ-निरोध : क्यों, कब और कैसे

तुम कहते हो इसका रोना मुझको नहीं सुहाता है
मैं कहती हूँ इस रोने से सारा घर भर जाता है

—सुभद्रा कुमारी चौहान

अब हमको सुधि की पीड़ा है नहीं सताती
केवल ध्यान यही आता है
आज न बच्चे घर में हैं कूड़ा करने को
खूब सफाई है छत पर, आँगन, कमरों में
पर कुछ खाली-खाली-सी है
आज नहीं अच्छी लगती यह।

—गिरिजाकुमार माथुर

बच्चों का रोना, उनकी किलकारियाँ और शरारतें हर माता-पिता के मन में आनंद की हिलोरें उठाती हैं; हर घर का आँगन उनसे संपूर्णता पाता है। बच्चे न हों, उनकी किलकारियाँ और शरारतें न हों तो जैसे सबकुछ सूना-सूना लगता है। लेकिन संस्कृत में एक कहावत है—अति सर्वत्र वर्जयेत। किसी भी चीज की ज्यादती अच्छी नहीं होती।

एक-दो बच्चों का रोना-हँसना जहाँ मन को मोहता है, वहीं छह-आठ बच्चों का रोना-हँसना मन को वितृष्णा से भर देता है। पहले की संयुक्त परिवार-प्रथा में शायद बच्चों की अधिकता उतनी नहीं खलती थी, लेकिन जैसे-जैसे परिवार इकाइयों में बँटते जा रहे हैं वैसे-वैसे कम बच्चे पैदा करने के प्रति जागरूकता भी बढ़ती जा रही है। माता के स्वास्थ्य, बच्चों के बेहतर लालन-पालन और अन्य कई सामाजिक-आर्थिक कारणों से अब यह जरूरी समझा जाने लगा है कि बच्चे सीमित संख्या में, यानी एक-दो ही, पैदा किए जाएँ।

शिक्षा की कमी तथा समाज में व्याप्त अंधविश्वासों के कारण लोग आम तौर पर बच्चों को ईश्वरीय देन मानते थे। यह बात उनकी समझ में नहीं आती थी कि बच्चे के जन्म को इच्छानुसार नियन्त्रित भी किया जा सकता है। संतति-नियमन के लिए कुछ आध्यात्मिक प्रवृत्ति के लोग ब्रह्मचर्य-पालन की वकालत करते थे, लेकिन युवा दंपति के लिए यह तरीका व्यवहार्य हो ही नहीं सकता था। अतः चिकित्साविज्ञानी बराबर ऐसे उपायों की खोज में लगे रहे, जिन्हें अपनाकर युगल-जीवन में उन्मुक्त प्रणय-सुख का उपभोग करते हुए भी अनचाहे गर्भ से बचा जा सके। उनके अनथक प्रयासों का ही नतीजा है कि आज ऐसी कई विश्वसनीय विधियाँ उपलब्ध हैं और हर दंपति व्यक्तिगत परिस्थितियों एवं रुचि के मुताबिक अपने लिए सबसे उपयुक्त विधि का चयन कर सकता है। पर इसके लिए गर्भनिरोधक विधियों का व्यावहारिक ज्ञान जरूरी है।

अनचाहे गर्भ से बचने के जो उपाय आज प्रचलित हैं, उनमें स्त्रियों के लिए गर्भनिरोधक खानेवाली गोलियाँ, आई.यू.डी., शुक्राणुनाशक वेजाइनल टेब्यूल एवं डायाफ्राम और पुरुषों के लिए कंडोम प्रमुख हैं। इनके साथ-साथ कुछ प्राकृतिक उपाय भी हैं जैसे अंतरित मैथुन और रिद्म पद्धति।

पुरुषों और स्त्रियों के मन में इन सभी उपायों को लेकर तरह-तरह के सवाल उठते रहते हैं। एक तरफ उनके मन में इन उपायों की विश्वसनीयता को लेकर शंका रहती है और दूसरी तरफ वे डरते रहते हैं कि इन उपायों को अपनाने से कहीं स्वास्थ्य पर विपरीत प्रभाव न पड़े।

पहले हम इन तरीकों की विश्वसनीयता या दूसरे शब्दों में कहें तो सुरक्षा प्रदान करने की दर के बारे में बात करें। देखा गया है कि सबसे सफल विधि गर्भनिरोधक गोलियाँ हैं, जिनकी कामयाबी की दर तकरीबन सौ प्रतिशत है। नई आई शुक्राणुनाशक वेजाइनल टेब्यूल 'टुडे' भी उतनी ही सक्षम है। उसके बाद आई.यू.डी. है और फिर कंडोम और डायाफ्राम। अंतरित मैथुन और रिद्म पद्धति जैसे प्राकृतिक उपाय इतने विश्वसनीय नहीं हैं; उनकी असफलता की दर बहुत अधिक है।

अब सवाल उठता है कि इनमें से कौन-सा तरीका सर्वाधिक उपयुक्त है, तो यह पति-पत्नी की व्यक्तिगत परिस्थितियों, उनके स्वास्थ्य और उनकी रुचि पर निर्भर करता है। फिर भी, नवविवाहित दंपतियों में स्त्री के लिए गर्भनिरोधक गोलियाँ सुरक्षा का सबसे अच्छा रास्ता हैं। एक बार गर्भवती रह चुकने के बाद आगे आई.यू.डी. भी उतना ही सार्थक उपाय है। पुरुषों के लिए कंडोम एक सरल और विश्वसनीय उपाय है। किंतु हर विधि हर किसी को माफिक नहीं आती और न ही किसी एक विधि का अपनाया जाना हरेक के लिए मुनासिब होता है। इसीलिए जरूरी है कि हर तरीके की खामियों और खूबियों को आँककर, डॉक्टरी सलाह से ही किसी एक तरीके का चयन किया जाए।

अब हम उपर्युक्त प्रमुख तरीकों पर अलग-अलग विस्तार से बात करें।

गर्भनिरोधक खानेवाली गोलियाँ

पैंतीस वर्ष से कम उम्र की सामान्य स्वास्थ्यवाली महिलाओं में गर्भनिरोधक गोलियाँ गर्भनिरोध का एक सार्थक उपाय हैं। यह उपाय नवविवाहिताओं के लिए विशेष रूप से उपयोगी है, क्योंकि इसमें काम-सुख में किसी तरह का विघ्न नहीं पड़ता और सुरक्षा भी पूरी-पूरी मिलती है। पर इन्हें शुरू करने से पहले डॉक्टर द्वारा जाँच अवश्य करवा लेनी चाहिए। आमतौर पर उन स्त्रियों के लिए गर्भनिरोधक गोलियाँ लेना मना है, जिन्हें पहले कभी शिराओं में खून जमने की शिकायत रही हो; पिछले छह महीनों में पीलिया या जिगर का कोई रोग हुआ हो; माइग्रेन, मिरगी, दमा, मधुमेह, उच्च रक्तचाप या हृदयरोग हो; स्तन या जननांगों का कैंसर हो अथवा योनि से बिना स्पष्ट कारण के खून गिरने

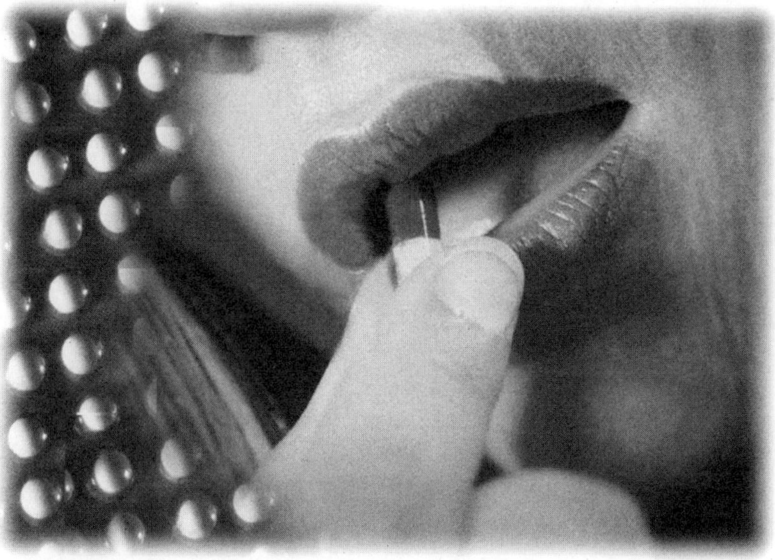

की तकलीफ हो। बच्चों को दूध पिला रही माताओं पर भी यह बंदिश है। पैंतीस वर्ष की उम्र के बाद इन्हें लेना वर्जित तो नहीं, पर भलाई इसी में है कि कोई दूसरी विधि अपनाई जाए। यह परहेज धूम्रपान करनेवाली महिलाओं पर खास लागू होता है।

गर्भनिरोधक गोलियों की उपयुक्तता प्रमाणित होने के बाद लगातार तीन वर्ष तक इनका सेवन किया जा सकता है। प्रतिदिन एक गोली लेनी होती है। अगर भूल से किसी दिन गोली न ली जा सके, तो अगले दिन दो गोलियाँ ले ली जाएँ—एक सुबह के वक्त और दूसरी रात को सोते समय। उसके बाद पुराना क्रम जारी रखा जाए। यदि लगातार दो दिन तक या इससे ज्यादा भूल हो जाए तो गोलियाँ तो लेते रहना चाहिए, लेकिन अगले मासिक-स्राव तक सुरक्षा के लिए किसी दूसरे साधन जैसे वेजाइनल टेब्यूल या साथी द्वारा कंडोम का प्रयोग आवश्यक है।

गर्भनिरोधक गोलियों के इस्तेमाल को लेकर पति-पत्नी के मन में कई प्रकार की आशंकाएँ रहती हैं। वे सोचते हैं कि लगातार गोलियों के सेवन से स्त्री की प्रजनन-क्षमता हमेशा के लिए नष्ट हो जाती है; कि उनके बच्चों में अक्सर जन्मजात विकृतियाँ पैदा हो जाती हैं; कि

ये गोलियाँ कैंसरजनक हैं; और कि इनके लगातार सेवन से छाती का दूध सूख जाता है। लेकिन ये सारी शंकाएँ निराधार हैं। इन गोलियों का प्रयोग बंद करने के बाद एक से तीन महीने के भीतर स्त्री की प्रजनन-क्षमता पहले जैसी हो जाती है और उसके गर्भवती होने में कोई दिक्कत नहीं होती; बच्चों में जन्मजात विकृतियाँ भी नहीं होती हैं। लेकिन जहाँ तक इनके कैंसरजनक होने का सवाल है, पहले से यदि गर्भाशय या स्तन-कैंसर हो तो इनके सेवन से वह बढ़ सकता है; इसीलिए स्तन या जननांगों का कैंसर होने पर इनका प्रयोग वर्जित किया गया है। सामान्य स्वास्थ्यवाली स्त्री को गोलियों के प्रयोग से कैंसर का कोई खतरा नहीं हो सकता। यही स्थिति छाती का दूध सूखने को लेकर है। फिर भी कुछेक महिलाओं में दूध सूखने की समस्या हो सकती है। इसीलिए स्तनपान करा रही महिलाओं के लिए इनका प्रयोग वर्जित है; उन्हें कोई दूसरा गर्भनिरोधक साधन अपनाना चाहिए।

इन गोलियों के प्रयोग का सबसे बड़ा फायदा यह है कि सहवास क्रिया से संबंधित न होने के कारण इनसे काम-सुख में कोई बाधा नहीं आती; फिर नियमित रूप से लिये जाने पर सुरक्षा लगभग सौ प्रतिशत होती है और इन्हें लेने पर ऋतुकाल की समस्याएँ तथा अनियमितताएँ ठीक हो जाती हैं। लेकिन कुछ स्त्रियों को शुरू में ये माफिक नहीं आतीं और उनमें चक्कर आना, वजन बढ़ना, जी मिचलाना, वक्ष में पीड़ा महसूस होना जैसे लक्षण उभर आते हैं। यदि ये लक्षण दो-तीन मासिक-चक्रों के बाद भी बने रहते हैं तो डॉक्टरी सलाह लेना जरूरी हो जाता है।

आई.यू.डी. (कॉपर-टी)

आई.यू.डी. गर्भाशय में रखा जानेवाला गर्भनिरोध का कोई भी साधन हो सकता है। लूप इसका ही एक रूप है। पर आज इसका सबसे ज्यादा प्रचलित रूप कॉपर-टी है जो प्लास्टिक से बनी होती है और उस पर ताँबे की बारीक तारें लिपटी रहती हैं। इसकी शक्ल अंग्रेजी के 'टी' अक्षर जैसी होती है।

कॉपर-टी उन महिलाओं में गर्भनिरोध का एक उपयुक्त तरीका है

जो कम-से-कम एक बार संतान धारण कर चुकी हैं। नव-विवाहिताओं को कॉपर-टी नहीं लगवाना चाहिए, क्योंकि इससे श्रोणि में सूजन होने का डर रहता है जिससे भविष्य में गर्भ धारण करने में कठिनाई हो सकती है। इसका इस्तेमाल दो बच्चों के बीच सही फासला रखने के लिए ही किया जाना चाहिए।

नव-विवाहिताओं के अलावा जिन महिलाओं में श्रोणि का इंफेक्शन हो, पहले से ही मासिक-स्राव भारी या अनियमित हो, पेडू में दर्द रहता हो, गर्भाशय की रसौली हो, गर्भाशय-ग्रीवा की सूजन हो, अत्यधिक रक्ताल्पता हो, पहले कभी अनुपयुक्त अंश में गर्भ ठहरा हो (एक्टोपिक प्रेगनेंसी हुई हो) या सिजेरियन ऑपरेशन हुआ हो, उनमें कॉपर-टी नहीं लगाई जाती।

कॉपर-टी के बारे में एक आम धारणा है कि इसे लगवाते समय बहुत कष्ट होता है। लेकिन ऐसा नहीं है। हल्की-सी क्षणिक पीड़ा होती है, पर प्रायः उसे लगाने में कुछ ही मिनट लगते हैं और उसके बाद स्त्री सामान्य रूप से दैहिक कामकाज कर सकती है।

कॉपर-टी लगवाने के बाद क्रमशः पहले और तीसरे ऋतु-स्राव के बाद डॉक्टरी जाँच करवा लेना ठीक रहता है, क्योंकि इन शुरू के महीनों में कॉपर-टी के निकल जाने की हल्की आशंका रहती है। इसके बाद वार्षिक जाँच करवाते रहना पर्याप्त है। इस थोड़ी-सी सावधानी के बाद एक बार लगवाई गई कॉपर-टी तीन वर्ष तक प्रभावशाली रहती है। इसके बाद उसे बदलने की जरूरत पड़ती है। उसके लगे रहने पर समय का कोई प्रतिबंध नहीं है।

आमतौर पर कॉपर-टी लगवाने से कोई समस्या पैदा नहीं होती है। कुछेक महिलाओं में पहले कुछ दिनों में पेट में ऐंठन और हल्का दर्द रह सकता है; पहले दो-तीन ऋतु-स्राव अधिक भारी हो सकते हैं; एक सप्ताह तक छिटपुट समस्या बनी रहे, तो डॉक्टर से सलाह ले लेना जरूरी है। आवश्यक होने पर कॉपर-टी को निकाल दिया जाता है।

कॉपर-टी गर्भनिरोध का लगभग शत-प्रतिशत विश्वसनीय तरीका है। फिर भी इक्का-दुक्का मामलों में ऐसा हो सकता है कि कॉपर-टी असफल हो जाए, लेकिन ऐसा प्रायः कॉपर-टी के गर्भाशय से हट जाने

पर होता है। इस तरह ठहरे हुए गर्भ तीस प्रतिशत मामलों में खुद ही गिर जाते हैं। बाकी सत्तर प्रतिशत मामलों में समस्या केवल अवांछनीय गर्भ की होती है। यदि दंपति गर्भ रखना चाहे, तो कॉपर-टी की उपस्थिति उसके विकास में बाधक नहीं होती।

ऊपर यह बात स्पष्ट की जा चुकी है कि कॉपर-टी दो बच्चों के जन्म के बीच सही फासला रखने का उपयुक्त साधन है। इसका अर्थ यह है कि कॉपर-टी निकलवाने के बाद प्रायः गर्भ धारण करने में कोई दिक्कत नहीं होती है और उसके हटते ही प्रजनन-क्षमता आमतौर पर सामान्य हो जाती है।

शुक्राणुनाशक वेजाइनल टेब्यूल

शुक्राणुनाशक जैली, क्रीम और गोलियों का प्रचलन बहुत पुराना है, पर उनकी विश्वसनीयता और उपयोगिता सीमित रही है। लेकिन कुछ साल पहले 'टुडे' नामक एक नई वेजाइनल टेब्यूल बाजार में लाई गई है, जिसमें नॉर-आक्सीनोल-9 नामक शुक्राणुनाशक रसायन है। इस रसायन की विश्वसनीयता शत-प्रतिशत कही जा रही है।

इस टेब्यूल को सहवास-क्रिया से दस-पंद्रह मिनट पहले योनि के ऊपरी भाग में रखना होता है। दूसरे शुक्राणुनाशक गर्भनिरोधकों–आथ्रोगाइनोल, प्रिसेप्टीन क्रीम आदि के इस्तेमाल की भी यही विधि है, जो कुछ दंपतियों को रास नहीं आती। इस विधि का संबंध सहवास-क्रिया से होने के कारण, प्रेमी-युगल के लिए इसका प्रयोग स्पॉनटेनिटी में बाधा तो बनता ही है, मन में एक प्रकार की जुगुप्सा भी उत्पन्न करता है। इसीलिए यह विधि बहुत प्रचलित नहीं हो पाई है।

योनि में किसी तरह का इंफेक्शन होने पर शुक्राणुनाशक गर्भनिरोधकों का उपयोग वर्जित होता है। कुछ लोगों में इनके प्रति एलर्जी भी उत्पन्न हो सकती है। लेकिन इन सीमाओं के बावजूद कुछ खास स्थितियों में–जैसे मधुमेह या उच्च रक्तचाप से पीड़ित महिलाओं में–यह एक उपयोगी गर्भनिरोधक विधि मानी गई है।

कंडोम

कंडोम गर्भनिरोध का एक आसान और सुलभ तरीका है। इसके इस्तेमाल से पहले डॉक्टर की सलाह लेना भी जरूरी नहीं। शायद इसीलिए यह इतना ज्यादा प्रचलित भी है। गर्भनिरोध के अलावा, इसके प्रयोग से संक्रामक यौन-रोगों से भी सुरक्षा मिलती है।

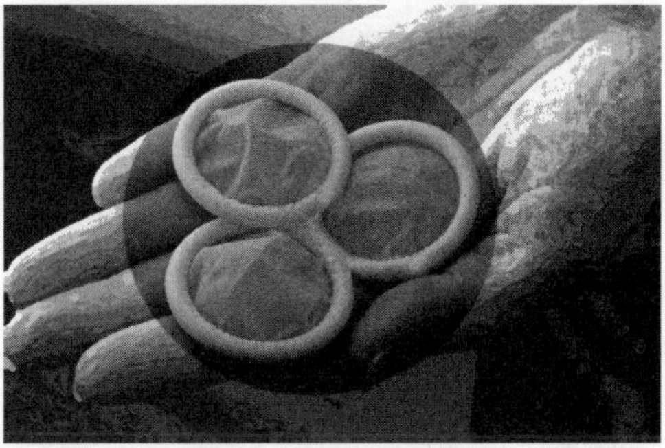

कंडोम एक विश्वसनीय गर्भनिरोधक है, पर इसकी पूरी सफलता के लिए इसका सही इस्तेमाल जरूरी है। इसकी असफलता का प्रमुख कारण प्रायः इसके उपयोग के समय बरती गई असावधानी ही होता है। सहवास-क्रिया के दौरान कंडोम के निकल जाने या फट जाने से भी गर्भ ठहर सकता है, पर ऐसे मामले बहुत कम होते हैं।

यद्यपि कंडोम अत्यंत लोकप्रिय गर्भनिरोधक है, पर कुछ दंपति इसे काम-तुष्टि में बाधक मानते हैं। इक्के-दुक्के मामलों में रबड़ के प्रति एलर्जी भी हो सकती है।

अवांछित गर्भ से मुक्ति

मनुष्य बहुत समय पहले से अवांछित गर्भ से मुक्ति के उपाय खोजता आया है। सभ्य समाज की स्थापना और स्त्री-पुरुष के घर-गृहस्थी में बँधने के साथ मनुष्य का इस बाबत सोचना स्वाभाविक था। ईसा से सैकड़ों वर्ष पहले ही कुछ समाजों ने तरह-तरह की युक्तियाँ आजमानी शुरू कर दी थीं। चीन के सम्राट शेन नंग (2787-2696 ईसा पूर्व) ने लिखा है कि गर्भवती स्त्री को पारा देने से गर्भ गिराया जा सकता है। कई प्रकार की रेचक औषधियाँ (पेट साफ करने के लिए दी जानेवाली तेज दवाएँ), वनस्पतियाँ, धातु और रसायन गर्भपातक के रूप में सदियों से इस्तेमाल हो रहे हैं। इनमें कुनीन, जहरीले पेड़ की छाल, तारपीन का तेल, बेर के झाड़ की कँटीली पत्तियाँ, सीसा और पोटेशियम परमेगनेट जैसी अनगिनत चीजें शामिल हैं, जिनमें गर्भपातक के गुण कम, जहर का-सा असर दिखाने की ताकत अधिक है। गर्भ गिराने के लिए भीतर तरह-तरह की चीजें जैसे सूइयाँ, पिन, तार, सलाई, पेन्सिल और रबड़ की नलियाँ डालने की खतरनाक कोशिशें आज भी की जाती हैं। अनाड़ी और अनपढ़ 'डॉक्टर' सिरिंज में साबुन या डेटॉल वगैरह का घोल भरकर भी भीतर डालने का दुस्साहस करते हैं। सैकड़ों सालों से गर्भवती द्वारा शारीरिक जोर-जबरदस्ती से, भारी

वजन उठाकर और मेहनत-मशक्कत करके गर्भ गिराने की कोशिशें भी होती रही हैं।

ये सभी युक्तियाँ जीवन के लिए खतरा हैं और उनका प्रचलन सिर्फ इसलिए बना हुआ है कि गर्भपात सदियों से धर्म और कानून की दृष्टि से जुर्म बना रहा। दुनिया के किसी भी धर्म ने गर्भपात को मंजूरी नहीं दी। इसलिए अधिकतर देशों में अनाड़ी नीमहकीम और अनपढ़ दाइयाँ ही लुक-छिपकर इसे करते रहे हैं। हिप्पोक्रेटिस की शपथ[1] में भी यह स्पष्ट किया गया है कि चिकित्सक के लिए गर्भपातक दवा देना मना है।

लेकिन 19 वीं सदी के उत्तरार्द्ध में कई देशों में यह सोच सुदृढ़ हुई है कि गर्भपात के प्रति यह शुतुरमुर्ग जैसा रवैया सिर्फ सच्चाई के सामने आँखें मूँदने जैसा है जिससे माताओं और बहनों की बेशकीमती जिंदगियाँ समाज की बनाई वेदी पर आहुति चढ़ जाती हैं। गर्भपात को गैर-कानूनी बनाए रखना मानव-अधिकारों के विरुद्ध है और इससे सिर्फ अपराध और नीमहकीमों को बढ़ावा मिलता है तथा अनेक जानें खतरे में पड़ती हैं। इस सोच से आंदोलित होकर बहुत-से देशों ने गर्भपात को वैधानिक मान्यता दी है।

भारत में भी सन् 1972 से बहुत उदार गर्भपात अधिनियम (मेडिकल टर्मिनेशन ऑफ प्रेगनेंसी एक्ट) लागू है, जिसके अंतर्गत 18 साल से बड़ी स्त्री निम्नलिखित में से किसी एक अनुच्छेद के तहत गर्भपात करा सकती है :

➤ यदि गर्भावस्था जारी रहने से उसकी जिंदगी खतरे में पड़ती है या उसका गर्भवती रहना उसके शारीरिक या मानसिक स्वास्थ्य के लिए हानिकारक है।

➤ यदि यह शक पुख्ता है कि पेट में बढ़ रहा बच्चा गंभीर शारीरिक या मानसिक विकृतियों से पीड़ित होगा।

➤ यदि गर्भ यौन-अत्याचार के कारण ठहरा है।

➤ यदि यह अंदेशा है कि बच्चे को जन्म देने से निकट भविष्य में (सामाजिक या आर्थिक कारणों से) उसके स्वास्थ्य पर प्रतिकूल प्रभाव पड़ेगा।

---

1. आधुनिक चिकित्सा का जनक। जन्म : 460 ई.पू. कॉस उपद्वीप, ग्रीस। डॉक्टरी की शिक्षा पूरी होने पर डॉक्टर आज भी इसी शपथ के संशोधित रूप से डॉक्टरी की शुरुआत करते हैं।

➤ यदि गर्भ गर्भ-अवरोधक युक्ति के नाकामयाब होने से ठहरा है।

इसका अर्थ यह हुआ कि कोई भी बालिग स्त्री स्वेच्छा से कभी भी गर्भपात करवा सकती है क्योंकि यह प्रमाणित कर पाना किसी के लिए भी असंभव है कि गर्भ-अवरोधक युक्ति अपनाई गई थी या नहीं, लिहाजा इस धारा के तहत हर उस व्यक्ति को गर्भपात की अनुमति है जो इसे कराने की इच्छा व्यक्त करता है।

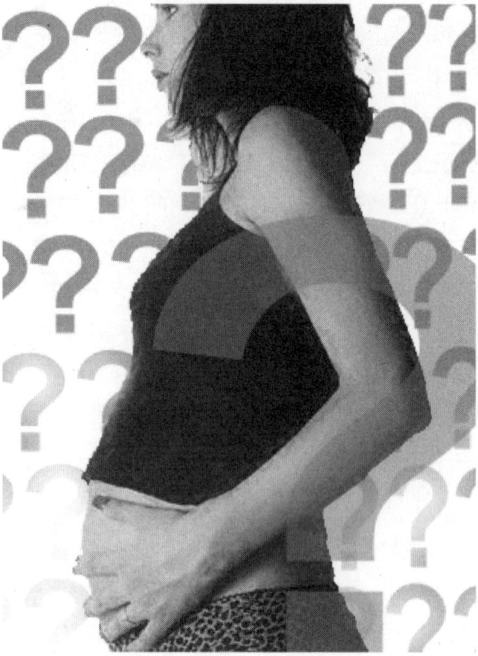

इस अधिनियम में यह भी स्पष्ट किया गया है कि 12 हफ्ते तक का गर्भ किसी भी ऐसे चिकित्सक से गिरवाया जा सकता है जो स्त्रीरोग और प्रसूति चिकित्सा का विशेषज्ञ है। बारह से बीस हफ्ते के बीच का गर्भ भी गिराया जा सकता है, लेकिन यह कार्य दो विशेषज्ञों की सम्मिलित राय से ही हो सकता है।

अधिनियम में यह भी स्पष्ट है कि गर्भपात की सुविधाएँ सरकारी अस्पतालों तथा सरकार द्वारा मान्यताप्राप्त निजी क्लिनिकों या अस्पतालों

में ही मुहैया की जाएँ।

इस सुविधा का इस्तेमाल करनेवाली स्त्री का नाम पूरी तरह गोपनीय रखने का भी प्रावधान है।

यह अत्यंत खेदजनक है कि इतने उदार अधिनियम के होते हुए भी देश में गैर-कानूनी गर्भपात की संख्या में कमी नहीं आई है और अनाड़ी तथाकथित डॉक्टरों व दाइयों का धंधा पहले की ही तरह कायम है। इस स्थिति को बदलने की जरूरत है। घर-घर ज्ञान की मशाल पहुँचाकर ही यह सुधार हो सकता है।

अभिभावकों के लिए यह बहुत जरूरी है कि किसी नासमझी से कन्या यदि गर्भवती हो जाए और उसे इससे मुक्ति दिलानी हो, तो समझदारी और धैर्य से काम लें। उलट-पुलट तरीकों में समय न गँवाएँ और किसी प्रशिक्षित डॉक्टर से ही गर्भ-समापन कराएँ।

कोई भी औषधि गर्भपातक के रूप में न तो विश्वसनीय है, न सुरक्षित ही। कुछ वर्ष पहले डॉक्टर प्रायः हार्मोनल टीका लगाकर मासिक-धर्म दुबारा से चालू करने का प्रयत्न किया करते थे, लेकिन अब यह स्पष्ट हो चुका है कि यह कोशिश बिल्कुल गलत है और उससे भीतर बढ़ रहे भ्रूण में शारीरिक विकृतियाँ आ सकती हैं।

आधुनिक वैज्ञानिक युक्तियों से अनुकूल परिस्थितियों में किया गया गर्भपात लगभग पूरी तरह सुरक्षित है। लेकिन जैसा कि दूसरी सदी ईसवी के स्त्रीरोग-विशेषज्ञ विद्वान सोरेनस ने लिखा है—गर्भ-अवरोधक युक्तियाँ अपनाना बार-बार के गर्भपात से कई गुना बेहतर है।

पहले तीन महीनों में गर्भ से मुक्ति पाना काफी आसान है। लेकिन कई मामलों में अनिर्णय के कारण या शुरू में बात को छिपाने की कोशिश में समय हाथ से निकल जाता है, जिससे बाद में पछतावा होता है।

पिछला महीना हुए यदि 42 या कम दिन बीते हों और गर्भ ठहरने की पुष्टि हो जाए, तो केन्यूला और सिरिंज की मदद से ही गर्भ को बाहर खींचा जा सकता है। यह उपाय ओ.पी.डी. में किया जा सकता है, इसे करने के लिए रोगी को बेहोश करने की जरूरत नहीं होती और रोगी प्रायः उसी दिन घर लौट सकती है।

पहले 12 हफ्तों में सक्शन विधि (डायलेटेशन एंड इवैक्यूएशन—डी.

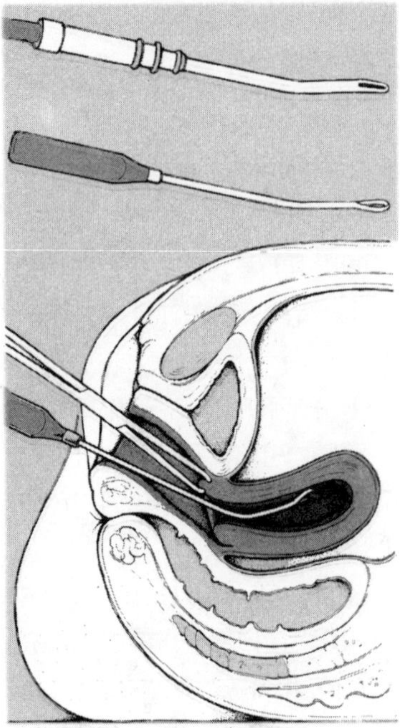

एंड ई.) से भीतर की सफाई की जाती है। यह एक छोटा ऑपरेशन है, जिसमें गर्भाशय-ग्रीवा के क्षेत्र को सुन्न करने के लिए टीका लगाया जाता है और फिर उसे डायलेटर द्वारा चौड़ा किया जाता है, ताकि सक्शन केन्यूला लगाकर गर्भाशय को भीतर से पूरी तरह खाली किया जा सके। यह पूरी क्रिया 5 से 10 मिनट में संपन्न हो जाती है। अगले 4-6 घंटों के लिए रोगी क्लीनिक या अस्पताल में आराम करता है ताकि डॉक्टर उस पर नजर रख सके। इसके बाद उसे छुट्टी दे दी जाती है, लेकिन कुछ दिन के लिए उसे ऐंटिबायटिक और दर्द-निवारक दवाएँ लेनी होती हैं। प्रायः एक हफ्ते के बाद डॉक्टर के पास दुबारा जाँच के लिए जाना होता है, ताकि वह यह देख सके कि सब ठीक-ठाक है।

गर्भ-समापन से पहले ब्लड-ग्रुप की जाँच कराना बहुत जरूरी है। यदि स्त्री का ब्लड-ग्रुप आर.एच.नेगेटिव है और पति का खून आर.एच. पॉजीटिव है, तो ऐंटी-डी का टीका 72 घंटे के भीतर लगाना बहुत जरूरी है। यह टीका लगने से स्त्री के खून में आर.एच.पॉजीटिव रक्त के विरुद्ध विनाशक-तत्त्व (ऐंटिबॉडी) नहीं बनते और आगे स्वस्थ संतान होने में दिक्कत नहीं आती। इसके विपरीत यदि ऐंटी-डी का टीका न लगे और स्त्री के खून में ऐंटिबॉडी बन जाएँ तो वह जिंदगी-भर के लिए माँ बनने से वंचित हो सकती है। उसकी कोख में संतान बीज रुकता तो है, लेकिन विनाशक तत्त्वों के कारण भ्रूण का बच पाना मुश्किल हो जाता है।

डी. एंड ई. अवांछित गर्भ से मुक्त होने की सबसे सुरक्षित और आसान विधि है। इसमें जटिलताएँ होने की आशंका दो प्रतिशत से भी कम होती है।

तीन महीने बीतने के बाद गर्भ से मुक्ति पाना इतना आसान नहीं रहता। गर्भाशयग्रीवा को पहले तैयार करना पड़ता है। उसे चौड़ा करने के लिए प्रोस्टाग्लेंडिन या उस जैसी कोई दवा गर्भाशय-ग्रीवा के क्षेत्र में रखी जाती है। इससे उसका मुँह खुल जाता है। मरीज को नस से ऑक्सीटॉसिन दवा भी दी जाती है ताकि प्राकृतिक प्रसव जैसी परिस्थितियाँ उत्पन्न हो सकें और गर्भाशय में संकुचन की लहर उठने लगे। स्थितियाँ अनुकूल बनते ही फिर गर्भाशय को शल्य द्वारा खाली कर लिया जाता है। यह तकनीक 16 हफ्ते तक के गर्भ को गिराने में सक्षम है, लेकिन कुशल और अनुभवी डॉक्टर ही इसे सफाई से कर सकता है।

गर्भ के इर्द-गिर्द बनी हुई पानी की थैली (ऐम्नियोटिक फ्लूइड) में से थोड़ा पानी निकालकर और सूई से उसमें यूरिया या प्रोस्टाग्लेंडिन इंजेक्ट करके भी गर्भ से मुक्ति पाई जा सकती है। ये जैव-रसायन 18 से 32 घंटे के भीतर प्राकृत प्रसव जैसी स्थितियाँ पैदा कर गर्भ को गिरा देते हैं। लेकिन यह कार्य किसी बड़े अस्पताल या क्लीनिक में अनुभवी विशेषज्ञ की देख-रेख में ही कराया जाना चाहिए। सभी सावधानियों के बावजूद कुछ मामलों में छोटी-बड़ी जटिलताएँ हो ही जाती हैं।

सब कुछ सामान्य रूप से निपट जाने पर मरीज प्रायः अगले दिन या एक दिन छोड़कर घर लौटने के लायक हो जाती है।

गर्भ से छुटकारा पाने का फैसला सोच-समझकर ही लेना चाहिए। यदि मन इसके लिए तैयार न हो, तो बाद में मानसिक परेशानियाँ खड़ी हो सकती हैं। उसके हर पहलू पर गंभीरता से सोच-विचारकर और अपनों से सलाह लेकर ही इस संबंध में उपयुक्त निर्णय लेना चाहिए ताकि बाद में किसी तरह का पछतावा न रहे।

नवदंपतियों के लिए यह जानना जरूरी है कि यदि वे विवाह के पहले कुछ वर्षों में संतान नहीं चाहते हैं, तो अपनी रुचि के अनुरूप गर्भ-अवरोधक युक्ति अवश्य अपनाएँ, ना कि लापरवाह रहने के बाद

गर्भ गिरवाने का फैसला लें। कुछ मामलों में गर्भपात कराने के बाद इस तरह की विषम जटिलताएँ पैदा हो जाती हैं कि स्त्री का फिर माँ बन पाना मुश्किल हो जाता है।

गर्भ-अवरोधक उपाय गर्भ से बने रहने के सुगम और विवेकपूर्ण साधन हैं। लेकिन किसी भी वजह से यदि गर्भ ठहर जाए जिसकी जरूरत न हो, तो जल्द-से-जल्द फैसला लेकर किसी अनुभवी स्त्रीरोग-विशेषज्ञ की मदद से तुरंत उससे छुटकारा पा लेना चाहिए। देर करने से या अनाड़ी डॉक्टर के पास जाने से जोखिम बढ़ता है और भविष्य के लिए भी परेशानियाँ पैदा हो सकती हैं।

गर्भधारण से छुटकारा

परिवार पूरा कर लेने के बाद अनचाहे गर्भ से बचे रहने के लिए पति या पत्नी का संतान-बीज की नस बंद करा लेना गर्भ-अवरोध का सबसे भरोसेमंद और सम्मतिपूर्ण उपाय है, जिसके बाद दांपत्य जीवन को उन्मुक्त होकर जिया जा सकता है। फिर सहवास के लिए न तो किसी तरह का बंधन रहता है और न तनाव कि कुछ गड़बड़ हो जाएगी। यह सुगमता दांपत्य की सशक्त प्रणयधारा में नया उल्लास और नई उमंग भर देती है जिससे वैवाहिक जीवन का माधुर्य स्फूर्त हो उठता है। इस छोटे-से ऑपरेशन से न तो शरीर में किसी प्रकार का हार्मोनल असंतुलन पैदा होता है और न जनन-अंग का आकार या उसकी क्षमता कम होती है; सिर्फ रास्ता बंद हो जाने से संतान-बीज आपस में मिल नहीं पाते जिससे गर्भ नहीं ठहरता।

लेकिन गर्भनिरोध के इस रास्ते को अपनाने से पहले यह जान लेना जरूरी है कि यह एक अनपलट उपाय है। इसके बाद परिस्थितियाँ बदलने पर भी संतान-क्षमता फिर से प्राप्त कर पाना बहुत मुश्किल है। तकनीकी तौर पर कटी हुई नस को जोड़ने का ऑपरेशन (रिकेनलाइजेशन) किया तो जा सकता है, पर उसकी कामयाबी की दर अधिक से अधिक 30 प्रतिशत है।

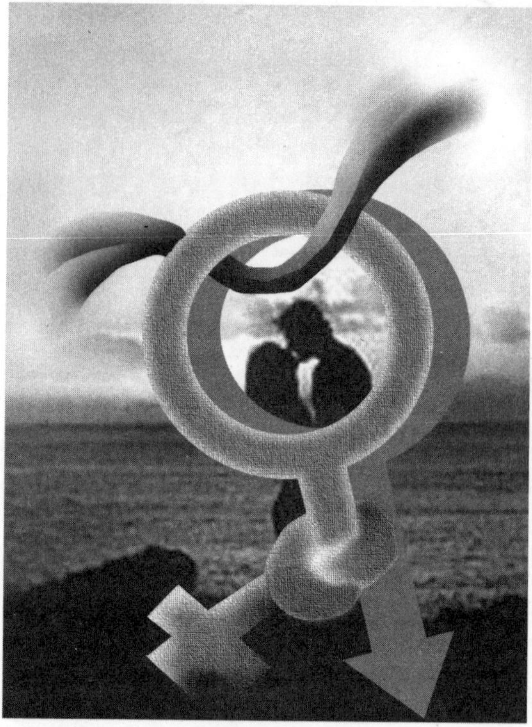

अतः जब परिवार का आकार पूरा हो जाए, बच्चे थोड़े बड़े हो जाएँ और स्कूल जाना शुरू कर दें, तभी अपने से मन बनने पर ऑपरेशन कराने का फैसला लेना चाहिए। किसी के दवाब या कहे में आकर फैसला लेने से बाद में कभी-कभी अनावश्यक रूप से मानसिक उलझनें पैदा हो जाती हैं।

स्त्री और पुरुष दोनों में ही ऑपरेशन सुगमता से किया जा सकता है। दंपति पहले से सोच-विचारकर फैसला कर लें तो प्रसूति के समय भी स्त्री का ऑपरेशन किया जा सकता है। प्राकृतिक प्रसव के 48 घंटों के भीतर या सिजेरियन ऑपरेशन के साथ ऑपरेशन करवा लेने से स्त्री को फिर झंझट में नहीं पड़ना पड़ता और आवश्यक आराम भी मिल जाता है।

ऑपरेशन के आज कई तरीके प्रचलित हैं, किंतु हर तरीके का लक्ष्य

एक ही है कि संतान-बीज का रास्ता पूरी तरह बंद कर दिया जाए। अतएव स्त्री में डिंबवाही नलियाँ और पुरुष में शुक्राणुवाही नलियाँ बंद करने के लिए ही अलग-अलग तकनीकें विकसित की गई हैं, जिस कारण से स्त्री में यह ऑपरेशन ट्यूबेक्टमी और पुरुष में वैसेक्टमी कहलाता है।

प्रायः यह सोचा जाता है कि ऑपरेशन करा लेने से स्त्री में नारीत्व के गुण और पुरुष में शारीरिक ताकत पहले की बनिस्बत ढल जाते हैं। यह सोच बिल्कुल गलत और निराधार है। सच तो यह है कि ऑपरेशन के बाद शरीर का हर अंग पहले की ही तरह कार्य करता रहता है। स्त्री में डिंबग्रंथियाँ पहले के समान हर माह डिंब तैयार करती हैं, हार्मोन बनाती हैं और माह पूरा होने पर गर्भाशय रज का त्याग भी करता है। इसी प्रकार पुरुष की अडंग्रंथियाँ भी पूर्ववत् कार्य करती रहती हैं; उसका यौन-सामर्थ्य पहले जैसा ही रहता है और स्खलन के समय वीर्य का उत्सर्जन भी होता है; फर्क सिर्फ इतना होता है कि इस वीर्य में शुक्राणु नहीं होते।

स्त्री-पुरुष के यौन-सामर्थ्य पर भी इस ऑपरेशन का कोई उल्टा असर नहीं होता बल्कि बंधनमुक्त हो जाने से प्रायः प्रणय का सुख कई गुना बढ़ जाता है।

ऑपरेशन के बाद स्त्री तुरंत ही प्रजनन के दायित्व से मुक्त हो जाती है। पर पुरुष पर यह बात लागू नहीं होती। उसके लिए आवश्यक है कि ऑपरेशन कराने के बाद अगले तीन महीनों तक वह, या उसकी यौन-संगिनी, कोई भी मनपसंद गर्भ-निरोधक विधि अपनाते रहें और जब वीर्य-जाँच से सिद्ध हो जाए कि वीर्य में शुक्राणु आने बंद हो गए हैं, तभी वह अपने को इस दायित्व से मुक्त समझे।

ऑपरेशन के बाद कोई खास बंदिश नहीं होती। ट्यूबेक्टमी के दो-तीन दिन बाद ही आमतौर से स्त्री खुद को सामान्य महसूस करने लगती है और अपनी सामान्य दिनचर्या में लौट सकती है। पुरुष की वैसेक्टमी के बाद कुछ दिनों के लिए सिर्फ यह सावधानी बरतनी होती है कि वह वजन न उठाए और साइकिल न चलाए। यह बंदिश भी कुल 15 दिन की होती है ताकि जख्म पूरी तरह और ठीक से भर जाए। जैसे

ही सामान्य महसूस होने लगे, इच्छा होने पर सहवास किया जा सकता है, पर फिर भी 7 से 10 दिन तक संयम बरतना अच्छा रहता है।

आजकल जिन तरीकों से ट्यूबेक्टमी का ऑपरेशन किया जाता है, उनमें चीरे का निशान सिर्फ आधे इंच का ही होता है। यह आधुनिक तरीका लेप्रोस्कोपिक स्टरलाइजेशन है, जिसमें टेलीस्कोप जैसे यन्त्र का

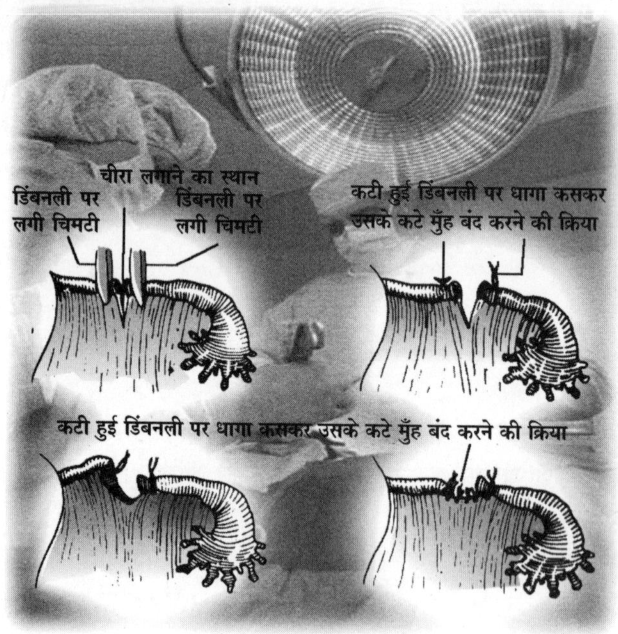

ट्यूबेक्टमी

प्रयोग करते हुए डॉक्टर श्रोणि-गुहा के भीतर डिंबवाही नलियों को ढूँढ़ निकालते हैं और उन्हें अवरुद्ध करने का ऑपरेशन पूरा कर लेते हैं। यह आधे इंच का चीरा नाभि से नीचे होता है, इसलिए इसके छुपे रहने में कोई दिक्कत नहीं आती।

पुरुषों में भी वैसेक्टमी के लिए गेहूँ के दाने जितना छोटा चीरा शुक्राणुवाही नली को अवरुद्ध करने के लिए पर्याप्त है। यह ऑपरेशन स्थानीय संवेदनाहारी (लोकल ऐनेस्थीसिया) देकर भी किया जा सकता है जिससे ऑपरेशन बगैर खतरे के पूरा हो जाता है।

हाल के वर्षों में माइक्रोसर्जरी की सुविधाएँ विकसित होने से जरूरतमंद मामलों में ऑपरेशन को पलटने का ऑपरेशन भी किया जाने लगा है। लेकिन ट्यूबेक्टमी या वैसेक्टमी को पलटनेवाला यह रिकेनलाइजेशन ऑपरेशन अभी बहुत कामयाब नहीं हो पाया है। कई मामलों में कटी हुई अवरुद्ध नलियाँ नए ऑपरेशन से बहाल हो जाती हैं, पर प्रजनन में फिर भी कामयाबी नहीं मिल पाती। ट्यूबेक्टमी के बाद रिकेनलाइजेशन कराने में यह जोखिम भी होता है कि डिंब और शुक्राणु के मेल के बाद संतान-बीज गर्भाशय के बजाय कहीं बाहर अपना नीड़ बना ले। यह गर्भ (ऐक्टोपिक प्रेगनेंसी) संतान सुख देने के बजाय प्रायः बहुत बड़ा खतरा बन जाता है।

लेकिन अनुकूल परिस्थितियों में लगभग 25 से 30 प्रतिशत मामलों में रिकेनलाइजेशन के बाद एक बार फिर संतान का सुख हासिल किया जा सकता है।

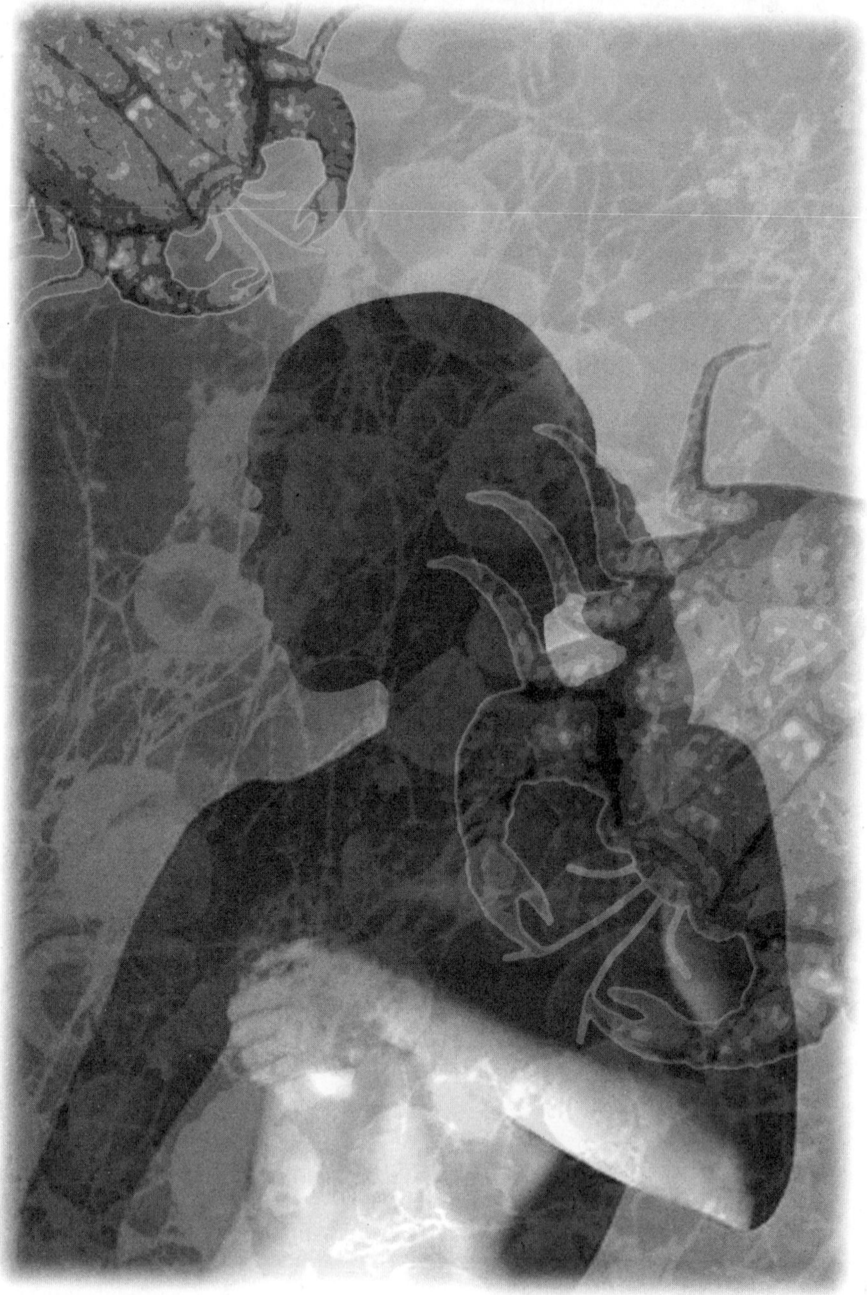

6

जननांगों के प्रमुख कैंसर

गर्भाशयग्रीवा का कैंसर

गर्भाशय-ग्रीवा का कैंसर स्त्रियों में होनेवाला सबसे आम कैंसर है। देश में कैंसर से अस्वस्थ 22 प्रतिशत स्त्रियाँ इससे पीड़ित हैं। भारतीय आयुर्विज्ञान अनुसंधान परिषद् की रिपोर्ट के अनुसार देश में हर साल 78,000 से अधिक स्त्रियाँ इसकी शिकार हो रही हैं। तीसरी दुनिया के अन्य देशों में भी कमोबेश यही स्थिति है। उन्नत देशों में यह स्त्रियों में होनेवाला दूसरा प्रमुख कैंसर है, हालाँकि कुछ समुदायों में वहाँ भी यह पहले स्थान पर है।

यह कैंसर किसी भी उम्र की स्त्री को हो सकता है, लेकिन अधिकांश मामले 35 के बाद होते हैं। अध्ययनों से ज्ञात हुआ है कि इस कैंसर का स्त्री के यौन-जीवन से अंतरंग संबंध है। इसमें कई घटक महत्त्वपूर्ण हैं : किस उम्र से वह यौन-सक्रिय हुई, कितने पुरुषों से उसके यौन-संबंध रहे, उन पुरुषों का यौन-व्यवहार क्या था, स्त्री और उसके यौन-साथी जननांगों की स्वच्छता के प्रति कितने सजग थे, स्त्री कितनी बार गर्भवती हुई तथा उसने कितने बच्चों को जन्म दिया—इन सबका गर्भाशय-ग्रीवा के स्वास्थ्य पर प्रभाव पड़ता है।

कन्या का छोटी उम्र में विवाह और पति के घर जाकर गृहस्थी में पड़ना, शरीर के सयाना होने से पहले ही गर्भवती होना, थोड़े समय के

अंतर से बार-बार गर्भधारण करना, प्रसूति के समय पहुँची भीतरी क्षति की तरफ से लापरवाह रहना, जननांगों की सफाई की ओर ध्यान न देना, पति का पराई स्त्रियों से यौन-संबंध तथा उसकी ओर से जननेंद्रिय-स्वच्छता के प्रति लापरवाही स्त्री के गर्भाशय-ग्रीवा में कैंसर पैदा कर सकती है।

आजीवन ब्रह्मचर्य का पालन करनेवाली महिलाओं में यह कैंसर नहीं पाया जाता। यहूदी समुदाय की स्त्रियों में भी यह रोग बहुत कम होता है; उनकी व्यक्तिगत स्वच्छता के प्रति सजगता, यहूदी पुरुषों में अनिवार्य रूप से किया गया खतना (सरकमसिजन) तथा उनका स्वस्थ यौन-व्यवहार यहूदी स्त्रियों को रोग से बचाए रखता है।

स्वच्छंद यौन व्यवहार और यौन-रोग पश्चिमी देशों में गर्भाशय-ग्रीवा-कैंसर के प्रमुख घटक हैं। हर्पिज वायरस टाइप-2 और ह्यूमन पैपिलोमा वायरस की छूत गर्भाशय-ग्रीवा के कैंसर में उत्प्रेरक मानी जाती है।

स्त्री और उसके साथी पुरुष की धूम्रपान की लत भी स्त्री में गर्भाशय-ग्रीवा का कैंसर पैदा कर सकती है। इसकी पुष्टि आधुनिक अध्ययनों में की गई है।

कैंसर की शरीर के किसी भी अंग में शुरुआत कोशिकीय स्तर पर होती है। इस अवस्था में उसका सुराग मिल जाए तो उसे आसानी से खत्म किया जा सकता है। पर यह सुराग मिल पाना इसलिए मुश्किल होता है कि इस अंकुरावस्था में वह न तो दिखाई देता है, और न ही उससे कोई तकलीफ होती है कि व्यक्ति उसके प्रति चेते। कैंसर अनुसंधान में जुटे डॉक्टरों के लिए यह बहुत बड़ी चुनौती है कि वे आसानी से अपनाई जा सकनेवाली विश्वसनीय जाँच-विधियाँ खोजें जिनसे कैंसर की खोज-खबर आरम्भिक अवस्था में मिल सके।

गौरतलब है कि खास शारीरिक स्थिति और लंबे समय तक अंकुरावस्था में बने रहने के कारण गर्भाशय-ग्रीवा के कैंसर में यह कामयाबी हासिल कर ली गई है। तीस की उम्र के बाद हर साल पैप-स्मीयर जाँच कराते रहने से गर्भाशय-ग्रीवा के स्वास्थ्य के बारे में निश्चिंत हुआ जा सकता है। कैंसर के प्रकट रूप में पहुँचने से पहले ही पैप-स्मीयर में कोशिकीय विकृति की पहचान संभव है, जिससे कैंसर

को समूल नष्ट किया जा सकता है। इस अवस्था में दिया गया उपचार शत-प्रतिशत सफल है।

दरअसल गर्भाशय-ग्रीवा के कैंसर की यह विचित्रता है कि यह शुरू के 10-15 वर्षों में कुंभकर्ण की तरह सोया रहता है। इस बीच यदि उसका पता चल जाए तो उसे आसानी से खत्म किया जा सकता है। पैप-स्मीयर और कोलपोस्कॉपी की मदद से उसका सुराग आसानी से मिल जाता है। फिर शीत-चिकित्सा (क्रायोसर्जरी), लेजर चिकित्सा या छोटी-मोटी काट-छाँट से उसे नष्ट किया जा सकता है। शीत-चिकित्सा में द्रव नाइट्रोजन का प्रयोग किया जाता है जो रुग्ण कोशिकाओं को बर्फ से भी बहुत ठंडे तापमान पर लाकर भीतर तक जला देता है। लेजर से भी यह काम लिया जा सकता है। इन दोनों ही उपचार-प्रणालियों का सबसे बड़ा गुण यह है कि रोगमुक्त होने के बाद भी स्त्री, माँ बनने की क्षमता नहीं गँवाती। यह इलाज उसे बाह्य रोगी विभाग (ओ.पी.डी.) में ही दिया जा सकता है, जिसके कुछ दिन बाद से ही वह सामान्य जीवन बसर कर सकती है। फिर भी, इसके बाद उसे सहज रहने और अपने यौन-व्यवहार में आवश्यक सुधार लाने की सदा जरूरत रहती है।

लेकिन पैप-स्मीयर का लाभ तभी मिल सकता है जब उसकी सुविधा हर गाँव, हर कस्बे, हर शहर में हो और स्त्रियों में यह चेतना हो कि वे इसे हर साल कराना उतना ही जरूरी समझें जितना बच्चों को टीके लगवाना। उन्नत देशों ने यह साबित कर दिखाया है कि पैप-स्मीयर को सर्वत्र अपनाने से गर्भाशय-ग्रीवा का कैंसर चारों खाने चित्त किया जा सकता है। पर इसके लिए मजबूत स्वास्थ्य-सेवाओं और घर-घर में शिक्षा का दीया जलाने की बहुत बड़ी जरूरत है। जब तक ऐसा नहीं होता, तब तक गरीब देशों में यह सपना पूरा नहीं हो सकता।

अंकुरावस्था से बढ़ने के बाद गर्भाशय-ग्रीवा का कैंसर कुछ परेशानियाँ देने लगता है। योनि से असमय रक्त-स्राव प्रायः उसका पहला लक्षण होता है। यह रक्त-स्राव कई रूपों में प्रकट हो सकता है : यौन-संसर्ग के बाद कई दिनों तक बिल्कुल थोड़ी-थोड़ी मात्रा में खून आना और मासिक-धर्म बंद होने के कई महीने या वर्ष बाद फिर खून

चालू होना। ये लक्षण कई प्रकार के जननांगीय विकारों में पाए जाते हैं, पर बेहतरी इसी में होती है कि तुरंत डॉक्टरी सलाह ली जाए। कुछ मामलों में योनि से बदबूदार पानी आने लगता है, जो अक्सर खून से सना होता है। कैंसर के और बढ़ने पर जरा भी नीचे की तरफ जोर पड़ने से खून गिरने लगता है। फिर शरीर में बहुत कमजोरी आ जाती है, खून की कमी हो जाती है, वजन गिरने लगता है, भूख मर जाती है और हालत गंभीर होती जाती है। अगर ध्यान न दिया जाए, तो रोग फैलकर गुर्दों की मूत्रवाहक नलियों को भी अपने घेरे में फँसा लेता है, जिससे गुर्दे धीरे-धीरे जवाब दे जाते हैं।

बढ़े हुए मामले में डॉक्टरी जाँच से ही रोग का पता चल जाता है। अस्पष्ट मामलों में रोग की पुष्टि ऊतकीय जाँच (बायोप्सी) से की जाती है। फिर रोग के पूरे फैलाव के बारे में जानने के लिए जाँच-पड़ताल की जाती है। अल्ट्रासाउंड, सी.टी.स्कैनिंग, आई.वी.पी. सरीखे परीक्षणों से रोग की गंभीरता का पूरा आकलन किया जाता है।

यदि कैंसर गर्भाशय-ग्रीवा तक सीमित होता है और गर्भाशय तथा आसपास के ऊतकों में नहीं पहुँचा होता, तो विकिरण-चिकित्सा (रेडियोथैरेपी) द्वारा रोग को पूरी तरह नष्ट किया जा सकता है। यह इस कैंसर की पहली स्टेज होती है, जिसमें सही इलाज से लगभग 90 प्रतिशत रोगियों को नई जिंदगी दी जा सकती है।

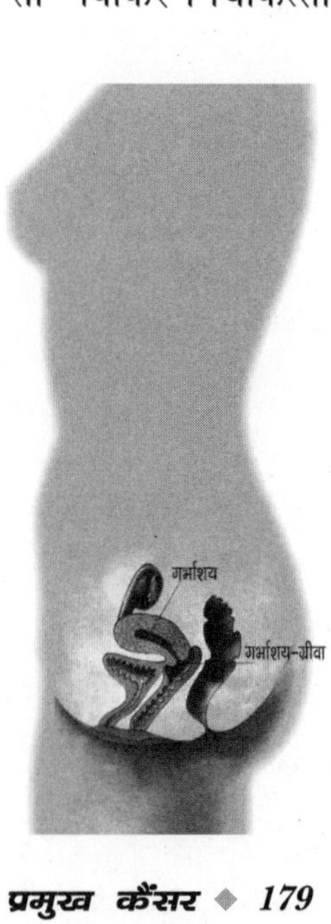

कैंसर के आसपास बढ़ने और योनि के ऊपरी एक-तिहाई हिस्से में फैलने, लेकिन श्रोणिगुहा की दीवारों तक न पहुँचने पर मामला दूसरी स्टेज का हो जाता है। अब भी ऑपरेशन करके गर्भाशय, योनि के ऊपरी हिस्से और उस क्षेत्र की लिम्फ ग्रंथियों को निकाल देने से 62 प्रतिशत से अधिक मरीज पूरी तरह ठीक हो जाते हैं।

लेकिन इससे अधिक बढ़े हुए कैंसर में बीमारी का इलाज मुश्किल हो जाता है और जिंदगी के साल बढ़ा पाना नामुमकिन हो जाता है। इन मामलों में इलाज की कामयाबी इसी में है कि मरीज बाकी का समय बिना ज्यादा दुख पाए जी सके और जिंदगी की आन-बान दाँव पर न लगे। परिजनों की समझदारी भी इसी में है कि वे अपने को सच्चाई से दूर न रखें और जी-जान से मरीज की सेवा-सुश्रूषा में जुटे रहें। इलाज के लिए बहुत भटकने और भावुक होकर फैसला करने से मरीज को आराम नहीं मिलता बल्कि उसका सुख-चैन छिन जाता है। महानगरों में अस्पतालों पर पहले से ही इतना बोझ है कि वे लाइलाज मामलों को भर्ती करने से बचते हैं। बेशक उनका यह रवैया अमानवीय मालूम होता है, लेकिन स्वास्थ्य-सुविधाओं की सीमाओं में यही व्यावहारिक है। यों भी किसी समझदार डॉक्टर की देख-रेख में घर पर इलाज कराते रहने से मरीज का मनोबल ऊँचा रहता है और वह जिंदगी को ज्यादा अच्छे ढंग से जी सकता है।

स्तन कैंसर

स्तन कैंसर का रोग पूरी दुनिया में फैला हुआ है। पश्चिमी देशों की महिलाओं में यह सबसे आम कैंसर है। भारत में यह महिलाओं का दूसरा प्रमुख कैंसर है और नए सर्वेक्षण के मुताबिक देश में कैंसर से पीड़ित हर पाँचवीं महिला इसकी रोगी है।

यह कैंसर किसी भी उम्र की वयस्क महिला में हो सकता है, लेकिन सबसे अधिक मामले 45 से 55 की उम्र में होते हैं। स्त्री किस उम्र में रजस्वला हुई, किस उम्र में पहली बार माँ बनी, उसने बच्चे को अपना दूध दिया या नहीं और किस उम्र में उसने रजोनिवृत्ति पाई—इन सवालों का स्तन कैंसर से सीधा संबंध है। कम उम्र में रजस्वला होने, देर से पहली बार माँ बनने, बच्चे को अपना दूध न देने और 55 के बाद रज से मुक्ति पानेवाली महिलाओं में स्तन कैंसर अधिक पाया गया है।

जीवन की आधुनिक परिपाटी ने भी स्तन कैंसर को बहुत हद तक बढ़ावा दिया है। देर से विवाह होने के कारण अब बहुत-सी महिलाएँ 30 के बाद माँ बनती हैं। उन स्त्रियों की तुलना में जो 20 से पहले माँ बन जाती हैं, 30 के बाद माँ बननेवाली महिलाओं में स्तन कैंसर का जोखिम तीन गुना अधिक आँका गया है। शहरी जीवन की दौड़-भाग और स्त्रियों के कामकाजी हो जाने से बच्चे को स्तनपान कराने के लिए समय दे पाना भी मुश्किल हो गया है।

खानपान की आदतों का भी स्तन कैंसर से संबंध जोड़ा गया है। संतृप्त वसा (सेच्यूरेटेड फैट) का—जो हमें जंतुओं से प्राप्त होती है—अधिक मात्रा में सेवन और मुटापा स्तन कैंसर का जोखिम बढ़ाता है।

आनुवंशिकी भी इस दृष्टि से महत्त्वपूर्ण है। अगर माँ या बहन को स्तन कैंसर हुआ है, तो कैंसर होने का जोखिम सामान्य से 2-3 गुना बढ़ जाता है। यह कैंसर अगर उन्हें रजोनिवृत्त होने से पहले हुआ था, तो और खतरा होता है। स्तन कैंसर के 10 से 15 प्रतिशत रोगियों में यह वंशवृत्त पाया जाता है, जिससे रोग की आनुवंशिक प्रवृत्ति की पुष्टि होती है।

विकिरण किरणें भी स्तन कैंसर के जोखिम को बढ़ाती हैं। बार-बार की गई फ्लोरोस्कॉपी, छाती के एक्स-रे, विकिरण चिकित्सा अथवा किसी भी चीज से मिला रेडिएशन स्तन कैंसर के जोखिम को बढ़ा देता है। कुछ शोधपत्रों में यह आशंका भी व्यक्त की गई है कि कम्प्यूटर से जुड़े वीडियो डिस्प्ले टर्मिनलों पर लंबे समय तक लगकर कार्य करते रहना भी स्त्रियों में स्तन कैंसर पैदा कर सकता है। पूर्व वी.डी.टी. मॉडलों में अब इसीलिए बचाव-प्रणालियाँ लगाई जाने लगी हैं।

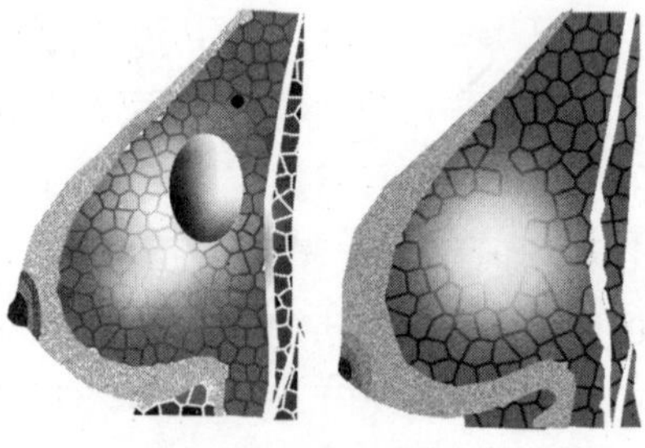

स्तन कैंसर

स्तन कैंसर का पहला लक्षण स्तन में गाँठ बनना है। इस गाँठ में दर्द नहीं होता और उसका पता अचानक ही लग जाता है। अनेक

स्त्रियाँ गाँठ का पता लगने के बाद भी चुप बैठी रहती हैं। कुछ इसे गंभीरता से नहीं लेतीं तो कुछ डॉक्टर के पास इसलिए नहीं जातीं कि उन्हें शर्म आती है। नतीजा एक-सा ही होता है—समय बीतने के साथ गाँठ बढ़कर आसपास फैल जाती है और उस क्षेत्र की लिम्फ-ग्रंथियाँ भी कैंसर से पीड़ित हो जाती हैं। रोग के फैलाव से आसपास के ऊतक, नीचे बिछी मांसपेशियाँ और ऊपर की त्वचा रोग से घिर जाती है। इससे स्तन पर जख्म बन सकता है, स्तन की ऊपरी त्वचा पर झुर्रियाँ पड़ सकती हैं, स्तनाग्र भीतर धँस सकता है, स्तनाग्र से रक्त-भरा स्राव आ सकता है और स्तन का आकार भी बढ़ सकता है।

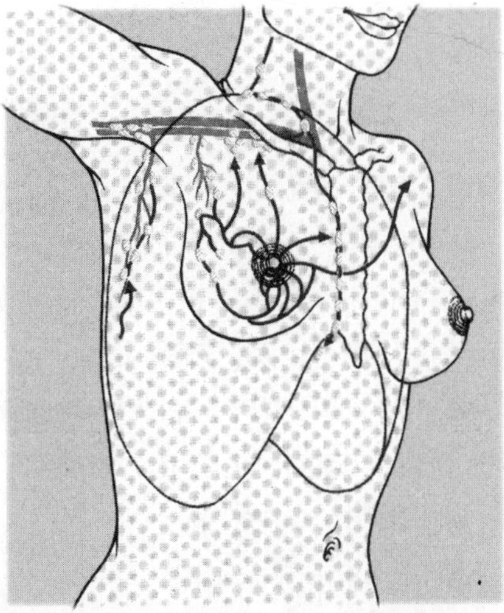

स्तन कैंसर का लसीका ग्रंथियों में फैलाव

गाँठ का आकार जैसे-जैसे बढ़ता है, वैसे-वैसे लिम्फ-ग्रंथियों में कैंसर कोशिकाओं की पैठ की आशंका बढ़ती जाती है। काँख (बगल) में गाँठें महसूस होने लगती हैं। रक्त-वाहिकाओं के रास्ते भी कैंसर-कोशिकाएँ शरीर के दूसरे अंगों में फैलने के लिए आतुर रहती हैं।

इससे रोग फेफड़ों, जिगर, मस्तिष्क और हड्डियों में पहुँच जाता है। दूर के अंगों में कैंसर का यह फैलाव ही मेटास्टेसिस है, जिसका इलाज बहुत मुश्किल है।

रोग की पहचान आरम्भिक अवस्था में ही हो जाने से स्तन कैंसर का पूरी सफलता के साथ उपचार हो सकता है। गाँठ के शुरू होते ही उसका पता लगने से और शल्यचिकित्सक के पास जाने से रोग आरम्भिक अवस्था में पहचाना जा सकता है। इसीलिए वयस्क उम्र में पहुँचने के बाद हर स्त्री को यह नियम बना लेना चाहिए कि हर मासिक-धर्म के बाद वह स्वयं ही अपने स्तनों की विधिवत जाँच करे। जाँच करते समय स्तन का कोई हिस्सा छूटे नहीं, इस आशय से विशेषज्ञों द्वारा पूरी जाँच को एक क्रम दे दिया गया है। यह क्रम इस प्रकार है :

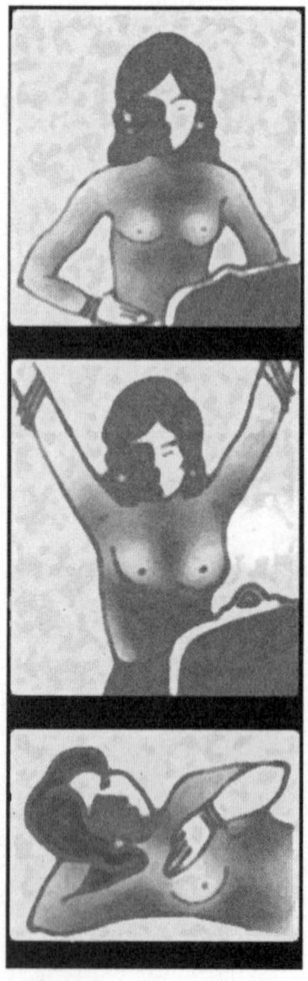

➤ **एक :** शीशे के सामने या तो बैठ जाएँ या खड़ी हो जाएँ। बाँहें नीचे शरीर के साथ सटा लें। गौर से देखें कि स्तनों के रूप और आकार में कोई असामान्यता तो नहीं दिख रही; उनकी त्वचा समतल तो है, उसमें कोई खिंचावट या शिकन तो नहीं; स्तनाग्र में भी किसी प्रकार की कोई विकृति तो नहीं हुई, वह भीतर की ओर धँसा तो नहीं।

➤ **दो :** बाँहें ऊपर ले जाएँ और सीधी रखें। दुबारा से स्तनों का विधिवत् निरीक्षण करें। यह देखें कि किसी स्तन में किसी प्रकार की कोई असामान्यता तो नहीं दिख रही।

➤ **तीन :** अब अपने बिस्तर पर लेट जाएँ। एक तकिया या तौलिया ले लें। उसे अपने बाएँ कंधे के नीचे रख लें और अपने बाएँ हाथ को अपने सिर के नीचे रख लें।

अपने दाएँ हाथ की उँगलियों को सीधा और समतल रखकर धीरे-धीरे हल्के दवाब के साथ पूरे बाएँ स्तन की जाँच करें।

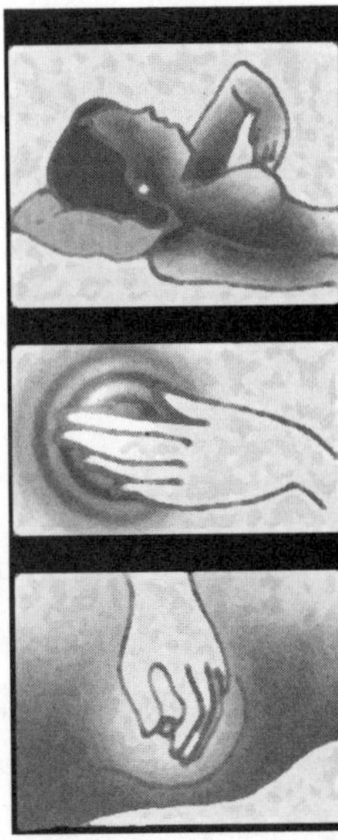

➤ **चार** : स्तन के ऊपरी और बगल की तरफ के चौथाई हिस्से से शुरू करके धीरे-धीरे पूरे स्तन की बाहरी गोलाई को गाँठ के लिए छान मारें।

➤ **पाँच** : उँगलियाँ स्तनाग्र के पास ले जाएँ और उसके इर्द-गिर्द का दो सेंटीमीटर क्षेत्र पूरी गोलाई में जाँच लें।

➤ **छह** : बाँहें सिर के नीचे से निकाल लें और शरीर के साथ नीचे की ओर ले जाएँ। दाएँ हाथ की उँगलियों को सीधा रखते हुए काँख का पूरा क्षेत्र जाँच लें कि उसमें कोई गाँठ तो नहीं महसूस हो रही।

➤ **सात** : तकिए को अब दाएँ कंधे के नीचे रख लें और अपने दाएँ हाथ को अपने सिर के नीचे रख लें। फिर दाएँ स्तन को बाएँ हाथ की उँगलियों से उपरोक्त विधियाँ (क्रमशः तीन से छह) अपनाते हुए भली-भाँति जाँच लें।

नियम बना लेने पर यह जाँच बहुत आसान और विश्वसनीय है, इसे बस हर माह दोहराते रहने की जरूरत है। 90 प्रतिशत से अधिक मामलों में स्तन में गाँठ का पता या तो जाँच करते समय या संयोगवश गाँठ पर ध्यान जाने से लगता है।

कुछ खास मामलों में, जिनमें कैंसर होने का खतरा अधिक होता है, 40 के बाद हर वर्ष मैमोग्राफी-जाँच कराने की सलाह भी दी जाती है। मैमोग्राफी खास किस्म की एक्स-रे जाँच है, जिसमें स्तनों के भीतरी ऊतकों का पूरा खाका साफ दिखाई देता है।

स्तन में गाँठ का पता लगते ही किसी अनुभवी सर्जन से राय लेनी

चाहिए। खुद जाँच करने के बाद प्रायः वह ऊतकीय जाँच की सलाह देगा, जिसे तुरंत ही करा लेना चाहिए ताकि रोग की ठीक-ठीक पहचान हो सके। ऊतकीय जाँच के कई तरीके हैं : गाँठ में सूई डालकर ऊतकीय नमूना बाहर खींचने की विधि एफएनएसी (फाइन निडल एस्पीरेशन सायटोलॉजी) सरलतम जाँच है, लेकिन उसकी विश्वसनीयता सीमित है; इसके विपरीत छोटे-से ऑपरेशन द्वारा गाँठ को निकालकर ऊतकीय जाँच के लिए भेजना थोड़ा तकलीफदेह तो है लेकिन पूरी तरह विश्वसनीय है।

स्तन कैंसर की पुष्टि होने के बाद रोग की सही स्थिति जानना आवश्यक होता है। इसी लक्ष्य से कई प्रकार के जाँच-परीक्षण किए जाते हैं, जिनसे यह स्पष्ट हो जाता है कि रोग किस अवस्था में है। छाती का एक्स-रे, पेट का अल्ट्रासाउंड और जरूरत व खासतौर से उन मरीजों में जिन्हें हड्डियों का दर्द बहुत परेशानी दे रहा होता है, हड्डियों की रेडियो-न्यूक्लीआइड जाँच की जाती है ताकि पता लग सके कि क्या रोग हड्डियों में फैल चुका है।

रोग का उपचार मूल रूप से कैंसर की अवस्था पर निर्भर करता है। उपचार की तीन प्रणालियाँ हैं : सर्जरी (शल्य-चिकित्सा), रेडियोथैरेपी (विकिरण चिकित्सा) और केमोथैरेपी (कैंसर-विनाशक दवाएँ)। ज्यादातर मामलों में कोई एक प्रणाली उपचार का मुख्य स्तंभ होती है और दूसरी प्रणालियाँ सहायक के रूप में काम आती हैं। कई मामलों में हार्मोनल थैरेपी की सहायता भी ली जाती है।

साधारणतया कैंसर-पीड़ित स्तन को ऑपरेशन करके निकालना ही सबसे अच्छा होता है। यह ऑपरेशन किसी भी कुशल सर्जन से कराया जा सकता है, फिर भी किसी कैंसर सर्जन से कराया जाए तो ज्यादा अच्छा है। ऑपरेशन के समय शल्य-विच्छेदन से पैदा हुई कमी को पूरा करने के लिए स्तन का पुनर्निर्माण भी किया जा सकता है।

टाँके कटने के बाद थोड़ा समय देकर जरूरतमंद मामलों में विकिरण-चिकित्सा शुरू कर दी जाती है। उसका लक्ष्य रही-सही बीमारी

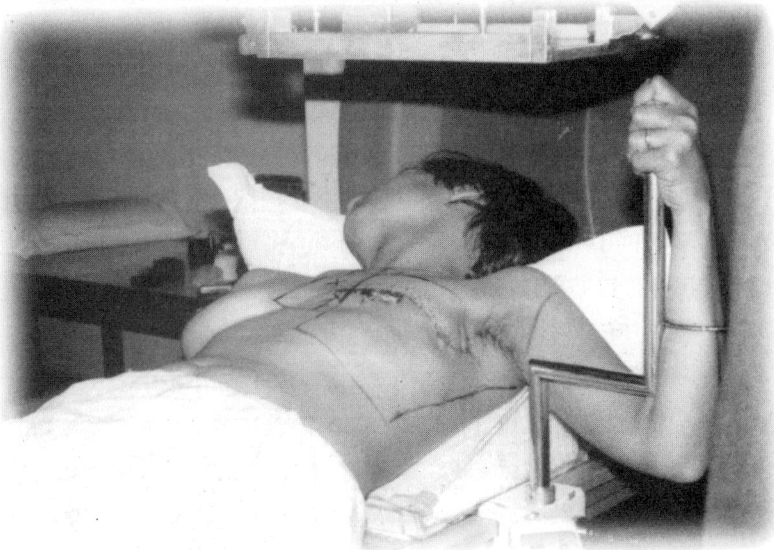

आपरेशन के बाद विकिरण चिकित्सा

को खत्म करना होता है, ताकि रोग फिर से न उभर पाए।

कई विशेषज्ञ उपचार के लिए कैंसर-विनाशक दवाओं का सहारा लेते हैं। ये दवाएँ ऑपरेशन के तुरंत बाद शुरू कर दी जाती हैं। इन दवाओं में साइक्लोफोस्फामाइड, मिथोट्रिक्सेट और 5-फ्लोरोयूरासिल प्रमुख हैं। इन दवाओं के कुछ अवांछित पार्श्व-प्रभाव (साइड इफेक्ट) लगभग हर रोगी में होते हैं। मितली और कै की शिकायत आम होती है, लेकिन दवा लेकर इस पार्श्व प्रभाव से बचा जा सकता है। सिर के बाल काफी कम हो जाते हैं, पर इलाज पूरा होने के थोड़े समय बाद वे फिर उग आते हैं। इन पार्श्व-प्रभावों से न तो डरना चाहिए, न ही घबराकर इलाज छोड़ने की बात मन में लानी चाहिए। किसी प्रकार का कष्ट हो, तो केमोथैरेपिस्ट से खुलकर विमर्श कर लेना चाहिए।

रजोनिवृत्त न हुई महिलाओं में हार्मोनल थैरेपी भी कारगर सिद्ध होती है। समझा जाता है कि कई मामलों में कैंसर-कोशिकाएँ शरीर में बननेवाले स्त्री-यौन-हार्मोन–ईस्ट्रोजेन–से बढ़ावा पाती हैं। अतएव प्राकृत

या कृत्रिम ईस्ट्रोजेन रोधी हार्मोन देकर उन्हें बढ़ने से रोका जा सकता है। टैमोक्सीफेन इस दृष्टि से सबसे भरोसेमंद और सर्वाधिक प्रचलित दवा है।

स्तन कैंसर के उन मरीजों को, जिनका रोग या तो स्तन और लिम्फ गाँठों तक सीमित है, सही इलाज से बिल्कुल रोगमुक्त किया जा सकता है। अध्ययनों में पाया गया है कि इन मामलों में इलाज के 10 साल बाद तीन-चौथाई से अधिक मरीज पूर्णतया स्वस्थ थे, जिसका सीधा अर्थ यह है कि रोग समूल नष्ट हो चुका था।

लेकिन बढ़े हुए मामलों में इलाज से सीमित कामयाबी ही प्राप्त हो पाती है। हाँ, यह जरूर है कि रोगी का जीवन बहुत हद तक कष्टमुक्त बनाया जा सकता है, जिससे वह बचा हुआ जीवन आत्म-सम्मान के साथ जी पाता है।

भीतरी गर्भाशय का कैंसर

भीतरी गर्भाशय (युटराइन एंडोमिट्रियम) का कैंसर यौवन-संध्या का रोग है। इसके अधिकतर मामले पचास से साठ की उम्र में प्रकट होते हैं, हालाँकि कभी-कभी यह इससे पहले या कभी बुढ़ापे में भी हो जाता है। इसके रोगियों की तादाद हाल के दशकों में बढ़ी है, जिसका ताल्लुक कुछ तो जीवन के बदले स्वरूप से है और कुछ औसत उम्र में आई वृद्धि से है।

वैज्ञानिक शोध से ज्ञात हुआ है कि इसकी पैदायश में ईस्ट्रोजेन हार्मोन का बड़ा हाथ हो सकता है। जिन स्त्रियों के शरीर में प्राकृतिक तौर पर ईस्ट्रोजेन अधिक मात्रा में बनता है या जो स्त्रियाँ रज से निवृत्ति पा लेने के बाद चिर-युवा दिखने के लिए लंबे समय तक लगातार ईस्ट्रोजेन लेती हैं, उनमें भीतरी गर्भाशय का कैंसर अधिक पाया जाता है। इसकी पुष्टि ऊतकीय जाँच के आधार पर भी हुई है : जिन स्त्रियों के डी. एंड सी. के ऊतकीय नमूने में ईस्ट्रोजेन की बहुतायत का प्रभाव दिखाई देता है, उनमें आगे चलकर कैंसर पनपने की दर दस से बीस प्रतिशत पाई गई है। उसी प्रकार डिंब-ग्रंथि की रसौली के उन खास मामलों में, जिनमें रसौली की कोशिकाएँ बड़ी मात्रा में ईस्ट्रोजेन पैदा करती हैं, यह कैंसर काफी बड़ी संख्या में होते देखा गया है।

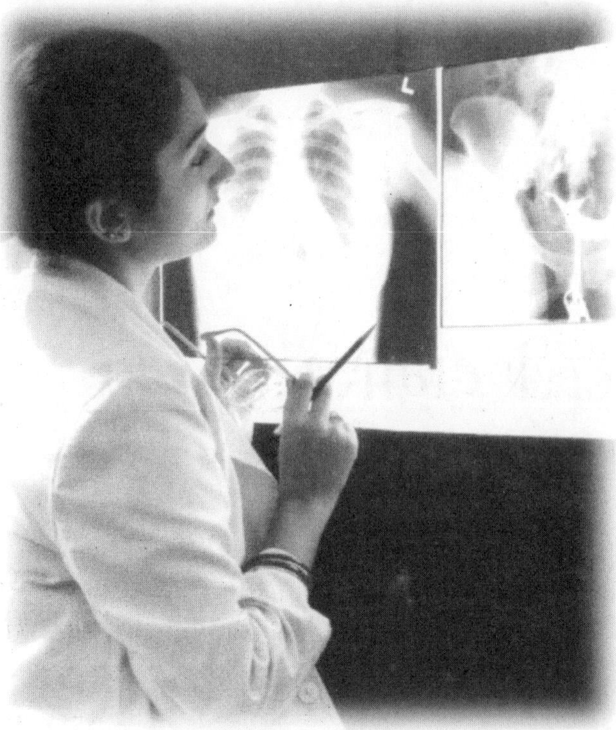

अध्ययनों में यह भी देखा गया है कि भीतरी गर्भाशय के कैंसर से पीड़ित होनेवाली लगभग पचास प्रतिशत स्त्रियाँ जीवन में माँ नहीं बनी होतीं या उनकी एक ही औलाद होती है और बीस प्रतिशत पहले से गर्भाशय की रसौली से पीड़ित होती हैं। इसके पीछे भी हार्मोनल असंतुलन और खासतौर से ईस्ट्रोजेन हार्मोन की बहुतायत प्रमुख रूप से दोषी हो सकती हैं।

कुछ मरीजों में यह कैंसर पारिवारिक रोग के रूप में भी देखा गया है। अध्ययनों से यह भी पाया गया है कि इस कैंसर से पीड़ित होनेवाली अधिकांश स्त्रियाँ पहले मुटापे, डायबिटीज या उच्च रक्तचाप की रोगी होती हैं। ज्यादातर की रजोनिवृत्ति भी देर से हुई होती है और रजोनिवृत्ति-पूर्व का दौर उनमें असामान्य रूप से लंबा खिंचा होता है, जिस दौरान मासिक-स्राव के समय रज अधिक मात्रा में गया होता है।

गर्भाशय से असामान्य, असामयिक रक्तस्राव इस कैंसर का प्रमुख लक्षण है। रज से निवृत्ति पाने के बाद यदि योनि से खून जाए तो बगैर समय नष्ट किए डॉक्टर से राय लेनी चाहिए और जाँच कराकर कारण का पता लगाना चाहिए। हालाँकि सिर्फ 15 प्रतिशत मामलों में ही इस प्रकार का रक्तस्राव गर्भाशय-कैंसर के कारण होता है, लेकिन तुरंत जाँच करा लेने से दोहरा लाभ होता है। यदि कैंसर नहीं होता तो कम-से-कम मन से उसका संशय मिट जाता है; और यदि कैंसर निकलता है, तो उसका समय से इलाज शुरू हो जाता है।

कैंसर होने पर कई प्रकार के अन्य लक्षण भी पाए जा सकते हैं। गर्भाशय पीब से भर सकता है, जिससे बुखार रहने लगता है और पेट के निचले हिस्से में दर्द होता है। ऐसे में योनि से दुर्गंधमय पीबदार स्राव भी आ सकता है। कैंसर के गर्भाशय से बाहर फैलने पर पेट-दर्द की शिकायत बन जाती है।

मेनोपाज के दौर में रज से पूर्ण मुक्ति मिलने से पहले भी महीने के समय अत्यधिक रक्त-स्राव या महीने की तारीख से पहले रक्त-स्राव होने पर कैंसर की संभावना के प्रति सजग रहना जरूरी है।

शक की जरा भी गुंजाइश होने पर डॉक्टर से फौरन सलाह लेना बहुत जरूरी है। यह सोच कि कैंसर है तो डॉक्टर को दिखाने से कोई लाभ नहीं होनेवाला और कैंसर नहीं है तो समय से खुद ठीक हो जाएगा, बिल्कुल गलत और भाग्यवादी मानसिकता है। दरअसल यह सोच असुरक्षा की भावना और भय की सूचक है। इससे दोहरा नुकसान होता है : कैंसर हो तो उसे फैलने का समय मिल जाता है और कैंसर न हो, तो भी मन में उसकी धुकधुकी लगी रहती है।

जरा भी शक होने पर डॉक्टर डी. एंड सी. और ऊतकीय जाँच कराने की सलाह देता है, जिसे कभी भी टालना नहीं चाहिए। बेहतर होता है कि किसी अनुभवी स्त्रीरोग-विशेषज्ञ से फौरन डी. एंड सी. करा लिया जाए और ऊतकीय नमूनों की किसी योग्य पैथोलॉजिस्ट से जाँच करा ली जाए। अस्पतालों में यह व्यवस्था होती है कि डी. एंड सी. के समय लिये गए नमूनों को डॉक्टर स्वयं ही पैथोलॉजी डिपार्टमेंट में भिजवा देते हैं।

पैथोलॉजिस्ट की रिपोर्ट से यह पता चल जाता है कि कैंसर है या

नहीं और अगर कैंसर है तो उसकी कोशिकाएँ किस किस्म की हैं। यह जानकारी इलाज में काफी महत्त्वपूर्ण होती है।

कैंसर के प्रत्येक मामले में रोग की सरहदों को ठीक से जानना भी बहुत जरूरी होता है। यह पता लगाने के लिए कि बीमारी कहाँ तक फैली है, अल्ट्रासाउंड, सी.टी.स्केन और एम.आर.आई. सरीखी जाँचों की मदद ली जाती है। रोग की सीमाओं के हिसाब से ही उसकी स्टेज निर्धारित होती है। गर्भाशय-शरीर तक सीमित कैंसर प्रथम .स्टेज, गर्भाशय-ग्रीवा तक पहुँचा कैंसर द्वितीय स्टेज, गर्भाशय और गर्भाशय-ग्रीवा

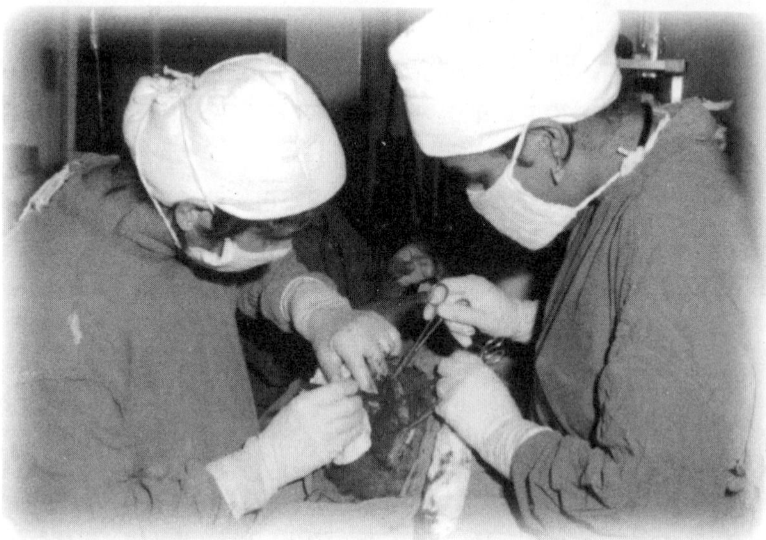

से बाहर निकला हुआ पर श्रोणिगुहा के भीतर सीमित कैंसर तृतीय स्टेज और मूत्राशय, मलाशय या शरीर के दूसरे अंगों में फैला कैंसर चतुर्थ स्टेज का माना जाता है। इस स्टेजिंग से एक तरफ जहाँ रोग की गंभीरता की जानकारी मिलती है, वहीं दूसरी तरफ उपचार-प्रणाली तय करने में भी आसानी होती है।

प्रथम और द्वितीय स्टेज के कैंसर में या तो शल्योपचार या विकिरण चिकित्सा व शल्योपचार का गठबंधन उपचार की दृष्टि से सार्थक सिद्ध

होता है। विकिरण चिकित्सा भी दो प्रकार से दी जाती है : ऑपरेशन से पहले अथवा ऑपरेशन के बाद। इसे देने के दो तरीके हैं : गर्भाशय-गुहा में रेडियोधर्मी तत्त्व रखकर, या बाहर से विकिरण किरणें दागकर। किस मामले में कौन-सा तरीका श्रेष्ठ होगा, यह फैसला विकिरण-चिकित्सक और स्त्रीरोग-विशेषज्ञ मिल-जुलकर करते हैं। शल्योपचार का लक्ष्य रोगी को कैंसर से मुक्त करना है। भीतरी गर्भाशय के कैंसर में इस लक्ष्य को पूरा करने के लिए गर्भाशय, योनि का ऊपरी हिस्सा, डिंबवाही नलियाँ, डिंब-ग्रंथियाँ और क्षेत्रीय लिम्फ-ग्रंथियाँ निकालना जरूरी होता है। समुचित उपचार से इस दर्जे के रोग में 90 प्रतिशत से अधिक रोगी पूरी तरह स्वस्थ हो जाते हैं।

श्रोणि-गुहा में रोग फैलने पर शल्योपचार करना मुनासिब नहीं होता। तृतीय स्टेज के मामलों में इसीलिए विकिरण चिकित्सा या हार्मोनल चिकित्सा या कैंसररोधक दवाएँ दी जाती हैं या फिर इनका गठबंधन उपचार हेतु अपनाया जाता है। इससे अधिक फैले हुए रोग में उपचार का मूल लक्ष्य उम्र बढ़ाने से अधिक जीवन को कष्टरहित बनाना होता है, जिसके लिए विकिरण चिकित्सा और हार्मोनल उपचार नितांत उपयोगी हैं।

समय से उपचार भीतरी गर्भाशय के कैंसर का सबसे अच्छा तोड़ है। अनेकानेक रोगी उससे मुक्त होकर स्वस्थ जीवन जीने में कामयाब हुए हैं। लेकिन बहुतों का जीवन सिर्फ इसलिए रोग की बेदी पर बलि चढ़ा है कि उन्होंने ठीक समय पर ऑपरेशन कराने से मना कर दिया और नीमहकीमों तथा शर्तिया इलाज करनेवाले पीर-फकीरों, बाबाओं, सयानों के चक्कर में बेशकीमती समय ज़ाया होने दिया। यदि मंदिर, मस्जिद, गिरजाघर, गुरुद्वारे या दरगाह पर शीश नवाने से मन को सुकून मिलता है तो उसमें जरा हर्ज नहीं पर, इलाज की अहमियत समझना और लगकर इलाज कराना भी इबादत से कम नहीं है।

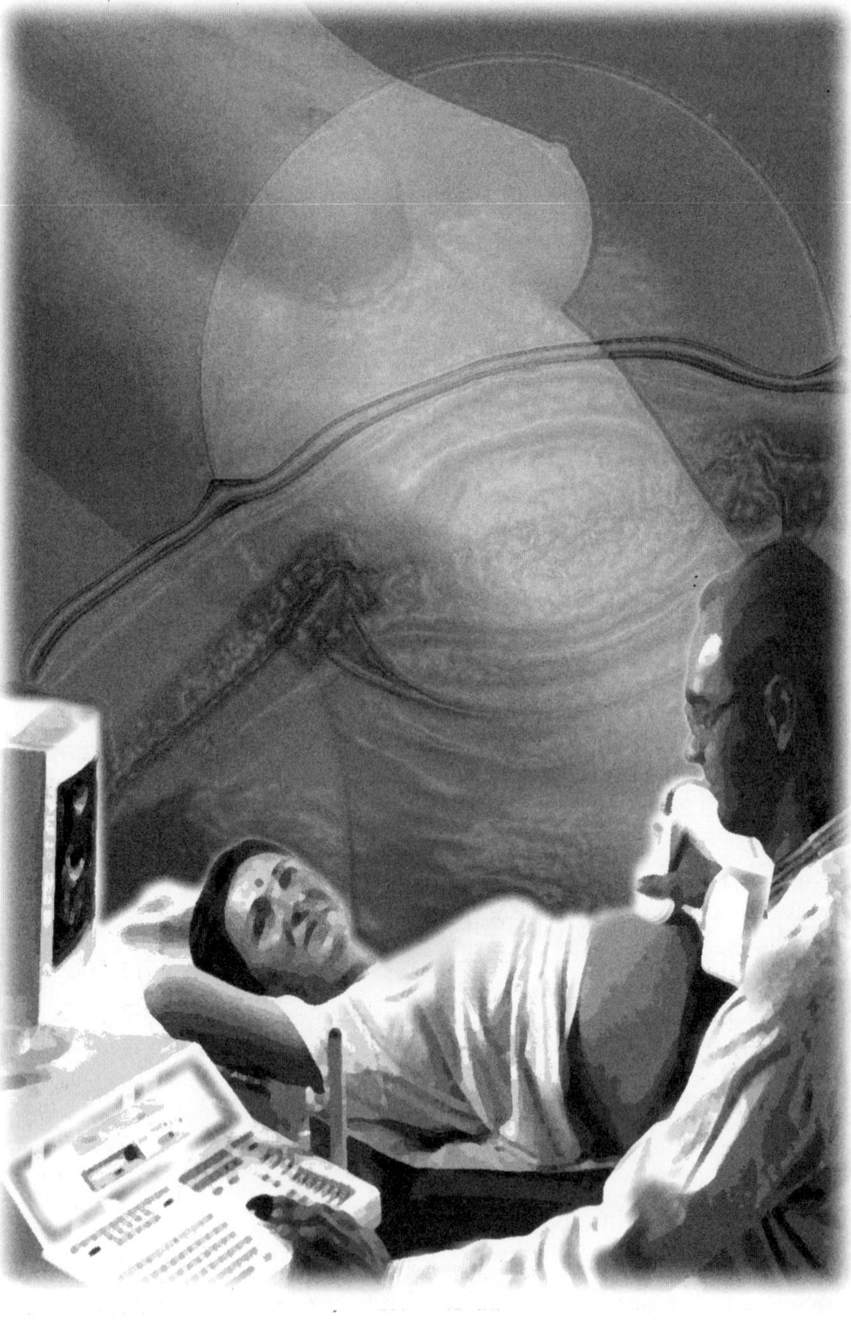

7

जाँच-परीक्षणों का खुलासा

जाँच-परीक्षणों का खुलासा

नारी के सुकोमल तन की थाह ले पाना अब पहले से बहुत आसान हो गया है। तरह-तरह के जाँच-परीक्षणों द्वारा उसके अंदर बसे हर अंग को देखा और परखा जा सकता है, जिससे उसमें छिपी बीमारी का भेद पाया जा सकता है और अँधेरे में तीर चलाने की बजाय समझ-बूझकर इलाज दिया जा सकता है।

हालाँकि यह फैसला कोई समझदार डॉक्टर ही ले सकता है कि किस स्थिति में कौन-सी जाँच मरीज के लिए उपयुक्त होगी, जाँचों के संबंध में बुनियादी जानकारी और समझ रखना नितांत उपयोगी है। इससे जाँच करवाते समय मन में भय नहीं रहता और डॉक्टर से सहयोग करना आसान हो जाता है।

बीमारी की छानबीन दरअसल उसी समय से शुरू हो जाती है जब कोई डॉक्टर के पास जाकर सलाह माँगता है। मरीज द्वारा बताए गए लक्षणों का विश्लेषण करके ही डॉक्टर यह तय करता है कि मरीज को कौन-सी बीमारी हो सकती है और इसकी पुष्टि कौन-सी जाँच से की जा सकती है। इसीलिए जब कभी डॉक्टर के पास जाएँ, तो स्पष्ट और कम से कम शब्दों में उसे पूरी जानकारी देने की कोशिश करें। शर्म या संकोच के कारण अधूरी जानकारी देने से उसे रोग को समझने में देर

लग सकती है जिससे बीमारी के बढ़ने की आशंका होती है।

बहुत-सी स्त्रियाँ डॉक्टर से जननांगों की भीतरी जाँच करवाने से कतराती हैं। यह रवैया ठीक नहीं। यह जाँच मर्ज को समझने के लिए की जाती है। बहुत-सी व्याधियों में इसी से बीमारी का पता चल जाता है। जाँच के समय सहज रहने से और श्रोणि की मांसपेशियाँ ढीली छोड़ देने से डॉक्टर के लिए जाँच करना आसान हो जाता है और खुद को भी तकलीफ नहीं होती।

तीस की उम्र पार करने के बाद यों भी सालाना डॉक्टरी जाँच कराते रहना बेहतर है। बहुत-से उन्नत देशों में महिलाएँ नियम से हर साल जाँच के लिए जाती हैं। ऐसे में पूरी स्वास्थ्य-जाँच के साथ **पैप-स्मीयर** जाँच भी की जाती है। इस जाँच में योनि के भीतर से बच्चेदानी के मुँह से कोशिकीय नमूना लेकर सूक्ष्मदर्शी जाँच के लिए भेजा जाता है। यह जाँच हर यौन-सक्रिय स्त्री के लिए बहुत जरूरी है। इससे बच्चेदानी के मुँह के स्वास्थ्य के विषय में महत्त्वपूर्ण जानकारी मिल जाती है और उसमें कैंसर के फूटने से पहले ही सुराग मिल जाते हैं जिससे इलाज बहुत आसान हो जाता है। उन्नत देशों के अनुभव ने यह साबित कर दिया है कि गर्भाशय-ग्रीवा के कैंसर को काबू में लाने का यह सरल और विश्वसनीय तरीका है। हर 1000 में से 4 से 10 महिलाओं को इससे फायदा पहुँचता है। यह जाँच प्रायः हर बड़े अस्पताल और क्लीनिक में कराई जा सकती है।

बच्चेदानी के मुँह (गर्भाशय-ग्रीवा, सरविक्स) को जाँचने के लिए **कोलपोस्कॉपी** भी की जाती है। इसमें एक खास किस्म का दूरबीननुमा यन्त्र काम में लाया जाता है जिससे बच्चेदानी के मुँह को 10 से 20 गुना बड़े और माइक्रोस्कोपयुक्त यंत्र (माइक्रोकोलपोस्कोप) द्वारा 100 से 300 गुना बड़े आकार में देखा जा सकता है। यह जाँच उन महिलाओं के लिए उपयोगी होती है जिनका पैप-स्मीयर असामान्य होता है लेकिन आँख से देखने पर गर्भाशय-ग्रीवा में कोई कमी नजर नहीं आती। इस बड़े आकार में उसमें छिपा छोटे-से-छोटा ऐब भी दीखने लगता है और डॉक्टर उस क्षेत्र से ऊतकीय जाँच के लिए छोटा-सा टुकड़ा ले लेता है ताकि कोशिकीय स्तर पर बीमारी का पता लग सके।

कोलपोस्कॉपी की जाँच अस्पताल के बाह्य रोगी विभाग (ओ.पी.डी.) में ही कराई जा सकती है और उसके लिए मरीज को बेहोशी की दवा सुँघाने की जरूरत नहीं पड़ती। जाँच के समय मरीज को किसी तरह का कष्ट या पीड़ा नहीं झेलनी पड़ती। जाँच-टेबल पर लिटाने के बाद डॉक्टर साधारण भीतरी जाँच की ही तरह गर्भाशय-ग्रीवा को अनावृत्त करता है और घोल से साफ कर कोलपोस्कोप से उसकी जाँच करता है।

कोख ठहरने में मुश्किल होने पर पति और पत्नी दोनों की प्रजनन-क्षमता की जाँच जरूरी होती है ताकि कमी को समझकर उचित तरीके से इलाज किया जा सके। ऐसे में स्त्री की प्रजनन-क्षमता जाँचने के लिए कई तरह के परीक्षणों का आश्रय लेना पड़ता है। इन जाँचों में से ही एक **एंडोमिट्रियल बायोप्सी** है, जिससे यह स्पष्ट हो जाता है कि गर्भाशय की अंदरूनी सतह हार्मोनल परिवर्तन के अनुरूप लक्षण दिखा रही है या डिंब-ग्रंथि से डिंब छूट ही नहीं रहा और वह सुस्त पड़ी है। यह जाँच मासिक-धर्म आने से एक-दो रोज पहले ही की जाती है। मरीज को लघु ऑपरेशन थिएटर में ले जाकर गर्भाशय से एक-दो ऊतकीय नमूने लेना ही पर्याप्त होता है, जिसके लिए उसके मुँह को चौड़ा करने की जरूरत नहीं पड़ती। इसीलिए यह जाँच बेहोशी की दवा सुँघाए बिना ही की जा सकती है।

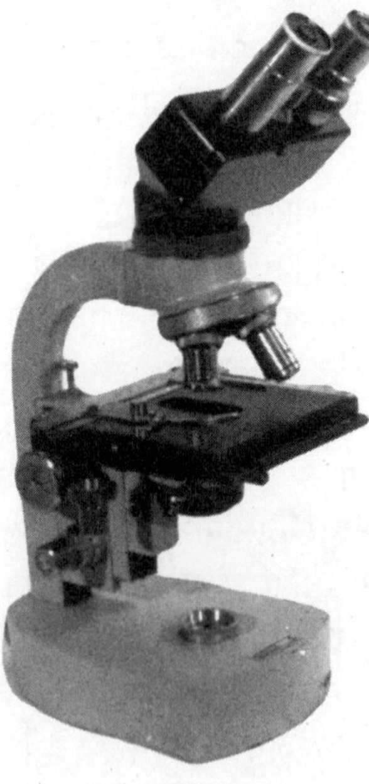

एंडोमिट्रियल बायोप्सी गर्भाशय कैंसर की आशंका दूर करने या उसकी पुष्टि करने के लिए भी की जाती है। लेकिन तब बहुत सलीके से गर्भाशय के हर हिस्से से ऊतकीय नमूने

लेने पड़ते हैं, लिहाजा मरीज को ऐनेस्थिसिया देना जरूरी होता है। स्त्रीरोग-विशेषज्ञ द्वारा लिये गए ऊतकीय नमूनों की जाँच पैथोलॉजिस्ट करता है। वही यह रिपोर्ट देता है कि भीतर क्या बीमारी है।

डी. एंड सी. (डायलेटेशन एंड क्यूरेटाज) एक ऐसी जाँच-तकनीक है जिसके बारे में प्रायः हर स्त्री थोड़ा बहुत जरूर जानती है। इस जाँच के बहुत-से फायदे हैं। गर्भाशय के कैंसर, गर्भाशय की तपेदिक तथा मासिक-धर्म की व्याधियों में इससे रोग की पुष्टि की जाती है। इतना ही नहीं, यही विधि बच्चेदानी की सफाई के लिए भी अपनाई जाती है। अधूरा छूटा गर्भ, गर्भ को घेरे रहनेवाली चादर से बनी रसौली हायडेहटिडिफोर्म मोल, गर्भाशय में उगे एंडोमिट्रियल पोलिप और असामान्य व अनियमित मासिक-धर्म से मुक्ति दिलाने में इसे इस्तेमाल किया जाता है।

डी. एंड सी. के लिए मरीज को ऑपरेशन थिएटर में ले जाया जाता है। उसे ऑपरेशन-टेबल पर लिटाकर या तो बेहोशी के लिए जनरल ऐनेस्थिसिया दिया जाता है या फिर गर्भाशय को सुन्न करने के लिए स्थानीय ऐनेस्थिसिया का टीका लगाया जाता है। फिर पहले गर्भाशय-ग्रीवा का अंदरूनी आयतन चौड़ा किया जाता है ताकि शल्य-औजार गर्भाशय की अंदरूनी गुहा में आसानी से ले जाए जा सकें। गर्भाशय-गुहा की ऊतकीय सतह-परत ही एंडोमिट्रियम है, जिसे एक चम्मच के आकार के शल्य-औजार से खुरचकर निकाला जाता है। यह काम बहुत होशियारी के साथ किया जाता है ताकि गर्भाशय स्वस्थ बना रहे। जरा-सी असावधानी से ही अनेक प्रकार की जटिलताएँ हो सकती हैं; गर्भाशय की दीवार में छेद हो सकता है, गर्भाशय-ग्रीवा फट सकती है और रक्तस्राव शुरू हो सकता है, गर्भाशय-ग्रीवा को जबरदस्ती जरूरत से ज्यादा चौड़ा कर देने से आगे के लिए मुश्किल हो सकती है कि गर्भ खुद-ब-खुद गिरता रहे, गर्भाशय काम करना बंद कर सकता है और साफ-सफाई पर ध्यान न देने से उसमें छूत जा सकती है। लेकिन ये जटिलताएँ प्रायः या तो नीमहकीमों या अनपढ़ दाइयों या नौसिखिया डॉक्टर के पास जाने से ही होती हैं। समझदार और अनुभवी डॉक्टर इस प्रकार की गलतियाँ नहीं करते।

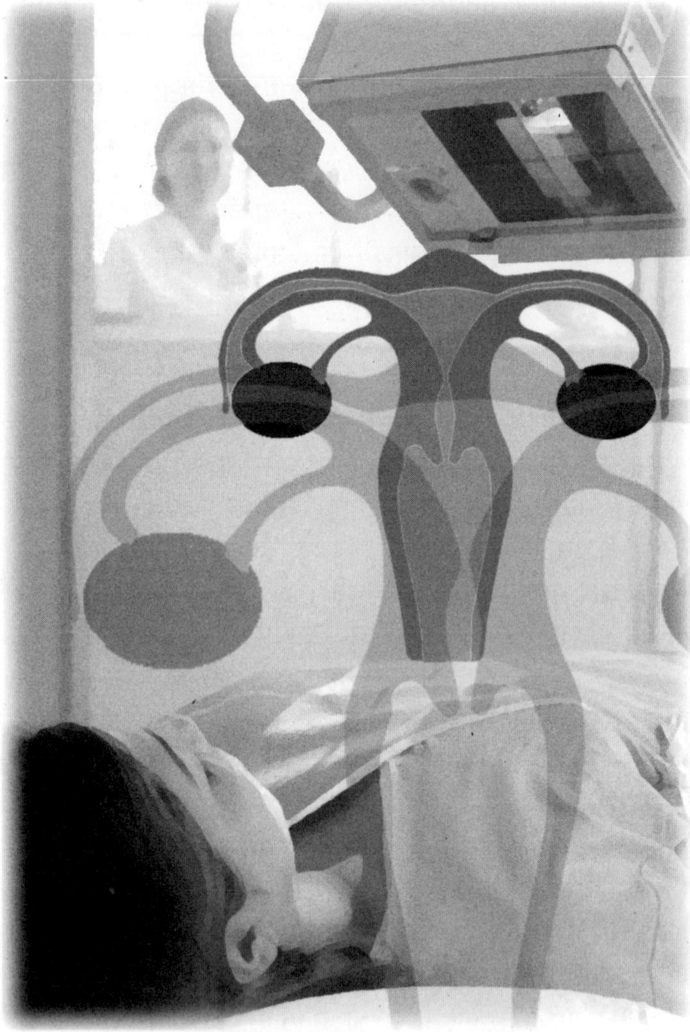

एच.एस.जी. : गर्भाशय और डिंबवाही नलियों की जाँच

डी. एंड सी. दरअसल एक छोटा ऑपरेशन है, जिसे किसी साफ-सुथरे अस्पताल या बड़े क्लीनिक में किसी प्रशिक्षित डॉक्टर द्वारा ही कराना चाहिए वरना लेने के देने पड़ सकते हैं और जान तक जा सकती है। तथाकथित आर.एम.पी. कहलानेवाली अप्रशिक्षित लेडी डॉक्टर, जिनकी तख्तियाँ बड़े शहरों और महानगरों तक में दिखाई देती हैं, सबसे खतरनाक हैं। मामला बिगड़ने पर ये या तो हाथ झाड़ लेती हैं और कोई न कोई बहाना बनाकर मरीज को अस्पताल के आपातकालीन विभाग की ओर रवाना कर देती हैं या खुद ही नौ-दो-ग्यारह हो जाती हैं।

डी. एंड सी. के बारे में यह जानकारी सिर्फ पाठक को सावधान करने के लिए दी गई है। प्रशिक्षित और अनुभवी डॉक्टर से इसे कराने में प्रायः किसी तरह की दिक्कत नहीं आती। लेकिन इसे कराने के बाद दो-चार दिनों तक आराम करने और दवा लेने में कोताही नहीं करनी चाहिए। खानपान में किसी खास परहेज की कोई जरूरत नहीं होती हालाँकि घर की बड़ी-बूढ़ियाँ तरह-तरह के नेम बताने से थकती नहीं। पहले रोज हल्का भोजन करना सिर्फ इसलिए जरूरी होता है कि ऐनेस्थिसिया का असर दूर होने में कुछ घंटे लग ही जाते हैं।

गर्भाशय-ग्रीवा, गर्भाशय और डिंबवाही नलियों को जाँचने के लिए हिस्टरोसेलपिंगोग्राफी **(एच.एस.जी.)** जाँच लंबे समय से होती आई है। संतान न हो पाने पर प्रजननांगों और खासकर डिंबवाही नलियों की जाँच के लिए ही यह अक्सर की जाती है। डिंबवाही नलियों की विकृतियाँ या पहले ऑपरेशन द्वारा की गई नसबंदी से निजात दिलाने के लिए किए गए ट्यूबोप्लास्टी ऑपरेशन के बाद नलियों की सही स्थिति जाँचने के लिए भी इसका सहारा लिया जाता है। यह जाँच गर्भाशय की रसौली, पैदायशी विकृतियों और असमय मासिक-धर्म बंद होने की स्थिति में गर्भाशय का अध्ययन करने के काम भी आती है।

यह जाँच एक्स-रे विभाग या क्लीनिक में रेडियोलॅजिस्ट (एक्स-रे के डॉक्टर) की देख-रेख में होती है। मरीज की गर्भाशय-ग्रीवा में नली-नुमा औजार (केन्यूला) फिट करके भीतर खास तरह की दवा (कोनट्रास्ट) इंजेक्ट की जाती है और साथ ही साथ एक्स-रे चित्र उतारे जाते हैं। इन एक्स-रे चित्रों पर गर्भाशय और डिंबवाही नलियों की आंतरिक

रचना स्पष्ट दिखाई देती है और यह भी पता चल जाता है कि नलियाँ ठीक से खुली हुई हैं या बंद हैं।

एच.एस.जी. कराने के कुछ नियम भी हैं, जिनका पालन मरीज के लिए जरूरी है। यह जाँच मासिक-चक्र के छठे से दसवें दिन के बीच ही होनी चाहिए। मासिक-चक्र के दिन, मासिक स्राव के पहले दिन से गिनने शुरू किए जाते हैं, न कि मासिक स्राव बंद होने के बाद से। जाँच के बाद उस चक्र में किसी प्रकार की गर्भनिरोधक विधि अपनाना बेहतर होता है क्योंकि जाँच के समय डिंब पर एक्स-किरणों की बौछार हो चुकी होती है।

इस जाँच को हमेशा बहुत गंभीरता से लेना चाहिए और एक्स-रे तथा जाँच की रिपोर्ट सहेजकर रखनी चाहिए क्योंकि इसे अधिक बार करवाने में विकिरण के हानिकारक दुष्प्रभाव वहन करने पड़ते हैं।

निस्संतानता के कई मामलों में एच.एस.जी. संयोगवश उपचार का हक भी अदा कर देती है क्योंकि दवा इंजेक्ट करने से ही कुछ स्त्रियों की बंद डिंबवाही नलियाँ खुल जाती हैं।

लेकिन हाल के वर्षों में सबसे बड़ी प्रगति **अल्ट्रासाउंड** का एक रोग-निदान तकनीक के रूप में विकसित होना है। यह जाँच विकिरण-मुक्त है और इसीलिए इसे करवाने में कोई जोखिम नहीं होता। इसमें बहुत सूक्ष्म ध्वनि-तरंगें प्रयोग की जाती हैं, जिन्हें शरीर के अंदर भेजकर, लौटकर पैदा होनेवाली प्रतिध्वनियों से, भीतरी अंगों का रूप-आकार मालूम हो जाता है। यह जाँच-पद्धति दरअसल रडार के सिद्धांत पर ही विकसित हुई है।

श्रोणि-गुहा में बसी डिंबग्रंथियों और गर्भाशय की जाँच करने में अल्ट्रासाउंड बहुत कामयाब है। उससे रसौली, गाँठ, कैंसर, भीतर गुम हुई कॉपर-टी, गर्भ ठहरने की जानकारी तथा गर्भ की स्थिति जैसी अनेक महत्त्वपूर्ण व्याधियों और उलझनों का पता लगाया जा सकता है। संतान न हो पाने पर डिंब-ग्रंथि में डिंब तैयार होने की क्रिया की मुकम्मल जानकारी पाने के लिए भी विशेषज्ञ अल्ट्रासाउंड तकनीक द्वारा जाँच करने लगे हैं। प्रजनन-तकनीकों में भी अल्ट्रासाउंड की मदद से ही कई क्रियाएँ की जाने लगी हैं, जिनके बारे में अन्यत्र विस्तार से चर्चा

की गई है।

श्रोणि-गुहा की साधारण अल्ट्रासाउंड जाँच के लिए तकनीकी तौर पर जरूरी है कि मूत्राशय काफी भरा हुआ हो। कम से कम दो-तीन घंटे तक मूत्र नहीं त्यागने और पानी, चाय या दूसरे पेय पदार्थ पीते रहने से ही मूत्राशय भर पाता है। लेकिन गरमियों में मूत्र बनने की गति धीमी होती है और इसीलिए मूत्राशय को भरने में अधिक समय लगता है।

अल्ट्रासाउंड में नए प्रयोग भी हुए हैं। स्त्री के प्रजननांगों को बिल्कुल पास से देखने के लिए खास किस्म के ट्रांसवेजिनल प्रोब भी उपलब्ध हैं, जिन्हें योनि-मार्ग से भीतर ले जाकर अंदरूनी अंगों की जाँच की जाती है।

मूत्रीय जाँच से गर्भधारण होने की पुष्टि का किस्सा अब इतना पुराना हो गया है कि उसके बारे में अनगिनत दिलचस्प कहानियाँ और ठिठोलियाँ कहने-सुनने में आती हैं। लेकिन समय के साथ यह टेस्ट सुगम होता गया है और अब यह बहुत आसानी से लगभग हर किसी जाँच-प्रयोगशाला में कराया जा सकता है। यह प्रेगनेंसी टेस्ट महीना न आने के 10-15 दिन बाद से पॉजिटिव हो जाता है, लेकिन सही रिपोर्ट

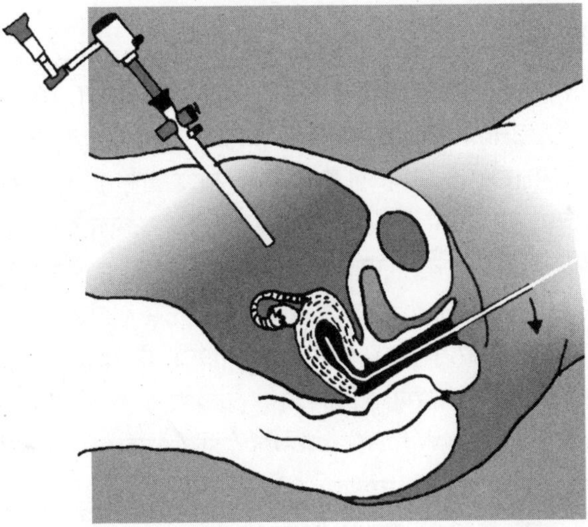

लेपरोस्कोप द्वारा श्रोणि-गुहा की भीतरी जाँच

के लिए बहुत जरूरी है कि स्त्री सुबह का पहला नमूना ही जाँच के लिए भेजे। ऐसे नमूने में प्रेगनेंसी हार्मोन एच.सी.जी. प्रचुर मात्रा में होता है, जिसकी उपस्थिति जाँचना ही टेस्ट की बुनियाद है।

लेपरोस्कोपिक जाँच भी अब काफी पुरानी हो चली है। श्रोणि-गुहा के अंगों की जिन बीमारियों को पहचानने में दूसरी युक्तियाँ कामयाब नहीं होतीं और मरीज बहुत तकलीफ में होती है, उन्हीं मामलों में अक्सर यह जाँच की जाती है। यह जाँच मरीज को बेहोश करके की जाती है और इसे ऑपरेशन थिएटर में ही करते हैं। ऑपरेशन-टेबल पर मरीज को ऐनेस्थिसिया देने के बाद उसके पेट में कार्बन-डायआक्साइड डाली जाती है। फिर पेट के निचले हिस्से में छोटा-सा छेद बनाकर दूरबीननुमा लेपरोस्कोप अंदर ले जाया जाता है ताकि उसके जरिए श्रोणि-गुहा का हर अंग जाँचा और परखा जा सके।

लेपरोस्कोपिक जाँच भीतरी अंगों को मूर्त रूप में बाहर से देखने की सुविधा देती है। उसकी सहायता से पेट को चीरे-फाड़े बिना भीतरी अंगों के ऑपरेशन भी किए जाते हैं। महिला-नसबंदी का ऑपरेशन करने के लिए भी यह एक युक्ति है, जो लेपरोस्कोपिक स्टरलाइजेशन के नाम से बहुचर्चित है।

शरीर के जिन अंगों का भीतरी भाग खोखला होता है और जिनमें भीतर ही भीतर क्रियाएँ चलती रहती हैं, तथा जो किसी रास्ते से बाहर भी खुलते हैं, उनकी भीतरी स्थिति साकार रूप में देखने के लिए तरह-तरह के नली-नुमा उपकरण विकसित किए गए हैं जिनमें बेहतरीन प्रकाश की व्यवस्था होती है। ये यंत्र एंडोस्कोप कहलाते हैं और शरीर के जिस अंग की जाँच के लिए इन्हें अपनाया जाता है, उसी के आधार पर इनको खास नाम दे दिया जाता है। जैसे अमाशय की जाँच करनेवाला उपकरण गेस्ट्रोस्कोप (गेस्ट्रो : अमाशय से संबंधित), साँस-नली की जाँच करनेवाला उपकरण ब्रोंकोस्कोप (ब्रोंकस : साँस की नली) तथा बड़ी आँत की जाँच करनेवाला उपकरण कोलनोस्कोप (कोलन : बड़ी आँत; स्कोपीः जाँच) कहलाता है।

हाल के वर्षों में इसी प्रकार **हिस्टरोस्कोप** भी विकसित किया गया है जिससे गर्भाशय-ग्रीवा तथा गर्भाशय को भीतर से साक्षात देखा जा

सकता है और जरूरत होने पर छोटे-मोटे कई तरह के ऑपरेशन भी किए जा सकते हैं। इस उपकरण का जन्म और विकास चिकित्सा-वैज्ञानिकों की उस बड़ी कोशिश का ही हिस्सा है जिसका लक्ष्य मरीज को कम से कम असुविधा में डालकर मर्ज के वास्तविक स्वरूप तक पहुँचना और उसे सफलतापूर्वक उपचार देना है।

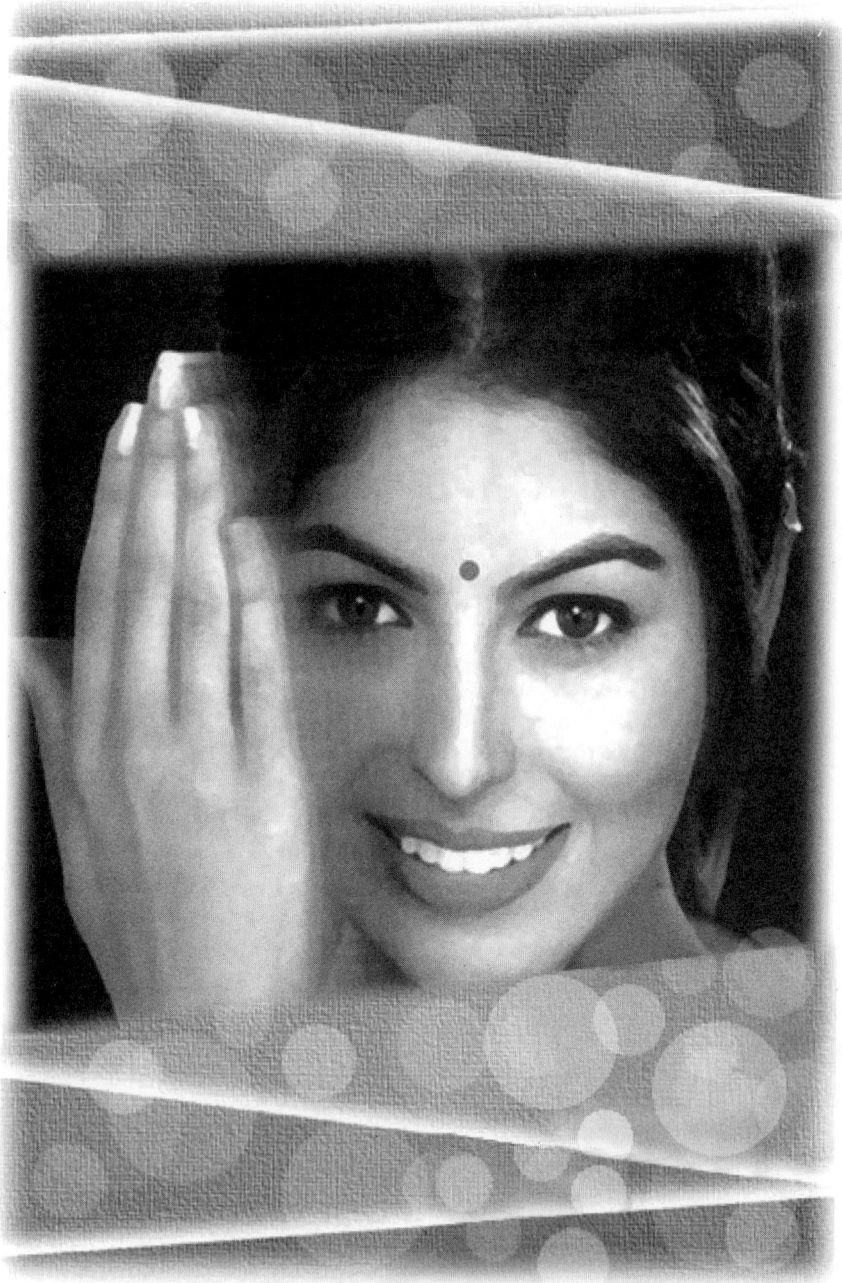

8

सौंदर्य

सुंदर सलोना रूप

अहो रूपमहो कान्तिरहो लावण्यपाटवम्।
अनीदृशमिदं रूपं न जातं न जनिष्यते ॥

आश्चर्यजनक रूप ! आश्चर्यजनक देहकान्ति ! आश्चर्यजनक लावण्य की चारुता ! ऐसा रूप न कभी हुआ है, न कभी होगा।

–धनंजय : द्विसंधानमहाकाव्य, 7/83

सौंदर्य मानव-हृदय की शाश्वत अनुभूति है। उसे शब्द दे पाना, पैमानों में बाँध पाना बहुत मुश्किल है। अनेक विचारकों ने उसे परमात्मा का स्वरूप माना है। फिर भी हर समाज और समुदाय ने अपने ढंग से उसकी व्याख्या की है और उसकी कसौटियाँ भी निर्धारित की हैं, जिन पर हममें से हर कोई अव्वल रहना चाहता है।

नारी पर प्रकृति का विशेष अनुग्रह रहा है। नारी का सहज सौंदर्य, रिझाने वाली मधुमयता और अवयव की सुंदर कोमलता प्रकृति की सुंदरतम कृतियाँ हैं। उसके इस सुंदर-सलोने रूप–देहकान्ति का एक खूबसूरत राज उसकी त्वचा का लावण्य है जो उसके सौंदर्य को चार चाँद लगाता है।

सचमुच स्निग्ध तथा रेशम-सी मुलायम त्वचा, जिस पर चिरंतन यौवन खिला हो, हर किसी को मंत्रमुग्ध कर देती है। उससे नैन-नक्श के छोटे-मोटे अवगुण भी आसानी से छिप जाते हैं और उम्र का भी पता

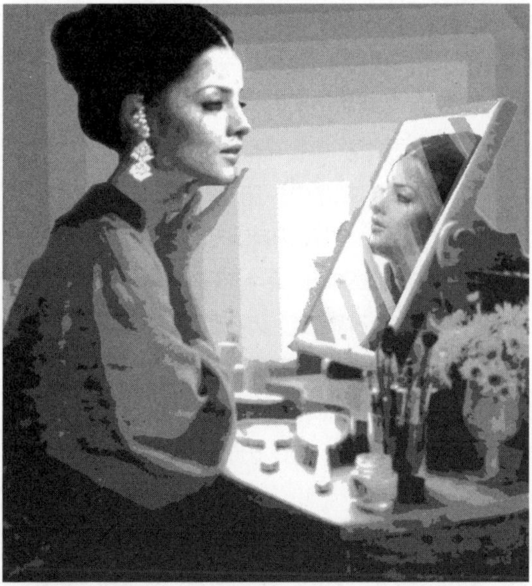

नहीं चलता। पर यह सुख उन्हीं को नसीब होता है जो त्वचा की पूरी सार-सँभाल करते हैं। ध्यान न देने पर त्वचा समय के साथ ढल जाती है। मौसम, प्रदूषण और उम्र के प्रभाव से उसकी खूबसूरती गुम होती जाती है। उसकी लोच, सलोनापन, कोमलता और स्निग्धता इन तत्त्वों के कारण घटती जाती है। फिर एक समय ऐसा आता है कि त्वचा लटकने लगती है और उस पर झुर्रियाँ दिखने लगती हैं जबकि उसकी सँभाल करते रहने से उम्र को भी झुठलाया जा सकता है।

सौंदर्य-विशेषज्ञों के मतानुसार हर व्यक्ति की त्वचा अलग-अलग प्रकृति की होती है और उसके गुण-अवगुण भी विशेष होते हैं। पर सुविधा के लिए प्रमुख गुणों के आधार पर उसकी चार किस्में बताई गई हैं : शुष्क त्वचा, तैलीय त्वचा, सामान्य त्वचा और मिली-जुली त्वचा। प्रत्येक व्यक्ति की त्वचा स्वभाव से इनमें से किसी एक किस्म की होती है, हालाँकि जलवायु, उम्र और स्वास्थ्य इसमें फेर-बदल भी कर सकते हैं।

शुष्क त्वचा खिंची-खिंची और सख्त होती है और जरा-सी लापरवाही से उस पर रूखापन दिखने लगता है। उसमें ठंडा मौसम सह सकने की क्षमता कम होती है, इसीलिए सर्दियों में वह फट जाती है।

ऐसी त्वचा पर झुर्रियाँ जल्दी पड़ती हैं।

तैलीय त्वचा की प्रकृति शुष्क त्वचा के बिल्कुल उलट होती है। उसकी तैलीय ग्रंथियाँ (सिबेशस ग्लैंड्स) अधिक सक्रिय होती हैं, जिससे त्वचा तैलीय और चमकदार बनी रहती है। उस पर झुर्रियाँ देर से पड़ती हैं, पर कील-मुँहासों की परेशानी प्रायः बनी रहती है। ऐसी त्वचा पर सौंदर्य-प्रसाधन भी बहुत समय तक नहीं रुक पाता।

सामान्य त्वचा सबसे अच्छी है। यह स्वभाव से कोमल और खिली हुई होती है। उस पर रोमछिद्र दिखाई नहीं देते। तैलीय ग्रंथियाँ भी उतना ही कार्य करती हैं, जितना कि जरूरी है। अतएव न तो कील-मुँहासे परेशान करते हैं, न समय से पहले झुर्रियाँ पड़ती हैं। सौंदर्य-प्रसाधनों के प्रयोग में भी कोई परेशानी नहीं होती।

मिली-जुली त्वचा में त्वचा का कुछ भाग शुष्क और कुछ भाग तैलीय होता है। प्रायः इसी कारण से माथा, नाक और ठोढ़ी तैलीय हो जाते हैं और गाल तथा आँखों के आसपास का भाग शुष्क होता है, अतः दोनों प्रकार की समस्याओं से बचना जरूरी हो जाता है।

उपर्युक्त गुणों के आधार पर यह आसानी से जाना जा सकता है कि अमुक व्यक्ति की त्वचा किस किस्म की है। इसी आधार पर वह त्वचा की ठीक देख-रेख कर सकता है, जिसके मूल नियम यहाँ प्रस्तुत हैं–

➤ हर किसी के लिए यह जरूरी है कि वह त्वचा की सफाई का पूरा ध्यान रखें। हो सके तो रोजाना सुबह और शाम को सोने से पहले स्नान करे। गर्मियों में ठंडा और सर्दियों में गुनगुना पानी स्नान के लिए उत्तम है। साबुन का चयन भी सोच-समझकर करना चाहिए। शुष्क त्वचा पर ग्लिसरीनयुक्त साबुन जैसे पीयर्स और तैलीय त्वचा पर नींबूवाली जैसे लाइम सिन्थोल, लिरिल या मार्गो प्रयोग करना श्रेयस्कर है। सामान्य त्वचा पर कोई भी अच्छी साबुन लगाई जा सकती है परंतु तेज किस्म की अर्थात हाई अल्केलाइन साबुन किसी के लिए भी अच्छी नहीं। बहुत ज्यादा साबुन लगाना भी अच्छी आदत नहीं है। हालाँकि कुछ विज्ञापनों से यह संदेश मिलता है कि अधिक साबुन लगाने से चमड़ी गोरी-चिट्टी हो जाती है, लेकिन यह सच नहीं है।

➤ संतुलित पौष्टिक आहार तन और मन की पहली जरूरत है।

त्वचा के सुंदर सलोने रूप के लिए भोजन में विटामिन-ए, बी वर्ग की विटामिन, विटामिन सी, विटामिन ई तथा खनिज पूरी मात्रा में होने बहुत जरूरी हैं। ताजे फल और सब्जियाँ इस दृष्टि से भी हर किसी के लिए जरूरी हैं।

➤ मनुष्य के शरीर का 63 प्रतिशत अंश जल से निर्मित होता है। अतएव त्वचा के खिले हुए रूप के लिए रोजाना काफी मात्रा में पानी पीना भी आवश्यक है। गर्मियों में 8-12 गिलास और सर्दियों में 5-6 गिलास पानी शरीर के लिए जरूरी है।

➤ तेज धूप में अधिक समय तक रहना त्वचा के स्वास्थ्य के लिए हानिकारक है। यदि व्यावसायिक अथवा अन्य कारणों से अधिक समय तक धूप में रहना पड़ता है, तो चेहरे और बाँहों पर सनस्क्रीन जैसे पाबालेक, पेरामिनोल लगाना श्रेयस्कर है। इससे त्वचा धूप के दुष्प्रभाव से बच जाती है। धूल, धुँआ, और वायुमंडल का प्रदूषण जिसकी शहरों में बहुतायत है, त्वचा के लिए जहर हैं। जहाँ तक हो सके, इनसे बचना चाहिए।

➤ काम के साथ-साथ आराम, हँसने-खेलने तथा व्यायाम के लिए समय निकालना भी बहुत जरूरी है। सदा तनाव में रहने से शरीर के अन्य अंगों की तरह त्वचा पर भी प्रतिकूल प्रभाव पड़ता है और उसकी लोच तथा चमक धीरे-धीरे घटती जाती है। बहुत गंभीर व्यक्तित्ववाले व्यक्तियों में प्रायः उम्र से पहले झुर्रियाँ पड़ जाती हैं। सदा समय के दबाव में काम करते रहने और पूरी नींद न मिलने से भी त्वचा जल्दी ढल जाती है।

➤ सौंदर्य-प्रसाधनों का चयन बहुत सोच-समझकर करना चाहिए। हल्की किस्म के सौंदर्य-प्रसाधन सस्ते जरूर होते हैं, पर त्वचा को नुकसान पहुँचा सकते हैं। इससे अच्छा तो है कि कोई भी सौंदर्य-प्रसाधन प्रयोग न करें और अगर करें तो आजमाए हुए स्तरीय उत्पाद ही काम में लाएँ।

सौंदर्य-प्रसाधन चुनते वक्त यह ध्यान भी जरूर रखें कि आपकी त्वचा किस प्रकार की है। अधिक तैलीय त्वचा पर फाउंडेशन क्रीम, कोल्ड क्रीम, तेल या कोई भी अधिक चिकनाई वाला सौंदर्य-प्रसाधन

लगाना नुकसानदेह होता है। इसी प्रकार शुष्क त्वचा पर अधिक साबुन लगाना नुकसान देता है।

चेहरे और गर्दन की त्वचा पर मेकअप करने से पहले और मेकअप उतारने के लिए क्लेंजिंग मिल्क उपयोगी है। पर तैलीय त्वचा के लिए एस्ट्रीन्जेंट लोशन और शुष्क त्वचा के लिए क्लेंजिग क्रीम श्रेष्ठ हैं।

➤ 25-30 वर्ष की उम्र से त्वचा की सँभाल बहुत जरूरी है वरना यह प्रायः उम्र से पहले बुढ़ा जाती है। सौंदर्य-विज्ञानियों के अनुसार इस उम्र में पहुँचने के बाद नियम से फेस-मास्क और फेशियल कराते रहने से त्वचा का यौवन लंबे समय तक जीवित रखा जा सकता है।

घरेलू उपाय

त्वचा का लुभावना रूप बनाए रखना कोई महँगा सौदा नहीं है। कुछ घरेलू उपायों से भी त्वचा की सँभाल और परवरिश की जा सकती है, जो त्वचा की प्रकृति के अनुसार इस प्रकार हैं–

शुष्क त्वचा के लिए–अंडे का पीला हिस्सा, आधा चम्मच कच्चा दूध, आधा चम्मच मलाई, आधा चम्मच शहद और इतना ही जौ या गेहूँ के आटे का चोकर लेकर एक साथ मिलाएँ और गुलाब जल में घोल लें। फिर यह घोल चेहरे पर लगाएँ। 15-20 मिनट बाद उसे धो दें। फिर चेहरे पर मॉइस्चराइजर लगाएँ। इससे त्वचा का रूखापन मिट जाएगा और वह बिल्कुल नर्म व मुलायम हो जाएगी। माफिक आने पर जरूरत के हिसाब से यह युक्ति हर हफ्ते-दस दिन पर अपनाएँ।

तैलीय त्वचा के लिए–आधा चम्मच बेसन, आधा चम्मच हल्दी, अंडे का सफेद भाग और आधा चम्मच नींबू का रस एक साथ फेंट लें ताकि उसकी उबटन बन जाए। यह उबटन चेहरे पर लगाएँ। 15 मिनट बाद उसे धो दें। पाएँगी कि त्वचा खिल गई है। अनुकूल पाने पर यह युक्ति 15 दिन के अंतर से दोहराई जा सकती है।

सामान्य त्वचा के लिए–चौथाई-चौथाई चम्मच मुलतानी मिट्टी, बेसन, चंदन पाउडर और मलाई लें और उन्हें गुलाब जल में घोल लें। यह लेप चेहरे पर लगाएँ और 15 मिनट बाद धो दें। इससे चेहरे का सलोना रूप निखर उठेगा। हर 10-15 दिन पर यह क्रिया दोहराने से

त्वचा भीतर तक साफ हो जाती है और उसमें नई ताजगी आ जाती है।

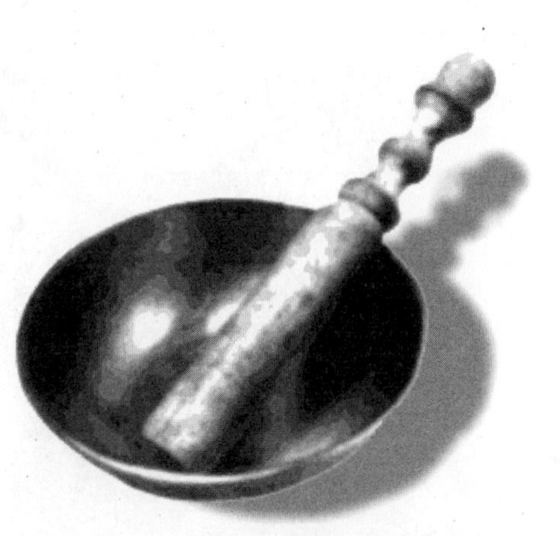

मिली-जुली त्वचा के लिए—हर दो-तीन दिन बाद नहाने से पहले चेहरे के शुष्क भाग पर कोल्ड क्रीम लगाएँ और 5 मिनट तक हल्की-हल्की मालिश करें। चेहरा धो दें। फिर चेहरे को तौलिए से पोंछें और पूरे चेहरे पर नीबू की मालिश करें। इस युक्ति से चेहरा एकसमान मुलायम हो जाएगा और उस पर निखार आ जाएगा।

घर पर फेशियल

चेहरे और गर्दन की त्वचा पर यौवन ताउम्र खिला रहे, उसकी कसावट कम न हो, और वह स्वस्थ और कोमल बनी रहे, यह चाह भला किसे न होगी ! इसी लक्ष्य को पाने के लिए सौंदर्य-विज्ञानियों ने फेशियल की आसान क्रिया विकसित की है, जिसमें उँगलियों या मशीन से त्वचा की मालिश की जाती है ताकि वह खिली रहे और उस पर झुर्रियाँ न उभरें।

आरंभ में फेशियल किसी सौंदर्य-विशेषज्ञ से ही कराना चाहिए, पर धीरे-धीरे उसके गुर सीखकर वह घर पर आसानी से किया जा सकता है। इसके लिए बहुत साधन जुटाने की जरूरत नहीं होती। शुष्क त्वचावालों के लिए कोल्डक्रीम, तैलीय त्वचावालों के लिए अच्छी क्वालिटी का चेहरे पर लगानेवाला पाउडर, सामान्य त्वचावालों के लिए भी कोल्डक्रीम और सिर्फ थोड़ा-सा क्लेंजिंग मिल्क, रूई तथा तौलिया फेशियल के लिए पर्याप्त हैं।

विधि : फेशियल से पहले हाथ, गले और कानों के आभूषण उतारकर उपयुक्त स्थान पर रख दें ताकि फेशियल करते समय ये बाधा न पैदा करें। ढीला कुरता पहन लेने से भी फेशियल करने में आसानी

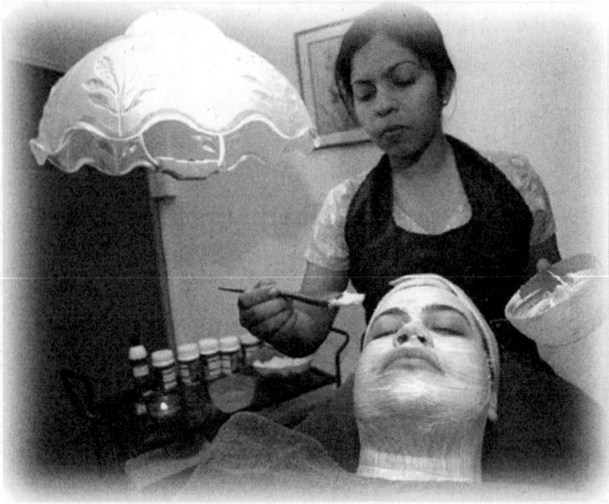

महसूस होती है। फिर आवश्यक सामग्री जुटाकर शृंगार मेज पर या शीशे के सामने सजा लें। गले के नीचे तौलिया लपेट लें ताकि फेशियल की सामग्री कपड़ों पर न लगे।

रूई के फाहे पर क्लेंजिंग मिल्क लें और चेहरे का पूरा मेकअप उतार दें। फिर रूई का साफ फाहा लेकर क्लेंजिंग मिल्क में गीला करें और उससे पूरा चेहरा अच्छी तरह साफ करें।

त्वचा की प्रकृति के अनुरूप कोल्डक्रीम या पाउडर बाईं हथेली में लेकर, दाहिने हाथ की उँगलियों से माथे, नाक, ठोड़ी, गाल और गर्दन पर उसकी बिन्दियाँ लगाएँ और फिर दोनों हाथों की उँगलियों से पूरे चेहरे और गर्दन पर फैला लें।

फिर मालिश शुरू करें—सबसे पहले गर्दन की, जिसके लिए दोनों हाथों की अँगुलियाँ एकसाथ चलाएँ। दाईं अँगुलियों से गर्दन की बाईं तरफ और बाईं अँगुलियों से गर्दन की दाईं तरफ हल्के हाथ से मालिश करें। पूरी गर्दन की मालिश हो जाने के बाद ठोड़ी पर चली जाएँ। ठोड़ी की मालिश करने के लिए तर्जनी और बीच की अँगुली काम में लाएँ और मसाज करते हुए कान की तरफ बढ़ें। फिर अँगूठे और तर्जनी का प्रयोग करते हुए कान से ठोड़ी की तरफ लौट आएँ। अब गालों की मालिश करें। दोनों हाथों की अँगुलियाँ गोलाई में चलाते हुए नीचे से शुरू होकर ऊपर और बाहर की तरफ जाएँ। फिर नाक और मुँह पर

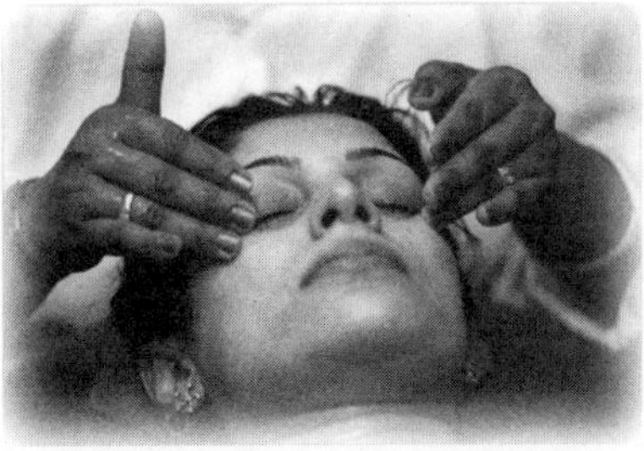

ध्यान दें। दोनों तरफ की अँगुलियों से नाक की दोनों तरफ हल्के-हल्के थपथपाएँ। नाक के नीचेवाले हिस्से पर तर्जनी और बीच की अँगुली से मालिश करें। फिर निचले ओंठों के नीचे से शुरू होकर ऊपर की तरफ जाएँ। फिर आँखों के इर्द-गिर्द मालिश करें और माथे की तरफ बढ़ जाएँ। बीच से शुरू कर धीरे-धीरे कनपटियों तक बढ़ती जाएँ। कनपटियों पर पहुँचने के बाद हलके हाथ की बजाए थोड़ा दबाव डालकर मालिश करें। अंत में दोनों अनामिका अँगुलियाँ (रिंग फिंगर्स) पूरे चेहरे पर फिराएँ।

चेहरे की मालिश करने के बाद उसे रूई से पोंछ लें और सादे पानी से धो लें। गर्मियों में ठंडे गुलाबजल से चेहरा धोने का अलग ही मजा है। इससे ठंडक मिलती है और चेहरा तरोताजा हो जाता है।

अब यदि फेस मास्क लगा लिया जाए, तो यह सोने पर सुहागे का काम करता है। इससे त्वचा को पोषण मिलता है, उसकी भीतर तक पूरी सफाई हो जाती है और उसके रूप-रंग में नया निखार आ जाता है। बाजार में आज कई तरह के फेस मास्क मिलते हैं, जिनमें तांजा फलों और ताजा सब्जियों से बने मास्क अति उत्तम हैं। इनकी बड़ी खूबी यह है कि ये पूरी तरह प्राकृतिक हैं और इनमें किसी प्रकार का रासायनिक घालमेल नहीं होता। फेस मास्क का चयन त्वचा की प्रकृति के अनुसार ही

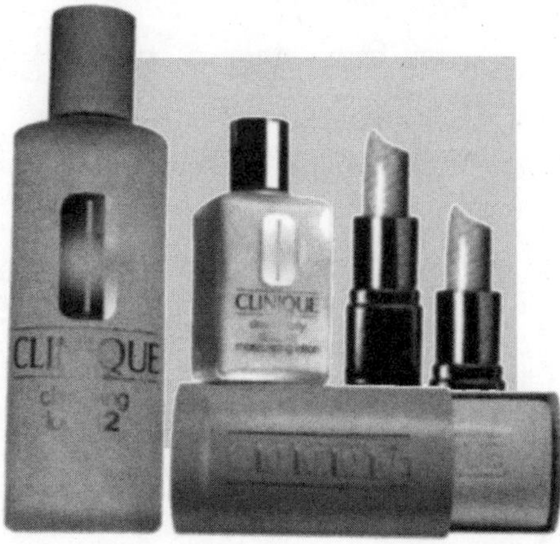

किया जाना चाहिए, जिसकी बाबत किसी अनुभवी तथा प्रशिक्षित सौंदर्य-विज्ञानी से सलाह लेना सबसे अच्छा रहता है।

फेशियल करने के कुछ नियम भी हैं। 30 की उम्र तक माह में एक बार, 30-40 के बीच माह में दो बार और 40 के बाद हर 10 दिन पर फेशियल करना श्रेयस्कर है। नियम से और सही विधि से कोई इसे करता रहे तो चेहरा सदा खिला हुआ दिखता है।

फेशियल साल के बारहों महीने किया जा सकता है। पर किसी भी तरह की सूजन, जख्म, फुंसियाँ या एलर्जी होने पर इसे करना मना है। कील-मुँहासों में मवाद पड़ जाए, तब भी पूरा मवाद सूखने के बाद ही यह फिर से शुरू किया जा सकता है।

फेशियल में मसाज की क्रिया की सही जानकारी निहायत जरूरी है। चेहरे के किस हिस्से में कैसे मसाज करना है, यह ज्ञान कोई निपुण सौंदर्य-विज्ञानी ही दे सकता है जिसे चेहरे की मांसपेशियों की रचना के बारे में पूरी वैज्ञानिक जानकारी है। उलट-पुलट या अधिक दबाव देकर मसाज करने से चेहरे की मांसपेशियों से त्वचा का साथ छूटने का डर होता है और त्वचा खिलने की बजाय लटक जाती है।

त्वचा की सँभाल सचमुच एक कला है। स्वस्थ जीवन-शैली उसकी बुनियाद है, जिसके साथ वैज्ञानिक जानकारियाँ अपनाकर कविवर सुमित्रानंदन पंत की यह परिकल्पना सच की जा सकती है–

एक वीणा की मृदु झंकार, कहाँ है सुंदरता का पार
तुम्हें किस दर्पण में सुकुमारि, दिखाऊँ मैं साकार।

अवांछित बालों से छुटकारा

सुंदर सलोने और तन के लुभावने अंगों पर बालों का उग आना भला किसे रास आ सकता है ! ये निष्ठुर निर्मोही मखमल-सी मुलायम त्वचा का बाँकपन ही चुरा लेते हैं। यौवन में पाँव रखते ही उनका उग आना मन को उद्विग्न कर देता है; लगता है जैसे प्रकृति के सौंदर्य-उपहार पर किसी की नजर लग गई है और उस समय मन अनचाहे बालों से छुटकारा पाने की युक्तियाँ तलाशने लगता है।

सच तो यह है कि कोमलांगी नारी की देह पर हलके बालों का होना बिल्कुल सामान्य है। लेकिन उनसे निजात पाना आज के सौंदर्य-मानदंडों और पहनावे की आवश्यकता है जो आधुनिक नारी के लिए सुरुचि का परिचायक बन गया है। सिर्फ थोड़े से मामलों में ही इनकी उपज शरीर की हार्मोनल प्रणाली के असंतुलन को प्रकट करती है, लेकिन ऐसे में इनकी उपस्थिति, बढ़ने की गति और घनापन इतना असामान्य होता है कि इसकी पहचान आसानी से हो जाती है। अतः सामान्य स्थिति में तन पर बालों के उग आने से वाकई परेशान होने की बिल्कुल जरूरत नहीं होती। हाँ, उनकी मौजूदगी मन को न भाए तो उनसे मुक्ति पाने की सही विधि खोज लीजिए। गलत उपायों से त्वचा का आकर्षण नष्ट हो जाता है और कुछ ही समय में कतरे हुए बालों

के भद्दे खूँट दिखने लगते हैं।

अनचाहे बालों से मुक्ति पाने के आज अनेक उपाय प्रचलित हैं। प्रत्येक उपाय की अपनी अच्छाइयाँ और कमियाँ हैं, जिनके आधार पर उसकी उपयोगिता की सीमाएँ बाँधी गई हैं। उपाय का चुनाव अंग की नजाकत के अनुसार करने से रूप-सौंदर्य खिला रहता है और उस पर आँच नहीं आती।

चेहरे के बाल : ठोड़ी, होंठों के ऊपर और कपोलों के नीचे हलके बाल या रोएँ उग आने से मन अधीर हो उठता है। पर इनसे निजात पाना सचमुच मुश्किल नहीं होता। बालों की तादाद और किस्म को देखकर सही युक्ति अपनाई जाए तो उनसे छुटाकारा पाया जा सकता है।

प्लकिंग (बालों को चिमटी से चुनना) : ठोड़ी के इक्के-दुक्के अनचाहे बालों से निजात पाने की सबसे सरल युक्ति प्लकिंग है जिसमें भौंहों के बाल चुनने में प्रयुक्त होनेवाली साधारण चिमटी (आइब्रो-ट्वीजर) से बालों को बहुत आसानी से निकाला जा सकता है। पर यह विधि होंठों से ऊपर के बाल चुनने के लिए उपयुक्त नहीं है। उसके लिए इलेक्ट्रोलिसिस कराना ही उचित होता है।

ब्लीचिंग (रंग उड़ाना) : चेहरे पर उग आए मुलायम रोएँ ब्लीचिंग से छिपाए जा सकते हैं। हाइड्रोजन परआक्साइड की दो-चार बूँदें पानी में मिलाकर उसके असर का सही अंदाज पाने के लिए घोल को हथेली की उलटी तरफ लगाकर देख लें। यह ठीक मालूम हो तो रूई पर जरा-सा घोल लगाकर चेहरे के अनचाहे बालों को छुआ दें। इससे उनका रंग उड़ जाएगा और उनकी मौजूदगी दिखने में नहीं आएगी।

ब्लीचिंग कनपटियों के आसपास के महीन बालों को छुपाने का सबसे व्यावहारिक उपाय है जिसे बहुत आसानी से हर कोई घर पर अपना सकता है। इस युक्ति का सबसे बड़ा गुण है कि इसे अपनाने से चेहरे की चारुता यथावत बनी रहती है और वह सपाट नहीं दिखता। लेकिन इसका प्रभाव सदा बनाए रखने के लिए यह जरूरी होता है कि हर 15 दिन पर ब्लीचिंग के लिए समय निकाला जाए।

इलेक्ट्रोलिसिस : बहुत थोड़ी मात्रा में बिजली का करंट प्रयोग करते हुए बाल को जड़ से मिटा देने की इलेक्ट्रोलिसिस विधि अवांछित बालों

से छुटकारा पाने का स्थायी तरीका है। होंठों के ऊपर और ठोड़ी के नीचे अधिक बाल निकल आएँ तो उनसे छुटकारा पाने का यह सबसे अच्छा उपाय है। पर यह उपचार किसी कुशल और अनुभवी विशेषज्ञ से ही कराना चाहिए। किसी अनाड़ी के पास चले जाने से लेने के देने पड़ सकते हैं। गलत तरीके से इलेक्ट्रोलिसिस होने पर बाल हटने के साथ-साथ चेहरे पर छोटे-छोटे निशान बनने का भी जोखिम रहता है।

इलेक्ट्रोलिसिस एक बैठक में पूरी नहीं की जा सकती। पूरे इलाज में कुछ हफ्ते भी लग सकते हैं, जिसके लिए मन पहले से तैयार रखना चाहिए।

कुछ किशोरियाँ और युवतियाँ चेहरे से अवांछित बाल हटाने के लिए भूल से रेज़र इस्तेमाल कर बैठती हैं। यह गलती कभी नहीं करनी चाहिए। इससे चेहरे की मुलायम त्वचा खुरदुरी हो जाती है और बालों की परेशानी भी नहीं मिटती।

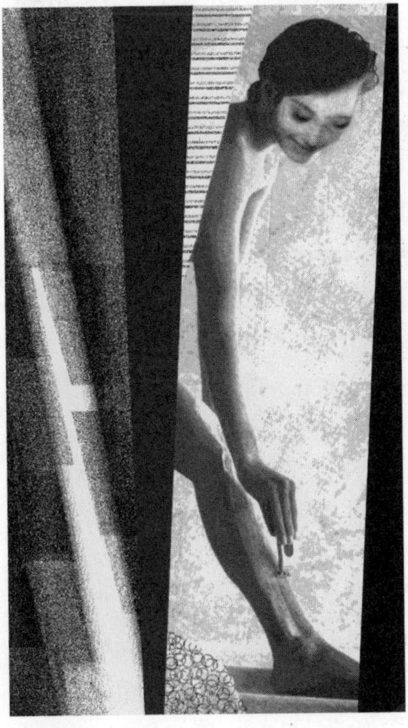

बाँहों और टाँगों के बाल : सुंदर दिखने के लिए बाँहों और टाँगों को बालों से मुक्त रखना भी जरूरी हो गया है। इसके बिना आधुनिक पोशाकें पहनते समय अटपटा-सा लगता है।

बालों को साफ करनेवाली क्रीम : बाजार में आज ऐसी कई क्रीम उपलब्ध हैं, जिनके इस्तेमाल से अनचाहे बाल साफ किए जा सकते हैं। इन्हें प्रयोग करना आसान है। ऐसी कोई एक क्रीम लगाने के बाद पाँच मिनट इंतजार कीजिए और फिर साफ कर दीजिए। पर

इसके बाद यदि गुनगुने पानी से स्नान लेकर टाँगों और बाँहों पर मॉइस्चराइजिंग क्रीम लगा लें तो अच्छा है। दरअसल हेयर रिमूविंग क्रीम के इस्तेमाल से त्वचा काफी शुष्क हो जाती है। मॉइस्चराइजिंग क्रीम इस शुष्कता को मिटाकर त्वचा की नमी को फिर से बहाल कर देती है।

हेयर रिमूविंग क्रीम का प्रभाव प्रायः एक सप्ताह तक रहता है। अतः एक सप्ताह बाद इसे फिर लगाने की जरूरत पड़ती है ताकि त्वचा मुलायम मखमली बनी रहे।

बालों को साफ करनेवाली मोम (वैक्सिग) : अनचाहे बालों से छुटकारा पाने के लिए खास प्रकार की मोम (कोल्ड वैक्स) भी बाजार में मिलती है। इसे बाँहों और टाँगों पर लगाने के बाद मलमल का कपड़ा ऊपर से लगाकर झटके के साथ खींच लिया जाता है, जिससे मोम के साथ-साथ बाल भी हट जाते हैं। यह युक्ति अपनाने से त्वचा तीन-चार हफ्ते तक बालों से मुक्त रहती है।

वैक्सिग की सबसे बड़ी कमी यह है कि मोम को हटाते समय थोड़ा-सा दर्द जरूर सहना पड़ता है। शुरू में इसे किसी सौंदर्य-विशेषज्ञ के पास जाकर ही कराना चाहिए, ताकि विधि पूरी तरह स्पष्ट हो जाए।

कुछ युवतियाँ टाँगों और बाँहों पर रेजर या शेवर का भी प्रयोग करती हैं। यह एक आसान उपाय है, पर इसकी सबसे बड़ी सीमा यह है कि कुछ ही दिन बाद जब दुबारा बाल आने लगते हैं तो टाँगें-बाँहें अच्छी नहीं दिखतीं। रेजर प्रयोग करते समय यह जोखिम भी रहता है कि कहीं त्वचा कट न जाए।

टाँगों और बाँहों के लिए इलेक्ट्रोलिसिस करवाना व्यावहारिक नहीं है। एक वर्ग इंच में तकरीबन 830 बालों की जड़ें होती हैं और इलेक्ट्रोलिसिस-विशेषज्ञ एक बार में अधिक से अधिक 300 जड़ें खत्म कर सकता है। इससे यह अनुमान लगाना मुश्किल नहीं होगा कि एक टाँग की त्वचा को बालों से मुक्त करने में उसे कितने दिन लगेंगे।

स्तन और पेट के बाल : स्तनों, स्तनाग्र और स्तनाग्रमंडल पर इक्के-दुक्के बालों का उग आना सामान्य बात है। इसी प्रकार कई महिलाओं के पेट पर भी बाल उग आते हैं। इन अनचाहे बालों से छुट्टी पाने के लिए इलेक्ट्रोलिसिस कराना सबसे अच्छा समाधान है।

बालों को चुनना, रेजर का प्रयोग करना, हेयर रिमूविंग क्रीम और वैक्स इस्तेमाल करना इन अंगों के लिए ठीक नहीं।

बगल के बाल : बगलों में बाल होने पर इनकी साफ-सफाई रखना मुश्किल हो जाता है, अतएव इन्हें हटाना न सिर्फ सौंदर्य बल्कि स्वास्थ्य की दृष्टि से भी जरूरी होता है।

काँख के बाल साफ करने की सबसे आसान युक्ति इलेक्ट्रिक या साधारण रेजर है। साबुन लगाने के बाद शीशे के आगे खड़े होकर बाल साफ करने से कोई हिस्सा छूटा नहीं रहता और पूरी सफाई हो जाती है। इसके बाद गुनगुने पानी से धोकर बगलों में टेलकम पाउडर डाल लेना चाहिए।

हेयर रिमूविंग क्रीम के परिणाम रेजर की तुलना में बेहतर होते हैं। इसके इस्तेमाल के बाद त्वचा अधिक मुलायम दिखाई देती है और कई दिनों तक बालों से मुक्ति मिली रहती है।

कील-मुँहासे

अहो तस्या रूपसम्पद्, रूपानुरूपं यौवनं, यौवन-सदृशं सौकुमार्यन्।
अहा, कैसा था उसका रूप ! रूप के अनुरूप यौवन, यौवन के सदृश सुकुमारता।

–भास : अविमारक* में

दैहिक छवि से छिटकता रूप-सौंदर्य यौवन का उपहार पाकर मनोहारी हो उठता है। मुख पर चमक और सलोनापन आ जाता है, और उसका आकर्षण देखते ही बनता है। पर कपोलों पर खिला सौंदर्य उस समय ग्रहण की ओट में आ जाता है जब उस पर मुँहासों की झड़ी लग जाती है। कहीं आने-जाने का मन नहीं करता और लोगों से मिलना-जुलना भी नहीं रुचता। मन चाहता है कि जैसे भी हो मुँहासों से छुटकारा मिल जाए। हर किसी से माँगे-बिनामाँगे मिली किस्म-किस्म की सलाहें, सुझाई गई बंदिशें, पत्र-पत्रिकाओं और टेलीविजन पर विज्ञापित की जानेवाली दवाएँ, क्रीम तथा लोशन मन में असमंजस पैदा कर देते हैं। कोई कहता है कि ये रक्त की अशुद्धि की उपज हैं, कोई बताता है कि ये किशोरावस्था का हिस्सा हैं और विवाह के बाद छँट जाएँगे; कोई सौंदर्य प्रसाधनों को दोष देता है, कोई चाट-पकौड़ी को और कोई चाकलेट को।

---

* चौथी शती ईसापूर्व रचा गया संस्कृत ग्रंथ।

जितने मुँह उतनी बातें ! समझ में नहीं आता कि मुँहासे क्यों हुए हैं और उनसे छुटकारा कैसे पाया जाए।

सच यह है कि मुँहासे त्वचा में छिपी छोटी-छोटी तैलीय ग्रंथियों (सिबेशस ग्लैंड्स) के फूलने से पैदा होते हैं। ये ग्रंथियाँ त्वचा को सिबम बनाकर देती हैं जो एक चिकनाईयुक्त पदार्थ है। सिबेशस ग्रंथियों में बना सिबम महीन नलियों के रास्ते त्वचा की सतह पर पहुँचता है। जब तक सिबम का निर्माण और निकास सामान्य रूप से चलता रहता है, तब तक कोई दिक्कत नहीं आती।

लेकिन कभी-कभी ग्रंथियों में एकसाथ इतना अधिक सिबम बन जाता है कि नलियाँ उसका निकास नहीं कर पातीं। कभी-कभी त्वचा की सतह पर रोम-छिद्र भी बंद हो जाते हैं, जिससे नलियों का मुँह बंद हो जाता है और सिबम का निकास रुक जाता है। दोनों ही स्थितियों में ग्रंथियों में सिबम की मात्रा असामान्य रूप से बढ़ जाती है जिससे ये फूलकर बड़ी हो जाती हैं और फुंसियों जैसी दिखने लगती हैं ! ये ही मुँहासे, पिम्पल, एक्नी हैं जिनसे मन कष्ट पाता है।

शरीर पर सिबेशस ग्रंथियों की सबसे बड़ी संख्या सिर और चेहरे पर होती है, लेकिन गर्दन, पीठ, छाती और कंधों पर भी ये ग्रंथियाँ काफी संख्या में होती हैं। इसलिए मुँहासे शरीर के इन्हीं भागों में उपजते हैं।

सिबेशस ग्रंथियों में सिबम के बनने की गति उम्र से सीधी जुड़ी है। बचपन में यह गति बहुत धीमी होती है, पर किशोरावस्था में इसमें अकस्मात् तेजी आ जाती है। फिर वयस्क उम्र में यह नपी-तुली रहती है और बुढ़ापे में हल्की पड़ जाती है। इसीलिए मुँहासों की शुरुआत अक्सर किशोर उम्र में ही होती है।

किशोरियाँ और किशोर दोनों समान रूप से मुँहासों से परेशान होते हैं। दोनों के ही शरीर में वयःसंधि की उम्र में एंड्रोजन हॉर्मोन बनने लगता है, जो सिबेशस ग्रंथियों को अधिक सिबम बनाने के लिए उकसाता है। लेकिन शरीर के सयाना होने के साथ आंतरिक तारतम्य स्थापित हो जाता है और 25-30 की उम्र से सिबेशस ग्रंथियाँ फिर सुचारु रूप से कार्य करने लगती हैं। फलतः मुँहासों का उपजना भी आप-से-आप बंद हो जाता है।

लेकिन बहुत-से लोग उम्र से जुड़े इन सामान्य शारीरिक परिवर्तनों के गलत मायने निकाल लेते हैं। यह सोच कि मुँहासे विवाह से ठीक हो जाते हैं, इसी अवैज्ञानिक और भ्रामक विचारधारा का एक हिस्सा है। यह सोच भी इतनी ही बेतुकी और गलत है कि आत्मरति या हस्तमैथुन

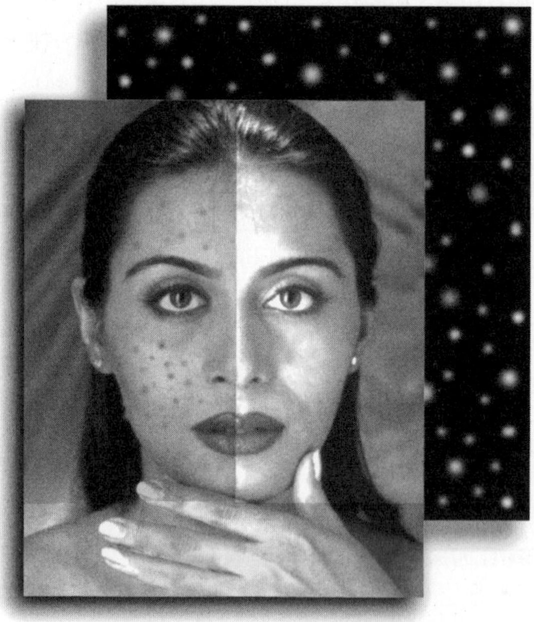

से शरीर कमजोर हो जाता है और मुँहासे पैदा हो जाते हैं। हस्तमैथुन यौन-तुष्टि की सामान्य और स्वाभाविक क्रिया है और विवाह सामाजिक अनुष्ठान है जिसमें स्त्री-पुरुष एक-दूसरे के पूरक बनकर जीवन पालन करते हैं, दोनों का ही मुँहासों से कोई संबंध नहीं है।

दवा बनानेवाली कुछ कंपनियाँ बहुत समय से यह विज्ञापित करती आई हैं कि मुँहासे खून के अशुद्ध होने से उपजते हैं और उनकी कंपनी की खास दवा इस दोष को दूर कर मुँहासों से छुटकारा दिलाती है। उनके ये दावे वैज्ञानिक कसौटी पर खरे नहीं मालूम होते क्योंकि अब

तक कोई ऐसा तत्त्व नहीं खोजा जा सका है जिसे मुँहासों के लिए दोषी ठहराया जा सके।

यह सोच भी इतना ही निराधार और गलत है कि कुछ खाने-पीने की चीजें मुँहासों को बढ़ावा देती हैं। तली हुई चीजें, चाट-पकौड़ी, चिकनाईयुक्त खाद्य पदार्थ और चाकलेट समय-समय पर संदेह की दृष्टि से देखे गए हैं, लेकिन आज की तारीख में चाकलेट के अलावा अन्य सभी चीजों को चर्म-विशेषज्ञों ने इस आरोप से बरी कर दिया है। चाकलेट की बाबत भी उनकी राय है कि जिन व्यक्तियों के मुँहासे इसे लेने से बिगड़ जाते हैं, उन्हें ही इससे परहेज बरतना चाहिए।

गौरतलब है कि जलवायु, वेशभूषा और व्यवसाय का भी मुँहासों पर बुरा असर पड़ सकता है। जिन प्रदेशों में हवा में नमी की मात्रा अधिक होती है, वहाँ के निवासियों को मुँहासे अधिक तकलीफ देते हैं, लेकिन अगर वे लोग शुष्क जलवायुवाले भौगोलिक क्षेत्रों में चले जाएँ तो मुँहासों की उग्रता घट जाती है। फर् और ऊनी वस्त्र पहनने से भी मुँहासों की उग्रता बढ़ सकती है। अगर यह अनुभव हो, तो इस संभावना के प्रति चेत जाना चाहिए और सर्दी से बचने के लिए अन्य प्रकार के गर्म कपड़े बनवा लेने चाहिए। जिन व्यवसायों में कोलतार, तेल उत्पादों और क्लोरीनयुक्त यौगिकों का व्यवहार होता है, उनमें काम करने से मुँहासों की गंभीरता बढ़ सकती है। इसी प्रकार कुछ दवाओं से भी मुँहासे अधिक विकट हो जाते हैं। जिन औषधियों में आयोडाइड या ब्रोमाइड तत्त्व होते हैं, उनसे बचकर रहना मुँहासों के मरीज के लिए जरूरी है।

युवतियों में मासिक-चक्र का भी मुँहासों पर प्रभाव दिखाई पड़ता है। मासिक स्राव से 7-10 दिन पहले मुँहासे अधिक उग्र हो जाते हैं, लेकिन मासिक-स्राव शुरू होते ही उनकी गंभीरता आप-से-आप कम हो जाती है। यह एक स्वाभाविक चक्र है, जो शरीर के भीतर चल रहे हार्मोनल परिवर्तनों का ही एक अंग है।

मुँहासों की पहचान आसान है। उनकी शुरुआत छोटे-छोटे गुलाबी-लाल रंग के दानों से होती है, जिससे चेहरे की रौनक छिन जाती है। त्वचा मटमैली-सी दिखने लगती है और उसकी सतह पर बहुत

अधिक तेल नजर आता है। मुँहासों के साथ-साथ काले या भूरे रंग की कीलें भी दिखाई देती हैं, जो आलपिन के सिर जितनी छोटी होती हैं। ये कीलें (ब्लैकहैड्स) बंद हुए रोमछिद्रों पर बनती हैं और उनका काला या भूरा रंग केरोटिन की डाट के कारण होता है, जो हवा के असर से इस रंग की हो जाती है। कहीं-कहीं सफेद रंग की कीलें भी बन सकती हैं। यह तब होता है जब उन पर केरोटिन की डाट नहीं लगी होती। कीलों को अँगूठों के बीच दबाने पर उनमें से कीड़े की तरह पतला, एक सेंटीमीटर तक लंबा चिकनाईयुक्त पदार्थ सिबम बाहर निकलता है। कीलों के दबने पर अक्सर त्वचा पर हल्के गड्ढे पड़ जाते हैं। ये निशान आगे भी चेहरे की सुंदरता के आड़े आते हैं।

अधिकांश मामलों में बीच-बीच में मुँहासों में इंफेक्शन हो जाता है, जिससे उनमें मवाद पैदा हो जाता है और वे फुंसियों का रूप धारण कर लेते हैं। यह समस्या उन लोगों में अधिक पाई जाती है, जिन्हें मुँहासों से छेड़-छाड़ करने की आदत-सी हो जाती है।

मुँहासे होने पर उन्हें नजरअंदाज करना ठीक नहीं। कुछ छोटे-छोटे उपाय करने से उनकी उग्रता कम की जा सकती है। ये उपाय इस प्रकार हैं :

➤ चेहरे को गुनगुने पानी और साबुन से दिन में 3-4 बार धोएँ। इससे त्वचा पर इकट्ठा हुआ तेल साफ हो जाएगा और रोमछिद्र खुल सकेंगे। चेहरा पोंछने के लिए हमेशा नर्म तौलिया इस्तेमाल करें।

➤ अगर दिन में पानी और साबुन से चेहरे की सफाई कर पाना मुश्किल हो तो एस्ट्रीनजेंट लोशन से भी यही कार्य बड़ी आसानी के साथ किया जा सकता है। कालेज जानेवाली और कामकाजी युवतियों के लिए यह अधिक व्यावहारिक है।

➤ रोम-छिद्रों को खुला रखने के लिए चेहरे की समय-समय पर स्टीमिंग (भाप से सफाई) करना बहुत उपयोगी है। इसे घर पर भी किया जा सकता है।

➤ जब रसोइघर में काम कर रही हों, तो उसकी खिड़कियाँ खुली रखें और एग्जॉस्ट फैन चलाएँ ताकि रसोईघर से चिकनाईयुक्त

वाष्प बाहर जाता रहे।

➤ तैलीय किस्म के सौंदर्य-प्रसाधनों, फाउंडेशन क्रीम, मॉइस्चराइजिंग क्रीम व लोशन तथा तेल से परहेज बरतें। उनके प्रयोग से रोमछिद्र बंद होने का अंदेशा रहता है, जिससे मुँहासों को बढ़ावा मिलता है। लेकिन मन हो तो केलेमिन लोशन, पाउडर, लाली (बल्शर), आईशैडो, आइलाइनर, मस्कारा और लिपिस्टिक बेधड़क लगाई जा सकती है।

➤ मुँहासों और कीलों से छेड़छाड़ न करें। खुजलाने या नाखूनों से उन्हें दबाने से उनमें छूत फैल सकती है जिससे वे और अधिक भद्दे दिखाई देने लगते हैं और स्थायी दाग छोड़ जाते हैं।

मुँहासों से राहत पाने के लिए उन पर शुरू से ध्यान देना जरूरी है। अब तक उनका कोई स्थायी इलाज नहीं खोजा जा सका है, पर उपयुक्त दवाओं से उनकी उग्रता कम अवश्य की जा सकती है और उन्हें नियंत्रण में रखा जा सकता है। यह इलाज लंबे समय तक जारी रखना पड़ता है, इसलिए बेसब्री दिखाना किसी काम का नहीं होता। यह इलाज फेमिली डॉक्टर या त्वचारोग-विशेषज्ञ की राय से करना मुनासिब है।

ऐसे बहुत से मरहम उपलब्ध हैं जो मुँहासों को दूर करने में सहायक हैं। इनमें प्रमुख हैं : सल्फर व बेनजोयल परऑक्साइड मिश्रण जैसे पर्सोल फोर्ट; रेटिनोइक एसिड (विटामिन ए) युक्त क्रीम जैसे रेटिनो-ए व यूडाइना, इरिथ्रोमाइसीन-युक्त क्रीम जैसे एक्नीडर्म, एक्नीसोल व एरीटोप; और चर्मरोग विशेषज्ञों की सलाह से केमिस्ट्स द्वारा बनाए जानेवाले सम्मिश्रण जिनमें सेलीसेलिक एसिड, सल्फर, रिसोरसिन और केलेमिन लोशन उपयुक्त अनुपात में मिलाए जाते हैं। इन मरहमों या लोशनों का प्रयोग डॉक्टरी हिदायतों के अनुरूप करना अत्यावश्यक है। अगर दवा से कोई तकलीफ हो या त्वचा पर लाली आ जाए तो उसे लगाना बंद करके डॉक्टर की सलाह लें।

मरहम के साथ-साथ डॉक्टर इलाज के लिए टेट्रासाइक्लीन कैप्सूल लेने की भी सलाह देते हैं। ये कैप्सूल कई नामों से बाजार में उपलब्ध हैं, पर इनकी सही मात्रा डॉक्टर ही बता सकता है। ये कैप्सूल सिबम

में मौजूद वसा अम्ल (फैटी एसिड) की मात्रा में कमी लाते हैं, जिससे मुँहासों से आराम मिलता है। इन्हें प्रायः कई महीनों तक लगकर नियमित रूप से लेना होता है। पहले चार से छह हफ्तों में खास फर्क नहीं दिखाई देता, पर इससे निराश नहीं होना चाहिए।

टेट्रासाइक्लीन कैप्सूल लेते समय यह ध्यान हमेशा रखना चाहिए कि कैप्सूल लेने से दो घंटे पहले और दो घंटे बाद तक दूध और दूध से बनी खाद्य वस्तुएँ ग्रहण न करें। इससे टेट्रासाइक्लीन कैप्सूल शरीर में जज्ब नहीं हो पाता और बेकार चला जाता है।

कीलों से मुक्ति पाने के लिए उन्हें ब्लैकहैड रिमूवर से निकलवाया जा सकता है, जिसके लिए त्वचारोग-विशेषज्ञ या ब्यूटीशियन की मदद ली जा सकती है। कोई चाहे तो यह काम स्वयं घर पर भी आसानी से कर सकता है। लेकिन इसके कुछ मूल नियम जानना बहुत जरूरी है। कीलों में मवाद हो तो उन्हें निकालने का प्रयास करना वाजिब नहीं। ऐसे में छूत पर काबू पाने के लिए एरिथ्रोमाइसीन सरीखी एंटिबायटिक दवा लेना जरूरी हो जाता है। छूत पूरी तरह दूर होने के बाद ही कीलों को निकालना मुनासिब है। लेकिन फिर भी एक बार में आधी दर्जन से अधिक कीलें नहीं निकाली जानी चाहिए और एक सप्ताह में एक या दो बार ही यह क्रिया की जानी चाहिए। जल्दी-जल्दी और बार-बार कीलें निकालने से त्वचा को नुकसान पहुँच सकता है।

कई कॉस्मेटिक सर्जन मुँहासों के दाग दूर करने के लिए त्वचा पर रासायनिक घोल का लेप लगाकर कैमिकल पीलिंग करने की सलाह भी देते हैं। इससे त्वचा की ऊपरी परत केंचुली की तरह निकल जाती है, लेकिन कई बार इसे करवाने से पूरा चेहरा बदरंग हो जाता है। इसलिए इसे तभी करवाना चाहिए, जब दाग बहुत गहरे और भद्दे हों। साँवले रंग के लोगों में परेशानियाँ पैदा होने का अंदेशा अधिक होता है। अतः उन्हें कैमिकल पीलिंग बहुत सोच-समझकर करानी चाहिए। बेहतर तो यह है कि निशानों को कुशल मेकअप से छिपा लिया जाए।

स्वस्थ सुंदर बाल

काले, घने, रेशमी, स्वस्थ और सुंदर बाल नारी का आकर्षण हैं। कवियों, रसिकों और साहित्य-सर्जकों ने उनके रिझाते स्वरूप को कहीं घटाओं, कहीं निशा और कहीं भौंरे की सुंदर उपमाएँ दी हैं। विश्व का उत्कृष्ट साहित्य आदिकाल से ही उनके प्रति मानव-हृदय की विमुग्धता प्रकट करता आया है। बचपन में राजकुमारी रेफेनजल की विश्व-प्रसिद्ध परीकथा और कालेज के दिनों में कालिदास की *शाकुन्तलम* पढ़कर नारी-सौंदर्य की परिकल्पना उनके बिना अधूरी मालूम होती है।

सुंदर बालों की अभिलाषा प्रत्येक नारी के मन में होती है, जिसे पाने के लिए वह तरह-तरह के केशनिखार तेल, शैम्पू, वनस्पतियाँ और सौंदर्य-प्रसाधन प्रयोग करती है। बचपन से ही उसे माँ, बुआ, दादी-नानी से तरह-तरह की ताकीदें मिलती हैं कि बालों को सुंदर, घना, मुलायम और लंबा बनाने के लिए किन-किन बातों पर ध्यान देना जरूरी है। पर प्रायः ताउम्र यह जानकारी उसे कोई नहीं देता कि शरीर के अन्य अंगों के समान बालों में किस समय कौन-से परिवर्तन आना स्वभावगत है ताकि उसका मन उन्हें समझ सके और परेशान न हो।

मनुष्य के सिर पर तकरीबन 1,00,000 बाल पाए जाते हैं। प्रत्येक की जड़ त्वचा में दबी होती है। यह जड़ शक्ल में कंद-मूल की जड़ के समान बल्बनुमा ही दिखाई देती है और बाल का तना उसी से उगता है।

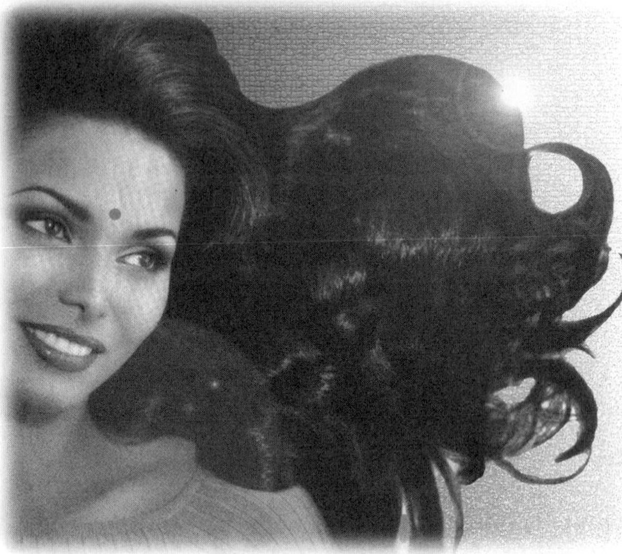

सिर के बाल हर रोज 0.35 मिलीमीटर की दर से बढ़ते हैं। एक महीने में उनकी लंबाई आधा इंच बढ़ जाती है। पर यह क्रम सदा नहीं बना रहता। वृद्धि का यह दौर औसतन दो से छह वर्ष तक चलता है। फिर बाल आराम फरमाने लगते हैं। विश्राम का दौर चंद महीने का होता है, लेकिन इस बीच बालों की ताकत घट जाती है और वे आसानी से गिर जाते हैं। किंतु प्रकृति ने पूरी सावधानी बरती है कि सिर एक साथ गंजा न हो जाए। अतः सामान्यतया किसी एक समय पर सिर के 10 प्रतिशत बाल ही विश्राम की अवस्था में पहुँचते हैं और उनमें से भी कई गिरने से बच जाते हैं। जितने गिरते हैं, उतने नए उग आते हैं, जिससे सिर गंजा नहीं होता।

किसी स्त्री के बालों की लंबाई कहाँ तक पहुँचेगी, यह उसकी आनुवंशिकी पर निर्भर करता है। कई लोगों को यह जेनेटिक गुण प्राप्त होता है कि उनके बाल दो से छह वर्ष की बजाय लगातार 25 वर्ष तक बिना रोक-टोक बढ़ते रहते हैं और इसीलिए घुटनों से नीचे तक पहुँच जाते हैं। इसके ठीक विपरीत कुछ लोगों में बालों के बढ़ने का दौर बहुत छोटा होता है, जिससे उन्हें यह लगता है कि उनके बाल सदा झड़ते ही रहते हैं। इस स्वभावगत गुण से मुक्त हो पाना न तो किसी

के हाथ में है, न किसी केश-तेल, औषध या वनस्पति से संभव है। किसी परिवार में यदि पीढ़ी-दर-पीढ़ी लंबे बाल होते आए हैं, तो इसका श्रेय उनके जींस को जाता है ना कि किसी खास केशनिखार तेल को, जो संयोग से उस परिवार में इस्तेमाल होता रहा है।

बाल धोने और कंघी करने पर पाँच, दस या पंद्रह बालों का गिरना मन को प्रायः शंकित कर देता है कि शायद बालों की तंदुरुस्ती अच्छी नहीं। यह चिंता बिल्कुल अनावश्यक है। सामान्य व्यक्तियों में एक दिन के हिसाब से 20 से 100 बाल भी झड़ सकते हैं।

शारीरिक और मानसिक स्वास्थ्य का भी बालों की सेहत पर सीधा असर पड़ता है। प्रसूति, ऑपरेशन, बीमारी और मानसिक कष्ट की स्थिति से गुजरने के दो-तीन महीने बाद अचानक बहुत-सारे बाल एक साथ गिर सकते हैं। यह दौर प्रायः तीन से छह महीने बाद खुद समाप्त हो जाता है और बालों का बढ़ना और झड़ना फिर से पुरानी लय पर लौट आता है।

कुछ दवाएँ खासकर ऐंटिकुएगुलेंट (रक्तजमाव-रोधी) तथा ऐंटिकैंसर (कैंसर-रोधी) औषधियाँ भी इस दोष से युक्त हैं कि उनके प्रयोग से मरीज के सिर के बाल अचानक तेजी से झड़ने लगते हैं।

बढ़ी हुई सिफलिस और हार्मोनल प्रणाली के कुछ गंभीर विकारों में भी बाल झड़ने की परेशानी अचानक पैदा हो सकती है। मस्तिष्क कैंसर के रोगियों में स्थानीय विकिरण चिकित्सा दिए जाने पर भी बालों का उड़ जाना सामान्य है।

बालों के रंग के संबंध में भी हमारे समाज में अनेक अंधविश्वास व्याप्त हैं। सच्चाई यह है कि बालों का रंग भी हमारी आनुवंशिकी पर निर्भर होता है। इस सोच में कोई वैज्ञानिक सत्य नहीं है कि असामान्य तनाव और चिंता बालों को असमय सफेद बना देती है। विज्ञापनकर्त्ताओं के बड़े-बड़े दावों के बावजूद अब तक कोई ऐसी विश्वसनीय दवा नहीं बनी है, जिससे सफेद बाल काले हो सकें। हाँ, कोई चाहे तो मेहँदी या बाल रँगनेवाले पदार्थों (हेयर डाई) के इस्तेमाल से कुछ समय के लिए बालों की सफेदी जरूर छिपा सकता है।

प्रायः यह समझा जाता है कि बालों पर पोषक तत्त्वयुक्त शैंपू, प्राकृतिक पदार्थ जैसे बेसन और अंडे, नीबू, हल्दी, हरे फल, वनस्पतियाँ

इत्यादि लगाने से बालों को मजबूती मिलती है। लेकिन सच्चाई तो यह है कि बाल की आवरण- परत एक ऐसे पदार्थ से बनी है जो किसी भी पोषक तत्त्व को बाल के भीतर नहीं पहुँचने देता। अतः बालों को धोने के लिए किसी प्रोटीनवाले या विटामिन तथा पोषक तत्त्वों से भरपूर

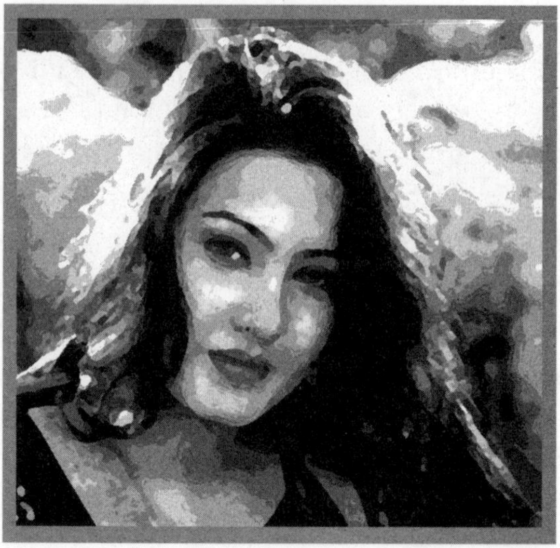

महँगे शैंपू का प्रयोग निरर्थक है। बहुत संभव है कि सौंदर्य-विशेषज्ञ इस मत से सहमत न हों, लेकिन उनके लिए यह विचारणीय होगा कि बाल दरअसल केरेटिन नामक अगम्य पदार्थ के बने होते हैं और उनका उगना पूरे तौर पर उस जड़ पर निर्भर करता है जो त्वचा में दबी होती है।

बालों में लगाया जानेवाला तेल भी बाल के भीतर नहीं पहुँच सकता। बालों की अपनी चमक पूरी तरह प्राकृतिक होती है और उस तेल-ग्रंथि की देन होती है जो बाल की जड़ के साथ त्वचा में बसी होती है।

फिर भी मालिश करना बालों की तंदुरुस्ती के लिए उपयोगी साबित हो सकता है। इससे सिर की त्वचा की रक्तवाहिकाओं में खून का दौरा बढ़ जाता है, जिससे बालों की जड़ें मजबूत बनती हैं और अधिक पोषण पा लेती हैं।

बालों की सफाई का ध्यान रखना बहुत जरूरी है। वायुमंडल में फैले प्रदूषक कण, गंदगी, और धूल बालों पर अपना पूरा जोर दिखाते हैं। इनसे छुटकारा पाने के लिए बालों को समय-समय पर धोना बहुत जरूरी है।

बालों को धोने के लिए कोई भी अच्छा साबुन, शैंपू, शिकाकाई, रीठा या सिरका काम में लाया जा सकता है। इनमें कुछ कार्बनिक अम्ल होते हैं जो गंदगी को दूर करते हैं और पानी के साथ घुलकर बाहर निकल जाते हैं। बालों में मुल्तानी मिट्टी या दही में बेसन घोलकर लगाना भी सार्थक है।

शैंपू या साबुन लगाने के बाद बालों को तब तक धोना चाहिए जब तक बालों में से शैंपू या साबुन पूरी तरह निकल न जाए। धोने के बाद जितनी जल्दी हो सके, बालों को सुखा लेना चाहिए। जाड़ों में तौलिए से झटककर और धूप में खड़े होकर और गर्मियों में तौलिए से ही बाल सुखाए जा सकते हैं। यदि बाल सुखाने के लिए ड्रायर काम में लाएँ तो यह सावधानी बरतें कि ड्रायर सिर के बहुत पास न रहे ताकि बालों को बहुत अधिक गर्मी न सहन करनी पड़े। यह सावधानी न बरतने से बाल अपनी चमक खो सकते हैं।

बालों को स्वस्थ और सुंदर बनाए रखने के लिए दिन में कम से कम दो बार कंघी जरूर करें। इससे बालों में फँसी गंदगी निकल जाती है और बाल रूसी (डैंड्रफ) से बचे रहते हैं। यह सोच बिल्कुल गलत है कि अधिक बार काढ़ने से बाल अधिक झड़ते हैं। सच यह है कि कंघी करने से वही बाल गिरते हैं, जिन्हें गिरना ही होता है।

पौष्टिक और संतुलित आहार, सिर की मालिश, सफाई और कंघी करना ही सुंदर, घने, चमकीले और स्वस्थ बालों का आधार है। इसी नैसर्गिक सौंदर्य से अभिभूत हो कविवर सुमित्रानंदन पंत ने अपनी सुप्रसिद्ध कृति *पल्लव* में कहा था–

घने लहरे रेशम-से बाल–

धरा है सिर में मैंने देवि !
तुम्हारा यह स्वर्गिक शृंगार,
स्वर्ग का सुरभित भार।

रूप-सौंदर्य खिल आता है स्वस्थ मुद्राओं से

सुंदर, स्वस्थ और मनभावन रूप के लिए सही शारीरिक मुद्राएँ निहायत जरूरी हैं। कोई स्त्री उठते-बैठते, चलते-फिरते, खड़े होते अपने शरीर को किस तरह सँभालती है, इसका उसकी छवि और उसके व्यक्तित्व पर गहरा असर पड़ता है। सही-संतुलित मुद्राओं से सौंदर्य में चार चाँद लगते हैं, व्यक्तित्व में निखार आता है और हड्डियाँ तथा मांसपेशियाँ तनावरहित रहकर रुग्ण होने से बचती हैं।

लेकिन शारीरिक मुद्राओं के मामले में हर स्त्री आमतौर पर सजग नहीं रहती है। मसलन, जमीन से कोई चीज उठानी हो तो पीठ झुकाती है और चीज को उठा लेती है। सब्जी काटते हुए, कपड़े धोते हुए, घर की सफाई करते हुए उसकी पीठ कुछ आगे की तरफ झुकी हुई रहती है। कुर्सी पर बैठती है तो पूरे आराम से कुर्सी की पीठ का सहारा लेकर। बिस्तर पर लेटकर पढ़ने में उसे मजा आता है। लेकिन ये मुद्राएँ न संतुलित हैं और न ही इन्हें सही कहा जा सकता है।

सही मुद्राओं की पहचान के लिए किसी आदमकद शीशे के सामने खड़े होकर देखना चाहिए कि ठोड़ी फर्श के समानांतर है ? कंधे आराम की मुद्रा में हैं ? गर्दन हंसिनी के समान खिली हुई है ? पेट भीतर की तरफ और सीना सीधा व तना हुआ है ? खड़े होने की अवस्था में

किसी भी स्त्री का अंदाज यही होना चाहिए। शरीर बिल्कुल सीधा हो, इसके लिए यह बहुत जरूरी है कि कान का पिछला किनारा, कंधे का जोड़, कूल्हे का जोड़, घुटने के बीच का हिस्सा और टखना—सब एक सीधी लाइन में हों।

यह परखने के लिए कि पीठ सीधी है या नहीं, दीवार से सटकर खड़ी हो जाएँ और देखें कि पीठ व दीवार के बीच में क्या कहीं हथेली के लिए जगह बचती है। पीठ सीधी होने पर कहीं भी हथेली की गुंजाइश नहीं होगी। लंबे समय तक एक स्थान पर एक मुद्रा में खड़े होना मुश्किल होता है। ऐसे में प्रायः कुछ देर बाद व्यक्ति अनजाने में झुक जाता है। इसलिए ज्यादा देर तक एक अवस्था में खड़े रहने से बचना चाहिए। पर कहीं ज्यादा देर तक खड़े होकर काम करना ही हो तो कोशिश यह करनी चाहिए कि एक पैर किसी फुटरैस्ट पर रख लिया जाए। इसके लिए कम से कम रसोईघर में एक ऊँचा पट्टा बनवाकर रखना और उसका बराबर इस्तेमाल करना श्रेयस्कर है। कूल्हे और घुटने पर टाँग मुड़ी होने से पीठ की मांसपेशियों पर जोर नहीं पड़ता।

चलते वक्त भी इस बात का ध्यान रखना जरूरी है कि झटके देकर कदम न भरे जाएँ और ठोड़ी आगे की तरफ निकली न रहे। कुछ लोग आदतन पैर घिसटाकर चलते हैं। इससे भी शारीरिक छवि बिगड़ती है और व्यक्ति थका हुआ तथा बोझिल दिखता है। प्रवाह में चलना चाहिए, कदम उठाकर। सही मुद्रा में चलने की आदत बनाने के लिए सिर पर किताब रखकर सीधे चलने का अभ्यास किया जा सकता है। ऐसा करते समय यह ध्यान रखना जरूरी है कि सिर उठा हुआ हो, कंधे नीचे और पीठ की तरफ हों, वक्ष उठे हुए रहें और पेट भीतर की तरफ हो। कुछ दिन इस तरह अभ्यास करने पर छवि में अकस्मात एक आकर्षक नयापन आ जाता है।

बैठते वक्त भी सही मुद्रा अपनाना जरूरी है। उदाहरण के लिए कुर्सी पर बैठा जाए तो पूरी तरह कुर्सी के सहारे नहीं बल्कि अपनी मांसपेशियों के सहारे बैठा जाए। यदि पीठ के निचले हिस्से और कुर्सी की पीठ के बीच जगह बचती है तो इसका अर्थ यह हुआ कि बैठने की मुद्रा में सुधार की जरूरत है। सही मुद्रा यह है कि व्यक्ति अपनी

पीठ को कुर्सी की पीठ से बिल्कुल सटाकर रखें और साथ ही पीठ सीधी रहे। इससे पेट भीतर की तरफ रहेगा और रीढ़ का स्वास्थ्य भी ठीक रहेगा।

कुर्सी से उठते समय पिंडलियों और जाँघ की मांसपेशियों को उपयोग में लाना चाहिए। कूल्हों का इस्तेमाल करना ठीक नहीं है।

अब बिस्तर पर आराम करने की बात। लेटने के लिए पलँग बीच में से झुका हुआ नहीं बल्कि कसा हुआ होना चाहिए। यह ध्यान रखना भी जरूरी है कि बिस्तर ज्यादा मुलायम न हो और उस पर जो गद्दा हो, वह बिल्कुल सीधा हो।

लेटने की सबसे उचित मुद्रा एक तरफ करवट लेकर लेटना है– कूल्हों और घुटनों को हल्का-सा मोड़कर। आम धारणा के विपरीत, सीधे लेटने की तुलना में यह मुद्रा अधिक सही है। पेट के बल लेटना या सोना पीठ और गर्दन दोनों के लिए हानिकारक है।

आम दिनचर्या में कुछ सावधानियाँ जरूरी हैं; यथा–

➤ दाल-चावल बीनते समय, सब्जी काटते समय, कपड़े धोते हुए, फर्श पर पोंछा लगाते समय कमर को आगे की तरफ झुकाना उचित नहीं है।

➤ जमीन पर पड़ी कोई चीज उठानी हो, तो घुटने मोड़कर ही नीचे से चीज उठाई जाए। इसी तरह अलमारी के नीचे की ड्राअर से कोई चीज निकालनी हो तो घुटनों के बल बैठकर चीज निकाली जाए, कमर मोड़कर नहीं। बच्चे को पालने से या बिस्तर से उठाते वक्त भी इस बात का ध्यान रखना चाहिए।

➤ ऊँची रखी कोई चीज उतारनी हो तो स्टूल का इस्तेमाल करना चाहिए, उचककर उसे उतारने की कोशिश करना ठीक नहीं है।

➤ मेज-कुर्सी पर पढ़ते-लिखते वक्त आगे की तरफ झुकना नहीं चाहिए। बिस्तर पर लेटकर पढ़ने की आदत का मोह त्यागना भी बहुत जरूरी है। यदि पलँग पर पढ़ना ही हो, तो सीधे बैठकर पढ़ना चाहिए।

➤ लेटते-सोते समय दो-तीन तकिए लगाने की आदत रीढ़ के लिए हानिकारक है। एक-डेढ़ इंच मोटाई का एक तकिया ही काफी है।

➤ टेलीविजन देखते समय जहाँ एक उचित दूरी रखना आवश्यक है, वहीं बैठने की एक उचित मुद्रा भी जरूरी है। अक्सर लोग टेलीविजन के सामने कोहनियों को मेज पर टिकाकर और कमर झुकाकर टेली-जिवन प्रोग्राम का मजा लेते हैं। इससे कमर में अनावश्यक खिंचाव आता है जो हानिकारक है। कुर्सी पर आराम से सीधे बैठकर सही दूरी से टेलीविजन देखना चाहिए।

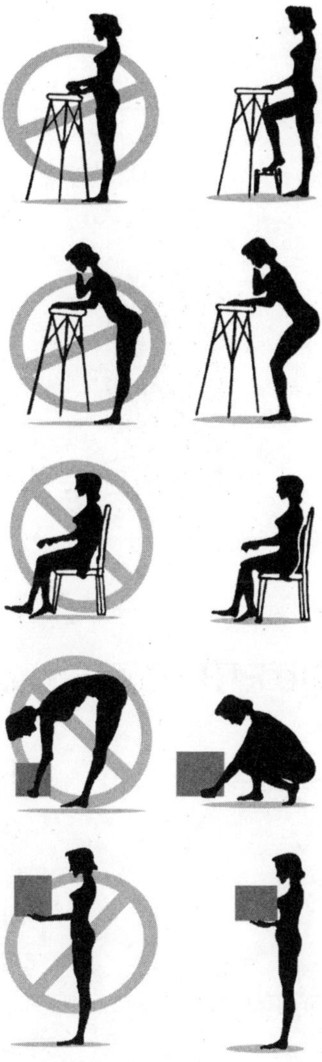

➤ अक्सर लोग टेलीफोन पर बात करते समय कुर्सी पर बैठे-बैठे रिसीवर को गर्दन और कंधे के बीच दबाकर बात करते रहते हैं। यह मुद्रा कामकाजी महिलाओं में बहुत आम है। लेकिन इससे गर्दन की मांसपेशियों में अनावश्यक तनाव बनता है और दर्द पैदा हो सकता है। अतः गर्दन सीधी रखते हुए, शरीर को सही स्थिति में लाकर ही टेलीफोन पर बात करना मुनासिब है।

➤ खाना खाते वक्त लोग प्रायः कमर आगे की तरफ झुका लेते हैं, जो उंचित नहीं है। कमर सीधी रखकर कुर्सी पर बैठा जाए और इसी मुद्रा में खाना खाएँ।

शुरू में इस तरह की एहतियात बरतना किसी के लिए भी बोझिल हो सकता है, पर कुछ ही दिनों में शरीर इनका आदी हो जाएगा और वह खुद ही इन्हें अपनाने लगेगा।

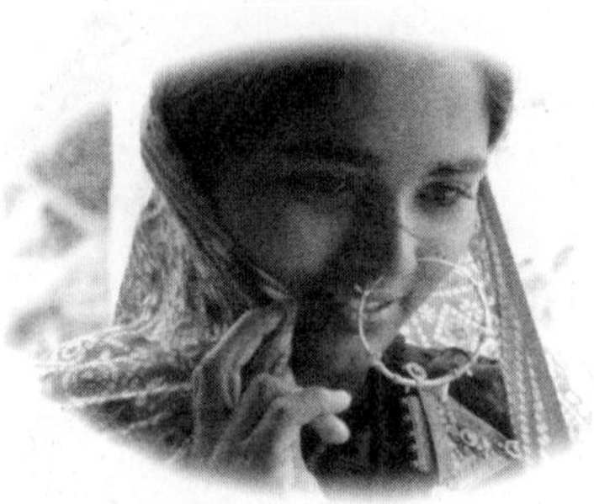

परिशिष्ट

शब्द-परिचय (Glossary)

अल्ट्रासाउंड : (Ultrasound); आदमी को सुनाई न देनेवाली अति सूक्ष्म ध्वनि-तरंगें, जिनका प्रयोग चिकित्सा-जगत में भीतरी अंगों का सजीव चित्रण करने के लिए किया जाता है। यह जाँच बिल्कुल कष्टरहित होती है।

अवसाद : डिप्रेशन (Depression); मन की वह असामान्य अवस्था जिसमें मन कारण-अकारण गहरी उदासी से घिरा रहता है।

अंतरित मैथुन : प्राकृतिक गर्भनिरोधक में विश्वास रखनेवाले दंपतियों द्वारा अपनाई जानेवाली विधि, जिसमें स्खलन से पहले पुरुष का शिश्न बाहर आ जाता है ताकि वीर्य योनि में न छूटे।

आई.यू.डी. : पूरा नाम–इंट्रा युटराइन कोंट्रासेप्टिव डिवाइस (Intra-Uterine Contraceptive Device); गर्भ-निरोध के लिए गर्भाशय में लगाई जानेवाली कोई युक्ति। कॉपर-टी इसका एक उदाहरण है।

ओस्टीओपोरोसिस : (Osteoporosis); हड्डियों का भुरभुरा होकर कमजोर हो जाना। वृद्धावस्था की आम समस्या।

आतशक : अंग्रेजी में सिफलिस; आम लेकिन खतरनाक रतिजरोग जो ट्रेपोनिमा पैलिडम नामक सूक्ष्म बैक्टीरिया से होता है। यूरोप में यह रोग कोलंबस के साथियों ने 'अमेरिका की खोज' करने के बाद फैलाया।

इन-विट्रो फर्टिलाइजेशन (आई.वी.एफ.) : (In vitro fertilization); प्रयोगशालाओं में अनुकूल परिस्थितियाँ पैदा कर डिंब व शुक्राणु का मिलाप कराने की क्रिया; जिससे संतानहीन दंपतियों को संतान-सुख दिया जा सकता है।

ईस्ट्रोजेन : (Oestrogen); स्त्री में पाया जाने वाला प्राकृतिक सेक्स हार्मोन जिसका निर्माण डिंब-ग्रंथि और एड्रिनल-ग्रंथि में होता है। यह हार्मोन नारी के जननांगों को सबल बनाता है, मासिक-धर्म के बाद गर्भाशय की आंतरिक परत को बढ़ने के लिए प्रेरित करता है, तथा नारी के स्वभावगत सौंदर्य का प्रेरक है।

एच.एस.जी. : पूरा नाम हिस्टरो-सेलपिंगोग्राफी (Hystero-Salpingography); गर्भाशय-ग्रीवा से दवा डालकर गर्भाशय और डिंबवाही नलियों की विशेष एक्स-रे जाँच।

एड्रिनल ग्रंथि : (Adrenal Gland); पेट में गुर्दों के ठीक ऊपर

स्थित हार्मोन प्रणाली की एक ग्रंथि जो कई किस्म के हार्मोन और महत्त्वपूर्ण जैव रसायन बनाती है।

एड्स : पूरा नाम एक्वायर्ड इम्यूनो डेफिशिएंसी सिंड्रोम। एच.आई.वी. वायरस से पैदा होनेवाला जानलेवा रोग जिसमें शरीर की रोग बचाव प्रणाली नष्ट हो जाती है और शरीर छुतहा रोगों से लड़ने के काबिल नहीं रहता।

एम्नियोटिक फ्लूइड : (Amniotic Fluid); गर्भ को घेरनेवाली थैली में उपस्थित द्रव, जो गर्भ को सुरक्षा प्रदान करता है।

एंडोमिट्रियल बायोप्सी: (Endometrial Biopsy) गर्भाशय के भीतरी सतही ऊतक की जाँच।

एंडोस्कोपी : (Endoscopy); अंदर के खोखले शारीरिक अंगों की भीतरी जाँच, जिसके लिए कई प्रकार के नलीनुमा उपकरण (एंडोस्कोप) विकसित किए गए हैं जिनके अगले किनारे पर सूक्ष्म प्रकाश-व्यवस्था का बंदोबस्त रहता है ताकि अंग के भीतरी दर्शन किए जा सकें।

कंपल्सिव डाइटिंग : (Compulsive Dieting); मित आहार, जिसमें व्यक्ति पर दुबले होने का भूत सवार हो जाता है और यह सुध नहीं रहती कि इतना कम आहार लेना उसके स्वास्थ्य को बिगाड़ देगा।

कामेन्द्रियाँ (बाहरी जननांग) : प्रजनन-प्रणाली के वे अंग-उपांग जो बाहर से प्रत्यक्ष दिखाई देते हैं। बड़े और उनके भीतर स्थित छोटे भगोष्ठ, भगनासा, योनिछिद्र, योनिच्छद और बार्थोलिन ग्रंथियाँ नारी की कामेन्द्रियाँ हैं। यह समूचा क्षेत्र भग (वल्वा) के नाम से जाना जाता है।

कॉटरी : (Cautery); किसी तेज प्रकृति की चीज या गर्म चीज से ऊतक को जलाकर नष्ट करना।

कृत्रिम गर्भाधान : आर्टिफिशियल इनसेमिनेशन (Artificial Insemination); पुरुष का वीर्य कमजोर या अक्षम होने पर स्त्री के भीतर पिचकारी से वीर्य पहुँचाकर गर्भाधान करने का प्रयास। यह दो प्रकार से किया जाता है–(1) आर्टिफिशियल इनसेमिनेशन हस्बेंड (ए.आई.एच.) जिसमें पति का वीर्य काम में लाया जाता है; और (2) आर्टिफिशियल इनसेमिनेशन डोनर (ए. आई.डी.) जिसमें दंपति की इच्छा से पर-पुरुष का वीर्य लेकर गर्भाधान की कोशिश की जाती है।

कीगल (डॉ.) : चिकित्सा-विशेषज्ञ जिसने योनि की मांसपेशियों को कसने के लिए सरल व्यायाम बताए। ये व्यायाम कीगल की पेल्विक फ्लोर एक्सरसाइज के नाम से पूरी दुनिया में प्रचलित हैं।

कोयटस इंटरप्टस : (Coitus Interruptus); देखें अंतरित मैथुन।

कोलपोस्कॉपी : (Colposcopy); विशेष यंत्र द्वारा गर्भाशय-ग्रीवा को कई गुना बड़ा करके देखने की जाँच-विधि।

क्रायोसर्जरी : (Cryo Surgery); देखें शीत-चिकित्सा।

क्रोमोसोम : (Chromosome); देखें गुणसूत्र।

गर्भाशय-ग्रीवा : सरविक्स (Cervix); गर्भाशय का निचला सँकरा हिस्सा जिसका मुँह योनि में खुलता है और ऊपरी तरफ यह गर्भाशय-शरीर में विलय हो जाता है।

गलग्रंथि : थायरॉयड ग्रंथि (Thyroid Gland); गले में स्थित ग्रंथि जिसमें आयोडीनयुक्त थायरॉयड हार्मोन बनता है।

गोनोरिया : (Gonorrhoea); देखें सूजाक।

गिफ्ट (गेमिट इंटर फैलोपियन ट्रांसफर) : प्रजनन तकनीक जिसमें डिंब और शुक्राणुओं को कृत्रिम उपायों से प्राप्त कर स्त्री की डिंबवाही नली में छोड़ दिया जाता है ताकि गर्भधारण हो सके।

गुणसूत्र : क्रोमोसोम (Chromosome); जींस का बृहद् रूप। मनुष्य के शरीर में सामान्य रूप से प्रत्येक कोशिका में 23 गुणसूत्रीय जोड़े उपस्थित होते हैं, जिनमें से एक जोड़ा लिंग निर्धारित करता है। अतएव पुरुष में एक्स-वाई और स्त्री में 'वाई-वाई' यौन-गुणसूत्रीय जोड़ा पाया जाता है।

ग्रोथ हार्मोन : पीयूष ग्रंथि में बननेवाला एक विशेष हार्मोन जो शारीरिक विकास की क्रिया को नियन्त्रित करता है। इसका शरीर रस-क्रिया (मेटाबोलिज्म) पर सीधा प्रभाव पड़ता है।

चरक संहिता : आयुर्वेद के उपलब्ध ग्रंथों में प्राचीनतम कायचिकित्सा-प्रधान ग्रंथ। भाषा संस्कृत। रचनाकाल विवादास्पद; संभवतया वैदिकोत्तर; ईसा से 7वीं सदी पूर्व।

चाणक्य : मगध-सम्राट चंद्रगुप्त मौर्य को मगध-सम्राट बनाकर स्वयं प्रधानमंत्री के रूप में युग-प्रवर्तन करनेवाले सैद्धांतिक और व्यावहारिक राजनीति के आचार्य। इनके नीतिवचन 'चाणक्य सूत्राणि', 'चाणक्य नीति', 'वृद्धचाणक्य', 'लघु चाणक्य', 'चाणक्यसारसंग्रह', 'चाणक्यनीतिशास्त्र' आदि कृतियों में मिलते हैं। प्रसिद्ध कृति 'अर्थशास्त्र' के रचयिता। कौटिल्य के नाम से भी चर्चित। समय : ईसा से चौथी शती पूर्व।

जननांग, भीतरी : प्रजनन-प्रणाली के वे अंग जो श्रोणि के भीतर

स्थित होते हैं और मिल-जुलकर नारी को मातृत्व की गरिमा प्रदान करते हैं। योनि-मार्ग (वेजाइना), गर्भाशय (यूटरस), डिंबवाही नलियाँ (फैलोपियन ट्यूब्स) और डिंबग्रंथियाँ (ओवरीज) इस परिभाषा में आते हैं।

जीन : गुणसूत्र; आनुवंशिकता की आधारभूत इकाई जिससे माता-पिता और पूर्वजों के गुण और अवगुण पीढ़ी-दर-पीढ़ी जीवित रहते हैं।

जेनेटिक : आनुवंशिक; जींस से संबंधित।

जैव रसायन : शरीर में बननेवालें प्राकृतिक रसायन।

थायरॉयड हार्मोन : गलग्रंथि में बननेवाला हार्मोन जो शरीर में ऊर्जा-उत्पत्ति की क्रिया को बढ़ावा देता है।

थायरोटॉक्सिकोसिस : (Thyrotoxicosis); गलग्रंथि का वह विकार जिसमें आवश्यकता से अधिक थायरॉयड हार्मोन बनता रहता है और अनेक प्रकार के कष्ट उत्पन्न हो जाते हैं।

टर्नरी सिंड्रॉम : गुणसूत्रीय (क्रोमोसोमल) विकार जिसमें 'एक्स-एक्स' यौन गुणसूत्र होने की बजाय सिर्फ एक ही 'एक्स' गुणसूत्र होता है, डिंबग्रंथियों की रचना नहीं होती जिससे शरीर में यौन हार्मोन नहीं बन पाते और कन्या नारीत्व के दैहिक गुणों के विकास से वंचित रह जाती है।

ट्यूबोप्लास्टी : (Tuboplasty); रुग्ण और विकृत डिंबवाही नलियों की सुधार सर्जरी, ताकि नलियाँ ठीक से काम करने लगें।

टॉर्च टेस्ट : (Torch Test); टॉक्सोप्लास्मोसिस, रुबेला, सायटोमिगेलो वायरस और हर्पिज वायरस की शरीर में उपस्थिति का पता लगानेवाली जाँच।

टेस्ट ट्यूब बेबी : परखनली शिशु; प्रजनन-तकनीक जिसमें शुक्राणु और डिंब का मिलाप कराकर संसेचित डिंब

को संतानेच्छुक स्त्री की कोख में रोपित किया जाता है ताकि उसे संतान का सुख प्राप्त हो सके।

डिप्रेशन : देखें—अवसाद।

डिंब-उत्सर्जन : ओव्यूलेशन (Ovulation); डिंबग्रंथि में पका हुआ तैयार डिंब छूटने की क्रिया। सामान्य रूप से यह क्रिया मासिक-चक्र के मध्य में घटित होती है। डिंबक्षरण इसका पर्यायवाची शब्द है।

डिंबग्रंथि : ओवरी (Ovary); बादाम के आकार और नाप की दाईं और बाईं डिंबग्रंथियाँ ही वयस्क नारी में हर माह डिंब की तैयारी करती हैं और ईस्ट्रोजेन व प्रोजेस्टेरोन हार्मोन का निर्माण करती हैं। ये ग्रंथियाँ श्रोणि-गुहा में ही स्थित होती हैं।

डिंबवाही नलियाँ : फैलोपियन ट्यूब्स (Fallopian tubes); गर्भाशय के ऊपरी भाग के दोनों कोनों से शुरू होकर श्रोणि में खुलनेवाली नलियाँ जिनका कार्य डिंबग्रंथि से छूटे डिंब को ग्रहण करके गर्भाशय में पहुँचाना है। स्त्री में डिंब और शुक्राणु का मेल सामान्यतः इसी नली में होता है।

डिसपैरूनिया : (Dyspareunia); कष्टदायक सहवास।

डिस्मेनोरिया : (Dysmenorrhoea); कष्टदायक मासिक-धर्म, जिसकी तीन किस्में हैं—1. स्पेज्मोडिक, 2. कंजेस्टिव, 3. मेम्बरेनस (देखें—अध्याय 6)

डी. एंड सी. : पूरा नाम—डायलटेशन एंड क्यूरेटाज; गर्भाशय का मुँह चौड़ा कर भीतर की सतही परत खुरचकर सफाई करनेवाला छोटा-सा ऑपरेशन।

पीयूष ग्रंथि : पीट्यूटरी ग्लैंड (Pituitary gland); शरीर की सबसे जटिल अंतःस्रावी ग्रंथि जो शरीर की

अन्य सभी अंतःस्रावी ग्रंथियों पर नियंत्रण करती है। यह कपाल में स्थित होती है।

पेसरी : मुलायम प्लास्टिक से बना खास रिंग जो प्रोलैप्स के मामलों में योनि की भीतरी दीवारें सँभालने के लिए लगाया जाता है।

पैप-स्मीयर : (Pap Smear); योनि के भीतर या गर्भाशय-ग्रीवा से लिये गए नमूने की कोशिकीय जाँच, जिससे गर्भाशय-ग्रीवा के कैंसर की सुप्त अवस्था में पहचान की जा सकती है।

पोलिप : (Polyp); श्लेष्मीय सतह से बनी गाँठ।

पोस्ट-कोएटल टेस्ट : (Post-coital test); स्त्री के मासिक-चक्र के 12वें से 14वें दिन के बीच समागम के 4-12 घंटे बाद की गई विशेष जाँच, जिसमें गर्भाशय-ग्रीवा क्षेत्र से श्लेष्मा का नमूना लेकर यह जाँचा जाता है कि उसमें कितने शुक्राणु जीवित हैं।

प्रजनन अंग : जनन क्रिया से संबंधित अंग। शरीर-विज्ञानियों ने इन्हें दो उपखंडों में विभक्त किया है : बाहरी जननांग और भीतरी जननांग।

प्रजनन-क्षम : नारी-जीवन की वह अवस्था, जिस बीच वह गर्भधारण करने के योग्य होती है।

पॉलीमेनोरिया : (Polymenorrhoea); मासिक-चक्र की असामान्यता, जिसमें मासिक-चक्र 28 दिन से घटकर 21 दिन से भी कम का रह जाता है।

प्री-मेन्स्ट्रुअल सिंड्रॉम : मासिक-चक्र का एक विकार जिसमें तन और मन का व्यवहार मासिक-धर्म से 7-10 दिन पहले अचानक अटपटा हो जाता है और मासिक-धर्म शुरू होने के साथ ही फिर से सामान्य हो जाता है।

प्रोजेस्टरोन : (Progestrone); डिंबग्रंथि में, डिंब-उत्सर्जन के

बाद बननेवाला वह हार्मोन जिसके प्रभाव से गर्भाशय की आंतरिक सतह संसेचित डिंब की प्रतीक्षा में जुट जाती है। गर्भधारण होने के बाद इस हार्मोन के बनते रहने से मासिक-चक्र रुका रहता है। गर्भावस्था के शुरू के महीनों में यह डिंबग्रंथि और चौथे महीने से आँवल में बनता है। यौन-विकसन की क्रिया पूरी करने में यह हार्मोन ईस्ट्रोजेन का हाथ बँटाता है।

प्रोलेक्टिन (एल.टी.एच.) : लेक्टोजेनिक हार्मोन (Lactogenic Hormone); पीयूष ग्रंथि में बननेवाला हार्मोन जो प्रसूति के बाद माँ में दूध बनने की क्रिया के लिए जरूरी है।

प्रोलैप्स ऑफ द यूटरस : (Prolapse of the uterus); गर्भाशय का अपने नैसर्गिक स्थान से नीचे की तरफ योनि में खिसक आना।

फ्लोरोस्कॉपी : (Fluroscopy); एक्स-रे के माध्यम से शरीर के किसी भीतरी अंग को विशेष मशीन से जुड़े स्क्रीन या टेलीविजन पर जाँचने की विधि।

फाइब्रोएडिनोमा : (Fibro Adenoma); स्तन की गिलटी, जो जरा-सा छूने पर इधर-उधर छुप जाती है और आसानी से पकड़ में नहीं आती।

फाइब्रोएडिनोसिस : (Fibro Adenosis); स्तन का आम विकार जिसमें महीना आने के कुछ दिन पहले स्तनों में दर्द और भारीपन की तकलीफ होती है और महीन गाँठें महसूस होती हैं।

फाइब्रॉयड : गर्भाशय की आम रसौली (Fibroid of the uterus); 35 के बाद की उम्र की हर पाँचवीं स्त्री में यह पाई जाती है। साधारणतया यह

कैंसर में नहीं बदलती।

फिस्चूला : (Fistula); एक असामान्य रास्ता जो किसी आंतरिक अंग में पहुँचकर खत्म होता है।

फोलीकल स्टीमुलेटिंग हार्मोन(एफ.एस.एच.) : (Follicle Stimulating Hormone); पीयूष ग्रंथि द्वारा निर्मित हार्मोन, जो रक्त-प्रवाह से डिंबग्रंथि तक पहुँचकर उसमें उपस्थित अविकसित डिंबों में से किसी एक डिंब को परिपक्व होने के लिए प्रेरित करता है।

फॉलीक्यूलर मॉनीटरिंग: (Follicular Monitoring); डिंबग्रंथियों में हर महीने मासिक-चक्र के दिनों के हिसाब से एक या अधिक अपरिपक्व डिंब परिवर्तन की इस प्रक्रिया से गुजरता है जिससे वह पककर छूटने के लिए तैयार हो जाता है। संतान की चाह पूरी न होने पर इस (फॉलीक्यूलर मॉनीटरिंग) जाँच से पता लगाया जाता है कि क्या यह प्रक्रिया सामान्य रूप से हो रही है।

बार्थोलिन ग्रंथियाँ : (Bartholin's glands); बड़े भगोष्ठों के भीतरी भाग में, नीचे की तरफ, स्थित ग्रंथियाँ जिनमें बना चिकनाईयुक्त लेसदार पदार्थ कामुक क्षणों में योनि को स्निग्धता प्रदान करता है।

बायोप्सी : (Biopsy); ऊतकीय जाँच जिससे भीतर छुपी विकृति की पहचान की जाती है। शरीर के किसी अंग में गाँठ होने पर उसकी प्रकृति जानने के लिए गाँठ का हिस्सा या पूरी गाँठ निकालकर पैथोलॉजिस्ट के पास भेज दी जाती है जो उसका सूक्ष्म अध्ययन कर यह जानकारी देता है कि गाँठ किस रोग के कारण हुई है।

ब्रेस्ट एबसेस : (Breast Abscess); स्तन का फोड़ा। यह समस्या प्रायः शिशु को स्तनपान कराने के

दिनों में पैदा होती है।

भगनासा : क्लाइटोरिस (Clitoris); मूत्र-छिद्र से तकरीबन 1 इंच ऊपर मटर के दाने जितनी उभरी हुई घुंडी जो पुरुष-लिंग का पर्याय है और अत्यंत चेतनशील है।

भगोष्ठ, बड़े : लेबिया मेजोरा (Labia Majora); होंठ के समान दिखनेवाले बाह्य जननेंद्रियों के प्रकट उपांग जो भग के समूचे क्षेत्र को ढाँपे रखते हैं।

भगोष्ठ, लघु : लेबिया (Labia Minora); बड़े भगोष्ठ के भीतर और ठीक नीचे स्थित उपांग जो अत्यंत संवेदनशील होते हैं।

भ्रूण : एम्ब्रियो (Embryo); गर्भधारण होने के बाद प्रथम नौ सप्ताह तक का गर्भ, जिस बीच उसके भीतर अंग-निर्माण होता है।

मनोविकार : मन का विकार।

मार्गी प्रोफेट (डॉ.) : अमेरिकी जीव-विज्ञानी, जिन्होंने सन् 1993 में मासिक-धर्म की क्रिया की पुनर्व्याख्या करते हुए यह सिद्धान्त प्रस्तुत किया कि मासिक-धर्म नारी के स्वास्थ्य की सुरक्षा के लिए रची गई दैहिक क्रिया है।

मासिकरोध : एमेनोरिया (Amenorrhoea); मासिक-धर्म न होना।

मासिकरोध, प्रथमक : (Primary Amenorrhoea); वह विकार जिसमें कन्या 18 की उम्र पार करने के बाद भी ऋतुमती नहीं होती।

मासिकरोध, परवर्ती : (Secondary Amenorrhoea); वह विकार जिसमें रज सामान्य रूप से शुरू होकर बाद में रोगवश बंद हो जाता है।

मूत्राशय : पेशाब की वह थैली जिसमें गुर्दों से आनेवाला

मूत्र इकट्ठा होता है। इसे अंग्रेजी में युरिनरी ब्लैडर (Urinary Bladder) की संज्ञा दी जाती है।

मेनोपॉज : देखें–रजोनिवृत्ति।

मेटोरेजिया : (Metorrhagia); महीने की तारीख के बगैर असमय हुआ रज का स्राव।

मेनोरेजिया : (Menorrhagia); मासिक-धर्म के समय पर हुआ अत्यधिक भारी रजोस्राव। यह एक लक्षण है जिसका सही इलाज, सही कारण ढूँढ़कर ही किया जा सकता है।

मेस्टाइसिस : (Mastitis); स्तन की सूजन।

यू.टी.आई. : पूरा नाम–यूरिनरी ट्रेक्ट इंफेक्शन। मूत्रीय प्रणाली का संक्रमण जिसमें पेशाब में जलन होती है और ठंड लगकर बुखार चढ़ता है।

योनि : वेजाइना (Vagina); भगमुख से गर्भाशय तक फैला गुफा के आकार का नारी जननांग जिसकी कुल लंबाई वयस्कों में 3-4 इंच होती है।

योनिच्छद : हाइमन (Hymen); योनिछिद्र को ढाँपनेवाली झिल्ली जिसका अक्षत होना कुँवारेपन का लक्षण माना जाता है, हालाँकि यह सामान्य गतिविधियों के समय भी फट सकती है।

योनिछिद्र : वेजाइनल ओपनिंग (Vaginal Opening); मूत्र-छिद्र के नीचे, लघु भगोष्ठों के भीतर बीचोंबीच स्थित योनि का द्वार।

रजोनिवृत्ति : मेनोपॉज (Menopause); रज से निवृत्ति। नारी-जीवन की वह अवस्था जब स्त्री मासिक-चक्र तथा रजदर्शन की क्रिया से मुक्त हो जाती है।

रतिजरोग : काम-क्रीड़ा के समय यौन-साथी से लगनेवाला रोग।

रिद्म पद्धति : (Rhythm Method); गर्भनिरोध का प्राकृतिक उपाय जिसमें दंपति उन दिनों शारीरिक मिलन से परहेज बरतते हैं, जिन दिनों सहवास से गर्भ ठहर सकता है। नियमित मासिक-चक्र वाली महिलाएँ ही इस उपाय को अपना सकती हैं।

रेचक : पेट साफ करने के लिए दी जानेवाली तेज दवा।

रेट्रोवर्टिड यूटरस : (Retroverted Uterus); पलटा हुआ गर्भाशय।

लेपरोस्कोप : दूरबीननुमा यंत्र जिसका प्रयोग भीतरी अंगों की जाँच और सर्जरी करने के लिए किया जाता है। यह यंत्र पेट में आधे इंच का एक छोटा-सा छेद बनाकर भीतर पहुँचाया जाता है।

ल्यूकोरिया : (Leucorrhoea); श्वेत प्रदर, योनि से श्वेत या रंगहीन स्राव का विसर्जन।

ल्यूटिनाइजिंग हार्मोन (एल.एच.) : पीयूष ग्रंथि में बननेवाला हार्मोन जिसके प्रभाव में आकर डिंबग्रंथि परिपक्व डिंब का उत्सर्जन करती है।

वयःसंधिकाल : प्यूबर्टि (Puberty); वह उम्र जिस पर प्रजनन अंग सयाने होकर कार्य करना शुरू कर देते हैं।

विकिरण चिकित्सा : रेडियोथैरेपी (Radio Therapy); रेडियोधर्मी तत्त्वों के प्रयोग से विकिरण उत्पन्न कर रोगग्रस्त ऊतकों को नष्ट करने की चिकित्सा-प्रणाली।

वी.डी.आर.एल. टेस्ट : (V.D.R.L. Test); रतिजरोग सिफलिस का पता लगाने के लिए किया जानेवाला रक्त-परीक्षण।

वेरिकोसील : (Varicocele); पुरुष में अंडकोष (टेस्टिस) की शिराओं का फूलना।

वेसिकोग्राफी : (Vasicography); शुक्राणुवाहक नलियों की जाँच जिसमें दवा इंजेक्ट कर इस भाग के एक्स-रे चित्र लिये जाते हैं।

वैजिनिस्मस : (Vaginismus); योनि की मांसपेशियों का संकुचन जिसमें योनि इतनी तंग हो जाती है कि सहवास नहीं किया जा सकता।

सरवाइकल इरोजन : गर्भाशय-ग्रीवा की सतही छीजन।

सरविसाइटिस : (Cervicitis); गर्भाशय-ग्रीवा की सूजन।

सरोगेट मदर : किराए की माँ। संतानहीन दंपतियों को अनुबंध पर गर्भ-सेवा देने का काम कर रही स्त्री।

सहवास : सहवास का अर्थ साथ रहने से भी है, लेकिन इस कृति में सहवास का प्रयोग संभोग क्रिया के लिए ही किया गया है।

सिफलिस : (Syphilis); देखें आतशक।

सिस्ट : (Cyst); द्रव से भरी गाँठ।

सूजाक : अंग्रेजी में गोनोरिया; आम रतिजरोग जो नीसीरियाई गोनोरी नामक सूक्ष्म बैक्टीरिया से होता है।

स्टायन-लेवनथाल सिंड्रॉम : युवतियों में परवर्ती मासिकरोध पैदा करनेवाला एक विकार, जिसमें डिंब-ग्रंथियों में द्रव से भरी रसौलियाँ बन जाती हैं। ये युवतियाँ संतानहीन होती हैं, प्रायः स्थूलकाय होती हैं, उनके स्तन अविकसित रह जाते हैं और शरीर पर असामान्य बाल दिखाई देते हैं।

स्पर्म बैंक : कृत्रिम गर्भाधान के लिए अलग-अलग शारीरिक रूप-आकार के पुरुषों से लिये गए स्वस्थ वीर्य

को हिफाजत से रखनेवाली प्रयोगशाला, जहाँ से जरूरतमंद दंपति वीर्य प्राप्त कर सकते हैं।

शार्ङ्गधर-पद्धति : 14वीं शती का भारतीय ग्रंथ, जिसकी भाषा संस्कृत है। शार्ङ्गधर के सुभाषितों का संकलन।

शिश्न : पुरुष की जननेंद्रिय (Penis)।

शीत-चिकित्सा : रुग्ण ऊतक को द्रव नाइट्रोजन के माध्यम से बहुत ठंडे तापमान पर लाकर नष्ट करने की चिकित्सा-प्रणाली। अंग्रेजी में क्रायो-सर्जरी (Cryo-Surgery)।

शुक्राणु : वीर्य में पाए जानेवाले संतानबीज, स्पर्म (Sperm, Spermatozoa)

क्षय रोग : तपेदिक, टी.बी., यक्ष्मा का पर्याय। यह रोग सूक्ष्म बैक्टीरिया माइक्रोबैक्टीरम ट्यूबरक्यूलोसिस के शरीर में पैठ करने और पनपने से उत्पन्न होता है। यह पैठ शरीर के किसी भी अंग में हो सकती है।

श्रोणि : पेट का निचला भाग, जिसमें स्त्री के प्रजनन अंग, मूत्राशय, बड़ी आँत का कुछ भाग और मलाशय स्थित होते हैं। देश के कुछ उत्तरी प्रांतों में यह क्षेत्र पेड़ू के नाम से भी जाना जाता है। अंग्रेजी में इसके लिए पेल्विस (Pelvis) शब्द का प्रयोग किया जाता है।

हाइपोथेलेमस : (Hypothalamus); मस्तिष्क के अग्र भाग का वह हिस्सा जो मनुष्य का तीसरा नेत्र है। भूख-प्यास, सेक्स, भावनाओं, शरीर के तापमान, पीयूष ग्रंथि और ऑटोनोमिक तंत्रिकीय प्रणाली पर उसका सदा नियंत्रण रहता है।

हिस्ट्रेक्टमी : (Hysterectomy); गर्भाशय को निकाल देने का ऑपरेशन।

●●●

स्वस्थ हृदय

देखरेख और उपचार

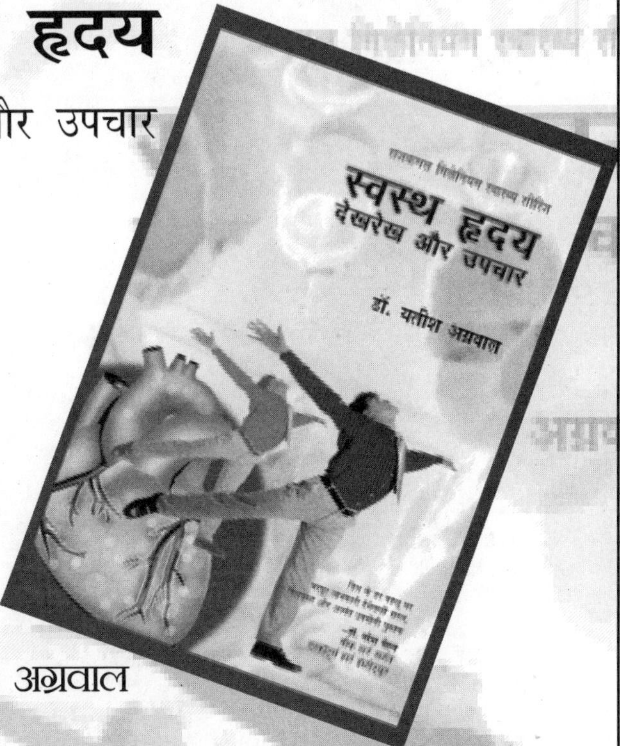

डॉ. यतीश अग्रवाल

दिल, दिल की हिफाजत और बीमारियों के इलाज को सरल-सुबोध शैली में प्रस्तुत करती यह पुस्तक हृदय रोग पर अपने ढंग की पहली कृति है। इसमें डॉ. यतीश अग्रवाल का वर्षों का अनुभव, नवीनतम जानकारियाँ और बचाव-इलाज के व्यावहारिक पहलुओं का एक ऐसा अनूठा संगम है कि न सिर्फ हृदय रोगी और उसके परिवारजन बल्कि हर कोई इसका लाभ उठा सकता है। इस पुस्तक से आप जानेंगे : ● अपने हृदय का भविष्यफल ● कैसे घटाएँ कोलेस्टेरॉल ● व्यायाम कितना और कैसे करें ● दिल के दुश्मन कौन हैं ● दिल की हिफाजत के उपाय ● ऐंजाइना और दिल का दौरा क्या हैं, तथा उनका इलाज क्या है ● कोरोनरी ऐंजियोप्लास्टी में क्या करते हैं ● बायपास ऑपरेशन क्या है और उसके क्या-क्या नए रूप हैं ● दिल के वाल्व के रोग और उनका इलाज क्या है ● एरिद्मिया क्या है और पेसमेकर कब काम आता है ● दिल के टैस्ट : कब और कैसे ● दिल के दौरे के बाद सामान्य जीवन में कैसे लौटें, आदि।

स्वास्थ्य के 300 सवाल

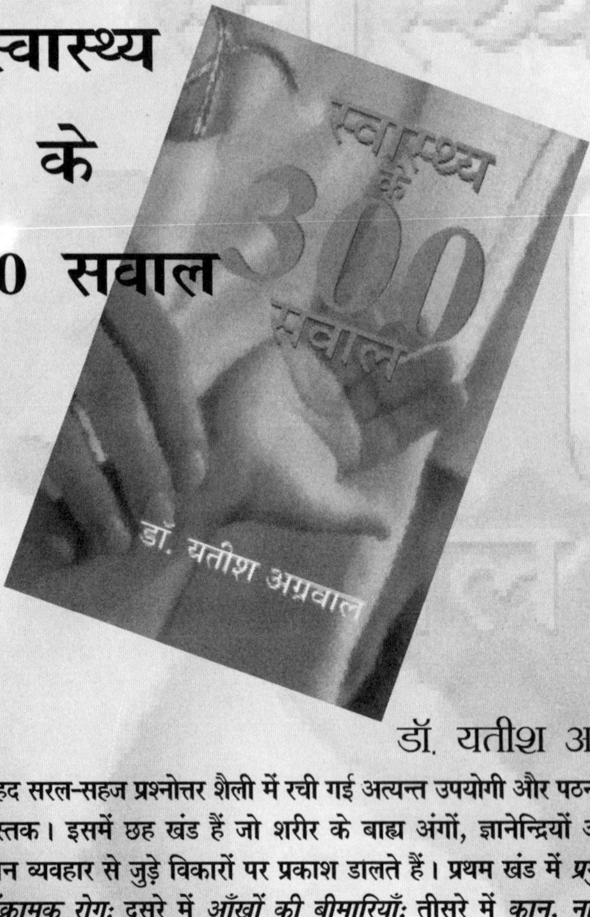

डॉ. यतीश अग्रवाल

बेहद सरल-सहज प्रश्नोत्तर शैली में रची गई अत्यन्त उपयोगी और पठनीय पुस्तक। इसमें छह खंड हैं जो शरीर के बाह्य अंगों, ज्ञानेन्द्रियों और यौन व्यवहार से जुड़े विकारों पर प्रकाश डालते हैं। प्रथम खंड में *प्रमुख संक्रामक रोग;* दूसरे में *आँखों की बीमारियाँ;* तीसरे में *कान, नाक, गले के रोग;* चौथे में *जोड़ों और हड्डियों के रोग;* पाँचवें में *त्वचा के रोग* और अंतिम खंड *यौन–तथ्य, अनुभूति और क्रियाएँ* में यौन संबंधी समस्याओं और पूर्वधारणाओं के सरल समाधान सुझाए गए हैं।

प्रख्यात डॉक्टर, लेखक और स्तंभकार डॉ. यतीश अग्रवाल ने स्वास्थ्य के 300 सवाल में आम जीवन में आने वाली कुछ प्रमुख बीमारियों और उलझनों का खुलासा करते हुए बेहद सरल-सहज शैली में रोगी और उसके परिजनों के लिए बहुत उपयोगी समाधान दिए हैं। पुस्तक में रोग के लक्षण, निदान, परिचर्या, काम आने वाली खास-खास दवाइयों और अन्य एहतियातों पर विस्तार से चर्चा की गई है।

राजकमल मिलेनियम स्वास्थ्य सीरीज

डॉ. यतीश अग्रवाल

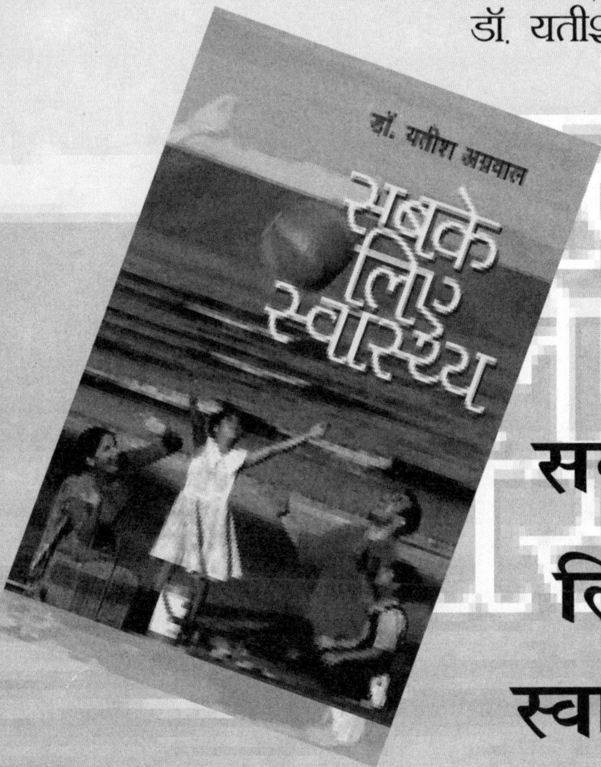

सबके लिए स्वास्थ्य

हमारा तन-मन ही हमारा सबसे बड़ा धन है। इसकी सार-सँभाल हम कैसे करें कि यह सदा खिला रहे और हम अपने बड़े-बूढ़ों का 'चिरंजीव भव' का आशीर्वचन पूरा कर सकें, यह कृति इसी ओर हमारा मार्ग प्रशस्त करती है। जीवन में सघन हो रहे तनाव और अस्वास्थ्यकर ताकतों को कैसे शिकस्त दें, क्या खाएँ-पिएँ, अलग-अलग रोगों में खान-पान में क्या सतर्कता बरतें, दिनोदिन बिगड़ते पर्यावरण में अपने परिवार और खुद को कैसे स्वस्थ बनाए रखें, बारहों मास अलग-अलग ऋतुओं में कैसे अपनी सँभाल करें, सफर पर निकलें तो किन-किन बातों का खास ध्यान रखें और तरह-तरह की मुश्किल आपात घड़ियों में क्या करें, क्या न करें—*सबके लिए स्वास्थ्य* इसी पर अद्यतन वैज्ञानिक जानकारी प्रस्तुत करनेवाली उपयोगी पुस्तक है। सरल सुरुचिपूर्ण शैली में रची गई यह कृति दैनिक जीवन में काम आनेवाले अनेकानेक व्यावहारिक सुझावों का अनमोल खजाना है, जिन्हें जीवन में उतारकर हर कोई लाभान्वित हो सकता है।

सबके लिए स्वास्थ्य

राजकमल मिलेनियम स्वास्थ्य सीरीज

जटिल रोग सरल उपचार

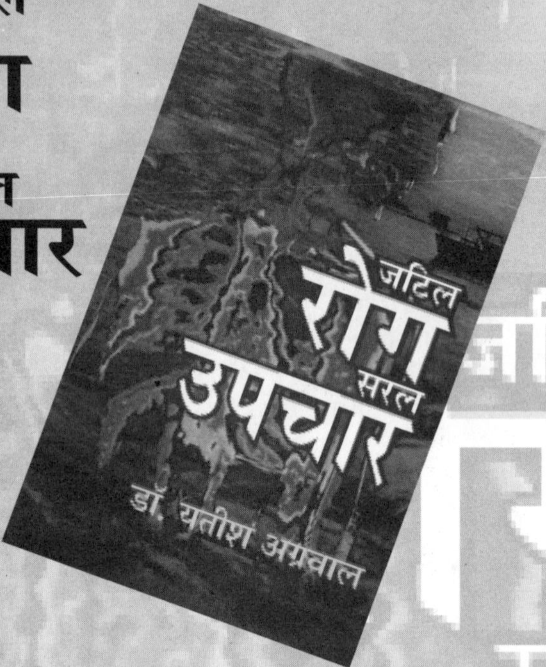

डॉ. यतीश अग्रवाल

यंत्रवत् जीवन की चकाचौंध में जीता आदमी जब होश सँभालता है, तब तक अक्सर वह अपनी उदासीनता की कीमत दे चुका होता है। उसके असंयमित रहन-सहन, खान-पान, चाल-चलन में कब कौन-सा अंग बीमार हो जाता है, इसका भी उसे तब पता चलता है जब पानी सर तक चढ़ चुका होता है। इस भँवर से बचकर निकलने के लिए दुगुने संकल्प की जरूरत होती है।

एक हमदर्द दोस्त की तरह पेश आने वाली इस कृति में श्वसन-तंत्र, ब्लड प्रेशर, दिल, मस्तिष्क, तंत्रिका-तंत्र, पोषण और रस-क्रिया प्रणाली के रोगों पर सरल प्रश्नोत्तर शैली में प्रामाणिक जानकारी दी गई है। दमा, पुरानी ब्रोंकाइटिस, ब्रोंकिएक्टेसिस, निमोनिया, प्लूरिसी, उच्च और निम्न रक्तचाप, हार्ट अटैक, मिरगी, माइग्रेन, लकवा, पार्किनसन रोग, मेनिन्जाइटिस, पोलियो, अनीमिया, गाउट और डायबिटीज आदि आमफहम और जटिल रोगों पर कुशल चिकित्सक की तरह सलाह देने वाली यह पुस्तक हर घर के लिए अनिवार्य है।

जटिल रोग सरल उपचार